心靈工坊 PsyGarden

Holistic

探索身體，追求智性，呼喊靈性
攀向更高遠的意義與價值
是幸福，是恩典，更是內在心靈的基本需求
企求穿越回歸真我的旅程

瑜伽

身心靈合一之旅

YOGA MIND, BODY & SPIRIT

A RETURN TO WHOLENESS

by

DONNA FARHI

多娜·法喜—著　余麗娜—譯

目次

第二部　瑜伽體位法

第三章　站立姿式

第四章　坐姿：前彎與扭轉

第五章　後彎

第六章　手臂平衡姿式與顛倒姿式

第七章　修復姿式與呼吸練習

第三部　練習

第八章　整合

探索身體運動的七支金鑰匙

余麗娜

2008年結束美國加州柏克萊「瑜伽室」的三年進階研習課程，回到台灣。這個時候，我五十一歲，尚未斷經，但是身心有了明顯的變化，心想，應該是恭候多時的更年期終於來臨了吧。我照著往昔的訓練持續自我練習，並且開始教學。但是進入更年期的我在又濕又熱、又濕又冷的台北做著同樣的練習，卻並不受用，練習之後的身心反應常常是不穩定的，有時舒暢，有時反而疲累或滯礙，這讓我非常困惑。我試著調整練習的內容，但是調不出個頭緒。

2009年五月翻譯完多娜・法喜的《教瑜伽・學瑜伽：我們在這裡相遇》，即到北京參加多娜的瑜伽工作坊。原先只是欣賞多娜瑜伽修行的實踐精神，完全不清楚她的瑜伽教學風格。沒想到北京一行，柳暗花明，讓我看到調整瑜伽練習的可能方向。那一個星期，我覺得多娜彷彿專門對著我一個人上課，所講所教在在切中我的困惑及需要。當時工作坊陳列了多娜的幾本著作，她提到希望某本書能有中文譯本，以後在華文世界教學時，學員可以有所參考。回到台灣，上網買了這本書，買書時心裡還有些遲疑——會不會是多娜在自我推銷啊？！

收到書之後開始閱讀。雖然多娜總是把瑜伽的修練核心——做人的原則，擺在第一，慚愧的是，禁不住慾望的驅使，我還是忍不住從第二章〈七種動的原則〉開始讀。我花了一個月的時間讀完整本書，非常興奮——它不是祕笈，可確確實實是瑜伽練習者的一部寶典！

大部分的瑜伽體位法書籍就像傳統食譜，用幾個步驟告訴你身體四肢該如何擺放、屈曲、伸展或扭轉，這樣一個姿式就出來了。然後告訴你下背痛做X式、肩頸酸痛緊繃做Y式、Z式強化心肺、A式補肝補腎、B式幫助消化、C式瘦腰腹、D式消除大腿贅肉……

艾揚格在《瑜伽之樹》裡說，「體位法不是處方（prescription），是描述（description）。在瑜伽裡，你必須描述姿式……」

多娜也說，「做體位法時，不要馬上擺出姿式，要像個瞎子，摸索著進入一間從沒去過的房間……」

或許很多人會問：

「什麼叫做『描述』姿式？什麼叫做『像個瞎子似地摸索著進入姿式』？

而且，為什麼要描述姿式，為什麼要摸索著進入姿式？」

或者有人直接問：

「我們要如何描述姿式、如何摸索姿式？」

整本書可以說就是在回答這樣的問題。

多娜以她三十年的瑜伽修練、教學與研究心得，整理出七種身體動的原則，每一種原則都有清楚的核心概念、強而有力的關鍵語彙，以及具體的練習方法。我們在練習體位法時，可以用這些概念、語彙及方法來幫助自己摸索及描述身體的動。她的「七種動的原則」是探索身體運動的七支金鑰匙。這七支金鑰匙全在自己身上，完全不假外求，每用一支金鑰匙打開一扇門，就有驚喜；每一扇門的後面，都是一個妙境。有些門可能你早就開開關關、自由進出了，也可能你還站在門口到處找鑰匙；有些門看起來頗為玄奧，甚至有點古怪，你拿著鑰匙在門外猶豫……別擔心，都很安全，帶著好奇心用你身上的七支金鑰匙打開各個門進去看看吧，相信會有意想不到的體驗。

能翻譯這本書是我極大的福氣。幾乎有一整年的時間，我一邊閱讀一邊翻譯一邊研究一邊練習，好幸福啊！自己受了這麼大的益處，當然希望更多的人受惠。

祈願這本書對你有益。

前言

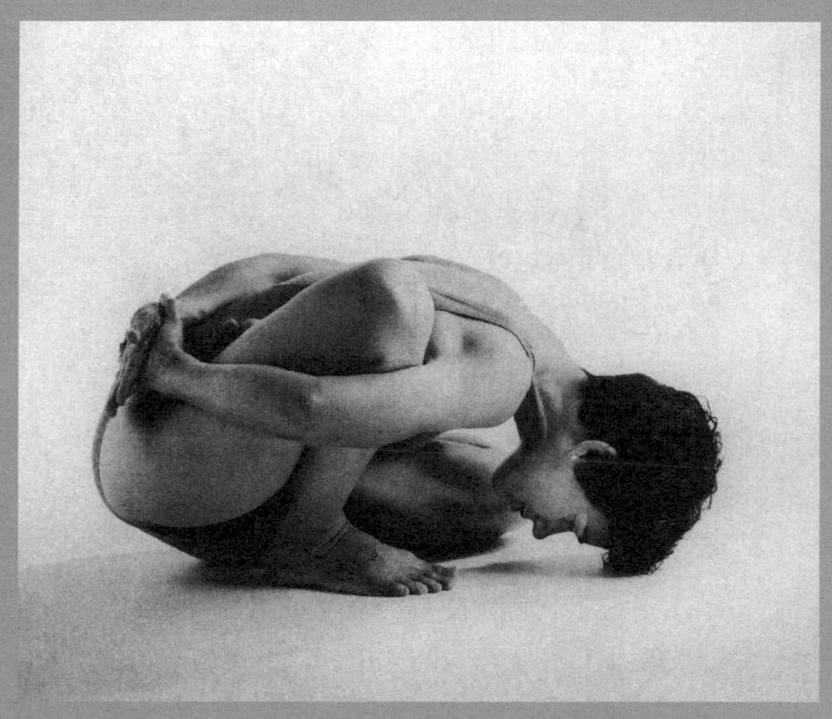

內心是什麼？
無非是激情的天空，
群鳥呼嘯而過
返家的風
在深處騷動。

——德國詩人里爾克（許琳英譯）

已故恩師雷・沃林經常帶我穿梭於蒙大拿州的荒野。某次長途驅車之後，雷要我花一點時間眺望山巒。儘管風景絕佳，可是我並不樂意坐在寒風裡凍得骨頭發麻。大老遠跑來這麼坐著看山，到底所為何來？多年以後，我才了解那個早春雷希望傳遞給我的信息：你是這廣闊。眼前這美景、這風光、這無邊力量——如果你進入自己夠深，會發現裡面並非渺小侷促，而是無限廣闊。這是人類精神的本質。這個信息如此簡單卻難以磨滅，深深影響了我對瑜伽的看法——瑜伽的目的是重新連接原本就廣闊、寧靜的自心。當然，這個對自我的了解不單單是頭腦思想的了解，而是進入身體體驗細胞的感受，這才合上雷的教導。

六〇年代早期，瑜伽經由理查・西德曼（Richard Hittlman）等名人推廣而流行，那時候的老師必須找出方法，讓西方的腦袋可以接受東方的科學和藝術。這可不是簡單的事。大多數老師表現瑜伽顯而易見的形式——姿式和比較講求實際效果的呼吸練習。西方腦袋比較容易掌握這些形式。有些老師教授瑜伽的奧祕層面，但接受的人少，能了解的更少。形式，是西方腦袋所能理解的，所以瑜伽當中形式的部分就特別受到重視。在致力推廣之際，就剔除了瑜伽修練當中更為根本重要的精神層面，而且經常是徹底刪除；甚至愈演愈烈，認為有個好身材、青春永駐、能表演幾個有模有樣的高階姿式給人瞧瞧，才表示這個人瑜伽「練得好」。可是在大大伸展肌肉或強健腹肌之際，我們是不是逐漸感受內在深度的平和及寧靜，能不能以慈悲圓融面對生活的難題？當我們把瑜伽弄得只剩下技巧，卻失去了精髓，這就像植物學家苦心培育出完美無瑕的玫瑰，卻發現花朵沒有香味。當今老師和學員的艱難任務是：用勇敢而非討好的方式挑戰根深柢固的西方腦袋，重新恢復瑜伽的根本精神及練習的本意。因為現今唯有腦袋改變，人才真正有救。

我一直愧疚自己過去在瑜伽教學和練習上，都把姿式和練習看得比當事人的心靈更重要。早期我一心追求完美的瑜伽形式，人變得愈來愈不自在，內心也愈來愈不滿足。領悟到自己隨波逐流，落入追求卓越的文化潮流，並且在潮流裡掙扎的不快樂，我有很長一段時間潛沉深入研究自己的瑜伽練習。承蒙學員厚愛，樂於加入我的研究探索，我漸漸摸索到比較自然的方式，**透過**形式找到了練習的精髓。這麼一來，形式成為體驗個人本質的工具，其本身並非目標。於是，能否做到什麼特別姿式也就無關緊要了。從主宰、控制、忽視本質，轉變成聆聽、與本質的智慧共舞，表示腦袋開始變了。從主導動作轉變成**讓生命帶動**，開啟了我們的謙卑之心，邁向精神修練的第一步。這一步標示了瑜伽是我們一生的旅程，而非追求複雜的體操形式。我相信自己的做法毫無新意可言，「新古典復興」一詞可說是絕佳的形容，想必千百年前的瑜伽行者初始就是這麼做的。我也相信，任何人只要靜得下來觀察本質，就會跟我有差不多的結論。瑜伽古訓，以及其他如佛、道、印度阿育吠陀等等道法，都源自相同的普世智慧。

雷老師鼓勵我借用身體來恢復與靈性的連結。所以我把這本書贈給想透過身體重新與靈性結合的人。不過，依自然界的智慧來觀察、覺知、感受、實踐，是長久的學習。在將速成、立即獲得滿足視為理所當然的社會裡，「慢慢學」這種想法變得很陌生。可是在這條路途上，緩行慢走本身就是療癒的一部分。要在生命節奏裡重新找到自己的位置，少不了要這樣做。與本質重新結合，是瑜伽療癒力量的核心。經由這樣的練習，我們能變得平和寧靜，跟自己、跟別人都相處得很自在，最終能創造出重視這些價值的社會。也因此，當我們的瑜伽練習進步了，我們會明白無論自己走得多遠，總是在回歸本質的路上。

多娜，於2000年5月

第一部 基礎

1

做人的原則

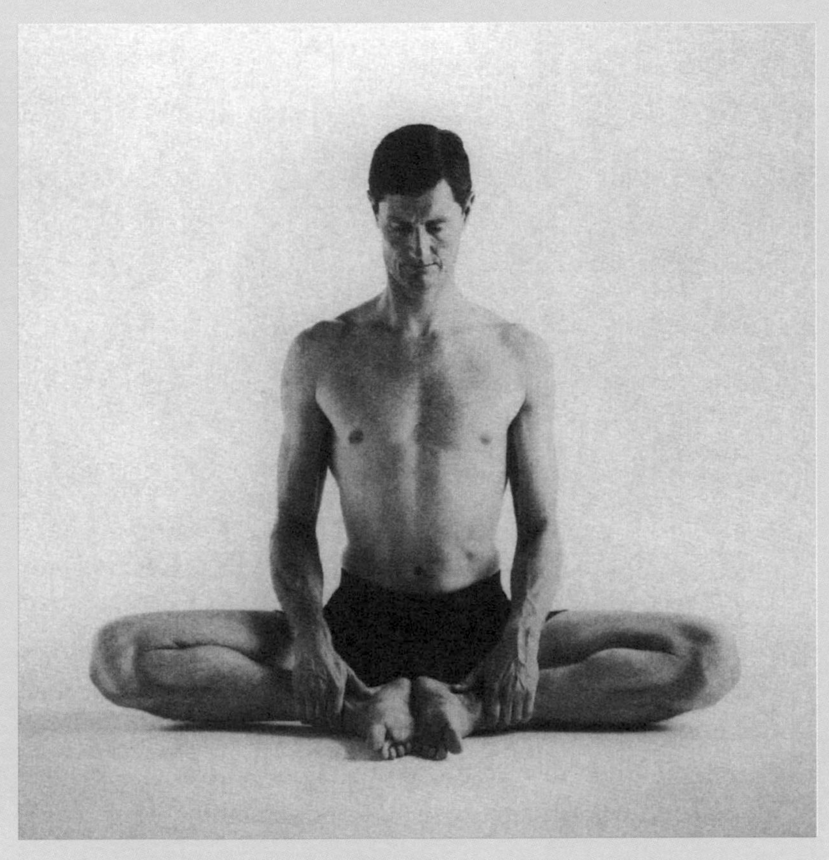

任何改變所造成的新狀態
都是本質圓滿
展現天生固有潛能的結果。

——帕坦伽利的瑜伽經[註1]

什麼是瑜伽？

人人都希望快樂。這個看似簡單的願望，即使聰明絕頂的人拚命努力也未必能達成。然而，在我們感覺跟自己、跟別人、跟本質連結的時候，幾乎每個人都嘗到深刻的和平與寧靜。令人不解的是，美好、圓滿的感覺似乎不是一聲令下就能擁有，而是相當自發的。我們在這些時刻有一種清明感，對所感受、所知覺、所碰觸之物不再覺得兩兩分隔，而有同為一體的感受。當手放在心愛之人的心上，我們和心愛的人融為一體；當我們化為凜然的子夜穹蒼，於靈光一現中，我們記起自己在萬物中的位置。這一點點記憶之光，使我們的視野純淨而天真，以致能看到事物真實的面目。這些清明時刻如此幸福，因此我們期盼這種幸福能成為生命的基調，而非稍縱即逝又經常難以掌握。這些清明時刻和大眾媒體、流行文化所提供的快樂毫無關係。這些時刻無時無刻不在那兒。所愛之人的心跳與穹蒼始終在那兒。這些時刻靜候我們的光臨。

瑜伽是讓人進入當下的技術，是喚醒沉睡靈魂的方法，這樣我們才能記起原本早就知道的一切。瑜伽是回復真實本質的方法，這個真實的本質根本上是喜悅的、和平的。千百年前的觀照者（seers）發展出這門務實的科學，不論年齡、性別、種族或宗教信仰，任何人都能用這套方法充分發揮潛能。瑜伽是讓我們和自身根本核心以及結合萬物的力量親密交流的方法。當你建立並且維持這種緊密的連結時，寧靜就成為生命的核心，而非罕見的特別經驗。

古代瑜伽行者透過觀察本質，以及密切地自我觀察與探索，歸納出實現內在圓滿的必要條件。雖然這種領悟有可能出奇不意地發生，但更多時候是終生努力不懈的結果。這並不是說瑜伽是個努力奮鬥的目標，或有某種直線式的進程讓我們邁向「自我提升」。應該說每一個人唯有透過自己的探索和發現才能明白，而人的一生就是不斷修練改進的過程，這樣的修練讓我們看得更清楚。當我們洗清了汽車的擋風玻璃，前方的道路頓時清清楚楚。前方的路、前方的景象跟擋風玻璃洗淨之前一模一樣，樹木和先前同等翠綠，天空和先前一樣蔚藍，路標原本就這麼明晰，但我們現在才看得一清二楚，於是能看到前方的坑坑洞洞而避開。我們開始記住這些危險路段，以後會避開危險去走安全的路。瑜伽也是這樣，它無關乎自我提升或是把自己變得更好。瑜伽是個拆除的過程，拆除所有自己豎立起來阻礙與自身及外界連結的障礙。這個認知極為重要，因為努力改變自己、提升自己的背後，可能藏有爭強鬥勝之心，這種心態只會讓人更不快樂；我們無法努力奮鬥爭取原本就有的東西。

話雖如此，**還是**有事要做。不過可不是遵守形式或死守條規，因為瑜伽不是那麼死板的事。瑜伽不要人盲信外在的權威或教條。瑜伽也不是宗教，雖然瑜伽修行一定會讓人直接體驗到宗教所標榜的真理。確切地說，瑜伽是活著和存在的方式，這使得真正的快樂可能成真。瑜伽也是一門科學，內含廣博多樣的方法、技術，可以加以修改、增減以貼合自己的體質、特性。沒有人要我們相信什麼，直到我們實驗、測試之後，發現自己的直接經驗是正確的。這檔事最大的矛盾是：努力奮鬥並沒有回報，因為練習本身**就是**回報。等你把專注力收回到自己的身體、自己的呼吸、自己即時的身體覺受，就在這當下，你會體驗到深刻有活力的寧靜。這種感受如此愉快、如此喜悅又讓人生氣勃發，因此吸引你去練習，更重要的是，你自然而然開始走向於己有益、能增進幸福的生活方式。練習瑜伽不會強迫你放棄任何東西，因為你會漸漸不費力地捨棄那些於你無益的東西。沒有所謂的遲遲等待，也沒有所謂的延誤耽擱，因為瑜伽既是方法也是結果，而所有可能的種子在初始那一刻就出來了。這種寧靜可能在第一次上瑜伽課的頭十分鐘就體驗到了；也可能就在此刻這一個呼吸當中。可嘆的是，如果我們用努力、奮鬥、強迫、自我宰制這類文化標準來練習瑜伽，可能就走到別的地方去了，我們可能辛辛苦苦練了幾十年，卻從來沒有體會到「自身圓滿」這個簡單的真理。

瑜伽有許多流派，從虔誠為本到以智識為重，從著重為他人服務到以淨化身體為主，方法各有不同，然而《瑜伽經》的作者帕坦伽利清楚訂出了瑜伽八支，無論你想專注於哪一種，都不出這個修行架構。《瑜伽經》（或者說「經線串」）包含四部，大約成書於西元前三百年。帕坦伽利用196條簡單明瞭的金句彙集了整個瑜伽哲學思想，清清楚楚寫出他對圓滿的洞察。《瑜伽經》的每一條經文都是織品裡的一根絲線，每一條格言只是整個圖案裡的一抹紋痕或一絲顏色。然而，只有透過直接的體驗，這些經線才能浮現意義。這個過程不是筆直前進的，顏色和紋痕在過程中漸趨明朗，直到圖案浮現。帕坦伽利為我們編織的這幅圖案，是描述人解除自身束縛趨向自由的過程。

瑜伽八支傳統上是階梯式的結構排列，但是這種直線前進、一路通往理想目標的進階排列方式，容易讓人以為瑜伽是某種「可取可得」的東西。把瑜伽八支想像成身體的手和腳，可能比較有助於我們了解瑜伽——八支透過瑜伽的中心主體彼此互相連結。就像孩子的四肢互相協調成長，無論我們著重修練哪一支，其他幾支自然也會跟著成長。從靜坐這一支入門的人，通常日後自然會多練習體位法；那些喜歡練習強烈體位法的人，日後發現自己喜歡做比較靜態、冥想類的修練。正如四肢對身體的整體功能都很重要，瑜伽修行當中的每一支都很寶貴。當一個人真心希望成長，在練習中自然而然就成長了。

以下條列出源自瑜伽中心主體的八支。

- 持戒（yamas）和內修（niyamas）：內含十項跟自己、跟家人、跟群體和平共處的道德準則。
- 體位法（asanas）：在姿式的形式中不斷綿密變化的內在舞蹈，幫助身體維持強壯、柔韌和放鬆；強健神經系統，精進內在知覺作用。
- 呼吸法（pranayama）：簡略的定義是呼吸練習；比較確切的定

義是，幫助我們增進生命能量流動的練習。

- 收攝（pratyahara）：注意力守於寂靜，而非事物。
- 心靈集中（dharana）：集中專注，培養內在的覺知。
- 禪定（dhyana）：在一切情況之下保持覺知。
- 三摩地（Samadhi）：心回歸到最初的寂靜。

本書著重在瑜伽修行當中最實用的部分——體位法、呼吸法和靜心練習。這些練習形成具體的靈修方法，運用身體及所有的感受力來回歸本質與轉化。這一點跟許多修行方法不一樣，許多修行方法把身體視為必須超越的障礙。現在我們先來看看做人的核心原則——持戒和內修，這兩支是瑜伽主要的根，其他所有瑜伽練習皆源自於此。

十項做人的原則

第一支持戒所涵蓋的特質，為智者奉行並編纂成典，因為自古以來任何人想自由地活著都少不了這些原則。智者主要關心的是，跟別人在一起時，我們怎麼使用生命能量，並且更細微地覺知，跟自己在一起時，我們怎麼使用生命能量。智者明白，偷竊鄰人之物很可能引發爭端，欺騙太太會招來痛苦折磨，暴行導致更大的暴行；這些行為的結果都不可能有助於我們平安過日子。第二支內修，可以視為培養精神內涵的準則，以及關乎我們如何抉擇。持戒和內修明確描繪出，當我們與自身的根源連結時，我們**是**什麼樣子。持戒和內修並非一連串的「應行」和「莫為」，而是告訴我們，人的根性是慈悲、慷慨、誠實、和平的。[註2]

西方人自小就學著單單以功勞、成就來衡量自己是否「成功」。我們透過這種狹窄的觀念來衡量自己及別人的成就，這個狹窄尺度以外的東西都受到批判、摒棄。瑜伽則教導我們「我是**何人**

以及**何以**為人」才是構成人自由活著的最終證明。若非如此衷心相信，很可能你會以外在形式來衡量自己的瑜伽練習。這種傾向在西方產生了全面的次瑜伽文化，此現象之代表莫過於繁複的柔軟操，那些最能彎折、能做出最高難度姿式的人被視為瑜伽大師。由於身體技巧很容意評比，我們可能會跟那些身體柔軟、能做高「難度」姿式的人比較，而陷入形式**就是**練習目標的羅網。這些表面功夫並不代表他的練習是平衡的，或生活是平衡的。持戒和內修要我們記住：技術和形式不是目標，而是邁向「我是誰」的交通工具。

西方人練習瑜伽最大的挑戰之一是：學著用「看不見」的跡象來覺察進步。然而整個文化經常對這些跡象相當不察。我們是不是對人愈來愈慈善、有耐心或包容？即使身邊的人焦躁、發怒，我們是不是能夠保持冷靜、穩定？我們要學著用言行舉止、生活態度、待人處世這些個人品質做為進步的證明，以這些品行為隱形老師，做為真實可靠的評量準則。當我們堅守自己最在意的價值觀時，就能分辨表面的成就和真正的轉化兩者之不同，因而能放手去追求真正有價值的事。

閱讀下面的準則時，想想自己的生活和這些準則有什麼關聯，想想自己過去及現在的經驗和這些準則有什麼關聯。你可以舉出生活裡大大小小的事，用這些準則的角度思考一番。用心選一項準則深入研究一個月，甚至一年也很有用，研究這條準則在你整個生活裡起了什麼作用。書裡接下來有許多練習，你練習的方式和背後的意圖，最終決定你的練習是否結果子。練習有了進步時，常常花點時間停下來問自己，「我這麼練著，漸漸成了什麼樣呢？我喜歡跟這樣的人做朋友嗎？」

持戒——智慧的特質

不傷害（ahimsa）——對萬物慈悲

梵文ahimas經常英譯為nonviolence（不傷害），可是這項準則遠遠超過不殺生這種狹窄的犯罪刑罰意涵。首先，也是最重要的一點，我們得學習如何不傷害自己。如果哪天我們把常常對自己暗暗說的那些刻薄、不中聽、傷人的評語及批判播放出來，可能才多少明白包容、接受自己真是難之又難啊。如果把這些話大聲對著別人說，才知道我們對自己有多暴力。事實上，少有人敢對別人像對自己那樣刻薄，小至早上起床照鏡子不滿意自己的身材，大至瞧不起自己的努力盡心。任何想法、字眼或行為阻礙我們（或別人）成長和自在活著，就是傷害。

把這種慈悲擴及一切生物，有賴於我們明白自己與一切有感之物實際上是一體的。當我們理解到溪水、河流跟我們身體裡流動的血液沒有兩樣時，就難以冷漠對待世界的困境，自然而然想要保護所有的生物，再也難以把空瓶罐丟到河裡，或在樹幹上刻名字，因為每一個動作都是傷害自己的行為。

培養不傷害的態度和行為並不表示我們不再有憤怒、妒忌、怨恨這些強烈的情緒。學習以慈悲對待一切，首先就必須用包容的心接納自己這些層面。讓人想不到的是，當我們接納自己的憤怒、妒忌、狂暴，不把這些情緒視為靈修失敗的跡象時，才能明白這些情緒的根源，並且超越它們。藉著貼近自己的暴力傾向，以明白這些情緒的根本原因，並且學習把這些能量用來愛護自己及保護別人。我們發現這些情緒的底層有一股更強烈、也是人人都有的欲望——被愛的欲望。如果我們忽略面對自己的心魔，就不可能達到這種深刻的理解。

試問自己：我的思想、行為舉止，是不是為萬事萬物的成長與幸福而著想的？這個問句有助於我們思考「不傷害」。

堅守真實（satya）

這項準則是基於了解：誠實的言行是構成一切健康關係、群體、政府的磐石，而有意的欺騙、誇大和不信任會傷人。培養這項能力最好的方法是練習正語，也就是說，我們說話時確定自己講的是真話。如果我們堅守這項準則，可能很多人每天要少說很多話呢！我們每天說出來的意見和閒話，很大一部分都不是根據所知的事實，而是依據想像、猜測和錯誤的結論，有時還百分之百的誇大。說長道短，可能是錯誤溝通的最糟形式了。

堅守真實不總是那麼容易，但是經過練習，也就不那麼困難，而且最終要比逃避和欺騙的痛苦少多了。適當的交流讓我們解決當前掛心的事，在小事變成大問題之前就處理妥當。

或許堅守真實最不容易做到的，是對自心、對內在靈性的真實。我們若對自己的內在價值感到困惑、懷疑，便難以明白心底欲望的本質，不過即使我們很清楚真實對自己的意義，也可能缺乏勇氣和信念表現出來。遵循有益於成長的原則，可能意味著放棄不健康的人際關係或工作，也許危及安適的身分地位；也可能意味著我們所下的決定得不到眾人的支持，或者外在環境不允許。真實很少是方便容易的。抉擇或許不容易，可是末了覺得心安，也就了然自己活出了真實。

不偷（asteya）

不偷，是由於了解一切侵佔盜取都是欠缺感的表現。這種欠缺感通常是因為相信幸福快樂取決於外在環境及物質條件。在工業化的西方國家，滿足感取決於許許多多未必確實的條件，因而許多人窮其一生都在盼望某種更好的生活，想像別人正過著那種好生活（因為他們擁有我們所沒有的）。我們長久以來向外求取滿足感，不太懂得珍惜原本就有的富足，其實那才是真正有價值的東西——我們的健康、豐富的精神生活，以及能給予和接受的喜悅和愛。如果我們只在意毛巾的顏色是否搭調，自然很難珍惜打開水龍頭就有熱水這種事。當我們希望多多去餐廳享受美食，又如何會因為食物夠吃就覺得好命而感恩呢？

不偷，包括不拿任何不是免費提供的東西，即使在電話裡跟朋友吐苦水這種小事，也要事先問問朋友是不是有空。另外如下課後暫時保留問題另找適當時機請教，而不是抓著老師問個不休。佔用別人並非免費的時間，事實上就是偷竊。讓人意想不到的是，若以富足而非不足的態度來跟別人互動，會發現別人對我們更慷慨大方，於是生命真正的寶藏開始在我們面前源源不絕展開。

聽起來似乎不太可能；讓我舉個例子吧。保羅是我從前認識的醫學院學生，他似乎總是在幫助別人，跟別人分享他有限的資源。有天太晚了，保羅不方便回宿舍，我就留他在客房過夜。早上起來，我發現他清理了冰箱（他覺得我好像很忙）。保羅的經濟並不寬裕，不過似乎總是有好吃的東西跟朋友分享。後來，我才知道他在當地的養生餐廳工作，經常額外幫忙老闆，老闆就把許多隔夜的蔬菜、麵包、餐點送給他做為酬謝。有人出國旅行，保羅找了幾個朋友在屋主家住了一個星期，他發起「清潔派對」，整整打掃了一天（想想屋主出國旅行回來會多高興）。保羅很少跟人要求什麼，卻總是拿些好東西讓朋友驚喜。大家經常送東西給保羅，甚至有汽車、洗衣機這類大東西，倒不是同情他，而是他慷慨大方的天性讓我們覺得自己和他一樣，也可以大方付出。

不偷，需要培養幾分自足的精神，這樣才不會向別人、家人及群體要求超過我們實際需要。也就是說，夠用就好，因為多拿，很可能是拿別人的。有個方法能幫助我們不偷，就是在你發現自己心裡有「不夠」的感覺時，不妨自問：「這種心態是不是妨礙我享受身邊本來就有的事物？」另一種培養富足感的方法是，睡覺前花點時間想想生活裡的好事，至少想一樣，可以簡單如：有個相愛的伴侶、有隻忠心的寵物、有個健康的身體，或有個心愛的花園。

與一融合（brahmacharya）

Brahmacharya是所有準則當中西方人最不解、最害怕的一項，英文通常翻譯成celibacy（禁欲），有些人把brahmacharya解釋成必要的性壓抑或性昇華，這項準則給這種人的心理或生活帶來莫大的災難。如何有智慧地運用性能量，向來是所有修行傳統和宗教費力解決的難題。奉行brahmacharya意味著，運用性能量與靈性的自我重新連結。也意味著，不用這股能量做任何傷害人的事。不用特別聰明的人也知道，以性操縱、利用別人會造成極多的負面情緒，爭寵者充滿著痛苦、妒忌、執著、怨憤、強烈的憎恨。這個領域的經驗保證會勾引出人的極善與極惡，所以古代的瑜伽行者竭力觀察、實驗這股特別的能量。如果除去性的名稱，單純視為能量，可能比較容易了解brahmacharya。這個字的意思是：把人的能量與神融合。與人做愛、兩兩結合的經驗最能讓我們體會能量合一的感覺，這種經驗意味著，不斷延伸擴大、超越分離，進入一種生命——在一切形式中全面頌揚生命的本能。無論我們是在一呼一吸當中感覺氣息輕撫肺臟來達到這種經驗，還是透過性高潮或禁欲，都無所謂。

既然古代瑜伽行者那麼務實，帕坦伽利不可能提出這種剛愎固執而注定失敗的準則。那麼多上師告誡信徒禁欲，自己卻恣意濫用性能量，這類屢見不鮮的墮落現象讓我們更加深思，用禁欲來解釋brahmacharya是否妥當。任何能量受到轉化、壓抑很可能適得其反，轉而以否定生命的方式表現出來。這並不是說禁欲本身是不正常的做法。當我們歡歡喜喜克制性能量時，能大大滋養並且活化自身；就算沒有，至少提供機會用智慧來學習運用這股能量。如此禁欲就沒有限制、壓抑渴望的感覺。總之，重點不在於我們是否使用了性能量，而是如何使用。

看看自己跟性能量的關係，想想我們表現這能量的方式是讓我們更接近自己的靈性，還是更遠離？

不執取（aparigraha）

抓取和放下是互不相容的兩種狀態。凡夫不斷操縱現實，認為事情是這樣的、別人是那樣的，以此構築愈來愈具體堅固的影像，做為信心和安全感的來源。我們建構出自我形象，建立各種觀念及準則規範以餵養我們的確定感，扭曲每一個情境來鞏固自己的確定感，以保護這套龐大複雜的防衛體系。如果生命確實就這麼固定不變，那就沒問題。可是生命確實會改變，我們必須跟著適應及改變。拒絕改變、硬是執取不放，會造成極大的痛苦，妨礙成長，也無法活得愉快有勁。瑜伽哲學及所有正信的佛法都告訴我們，「堅實不變」是凡夫創造出來的，從來就沒有任何永久不變的東西可以讓我們執取。如果我們接受無常是唯一的常態，那麼生命會輕鬆自在多了，也減少相當程度的痛苦。我們生命裡都有過這樣的領悟，無論是對伴侶的佔有，還是對青春的不捨，每當執取心太強，便恰恰毀了我們最珍視、最想要的東西。最鞏固的安全措施，是撤掉我們的藩籬和路障，讓自己成長，透過成長變得更強壯、更有彈性。

不執取也需要這樣：看看我們如何鞏固自我感。這個了不起的自我喜歡相信自己的力量，遺憾的是，它得有一堆身外之物撐著，用有模有樣的衣服、房子、工作或形象來維持這個幻覺。由於這個了不起的自我不過是我們的分離感創造出來的幻覺，因此要有更強、更精細複雜的對策來包裝、維持。或許剛開始我們必須有意識地收回向外抓取的手，才能做到不執取，然而，等到我們明白重要的東西早就在身邊了，向外抓取的心終將削弱減輕。

內修——有靈魂活著的準則

純淨（shaucha）

純淨，或純淨地活著，包含維持身體、心靈及環境的潔淨，這樣才能體驗生命更高的層次。Pure（純淨）這個字源自拉丁文的purus，意思是乾淨的、純然無雜質的。我們食用沒有受到殺蟲劑、人工添加物污染的健康食物，身體的功能比較好。我們閱讀提升觀念思想的書籍，觀看鼓勵人心的電影，跟溫和的人交往，都是在照顧自己的心，培養和平寧靜。我們把居家環境打理得雅緻、儉樸、清爽，才不會時時受昨天的煩事、去年的擺設飾品牽絆、攪擾。純淨，證明了一個人關係中的正面力量。

實踐純淨，意味著「就這個，沒別的了」，清楚選取生活中什麼是自己想要的、不想要的。實踐純淨，讓你更鮮活地體驗生活，這跟刻苦、死守教條大不相同。以乾淨的杯盤享受蘋果的香甜，品嚐清水的滋味；以清明的心思領會詩詞的優美及故事裡寓藏的智慧；一方擦亮的桌子清楚呈現木材的紋理。實踐純淨既能生出美感，又能讓我們珍惜純淨的每一面。

滿足（santosha）

滿足，或「滿－足」的狀態，是指在侷限之中內心當下覺得滿意知足的能力。滿足不能和快樂混為一談，因為我們如果不受自身期盼的拉扯，能看穿事物的實相，那麼就能在困境中，甚至處於痛苦之中，仍然發現自己有稍微滿足的感受。滿足也不能和自滿混為一談；自滿，是讓自己原地踏步不再成長。更確切地說，不論我們成長進步到什麼階段或處於任何環境，都心平氣和，那就是滿足的跡象。這不是說要我們接受或容忍不健康的人際關係或工作條件，而是學習忍耐，在我們能改善環境之前，試著在目前的處境下盡量好好過。

滿足不僅意味著接受眼前的情況，還有懷抱希望的能力。這聽起來似乎矛盾，其實不然。遇到任何處境內心都能平心靜氣，這會讓你堅信自己有可能活得更精彩豐富。這個可能來自於，你的心既沒有期待盼望，也不因願望尚未實現而感到不滿。也就是說，即使身處惡境卻依然維持心靈不變，這證明內心的穩定平衡是不受外境左右的。而且即使沒有多少跡象顯示事情會有進展，卻依然心存盼望，這是讓人心生滿足的絕佳妙方。

如火的熱忱（tapas）

Tapas字面上是「火」或「熱」，這個梵文的意思是：訓練有素地運用我們的能量。由於紀律（discipline）這個詞帶有自我鞭策的強制意味，容我在這兒把這項重要的準則意譯為「如火的熱忱」。當我們抱著如火的熱忱，這股衝勁就會帶著我們往前。我們都知道，即便像打掃房子這種看來無聊或無趣的工作，若是帶著熱忱去做，也能讓人耳目一新。突然之間，刷洗馬桶變得很有意思，搬運重物虎虎生風，擦抹家具也趣味盎然。如火的熱忱是指揮、運用能量的方式。就像一束強光穿透黑暗，如火的熱忱讓我們順利前行，不至於把時間、精力浪費在不必要或瑣碎的事物上。這股能量強大，轉化、蛻變的作用也強大。

並不是每個人都擁有訓練有素、如火如熾的能量。有些人要更認真才能點燃熱忱之火，這時候耐心提拉之餘，搭配幾分幽默是有幫助的。我們固然知道什麼對自己有益、該怎麼做，但是面對自己神經兮兮、懶惰散漫、種種怪癖癮頭的時刻，能一笑置之也有幫助。即使具有鋼鐵般意志的人，要從床上爬起來、要收回伸出去取第二片蛋糕的手，有時候也得費上好大一番力氣呢。如果你是沒有什麼熱忱的人，去找熱忱如火的人作伴對你大有助益。選一位激勵人心的老師，跟一位勤練瑜伽的朋友一起練習，都能激發你的熱忱。內在的熱忱之火一旦引燃，即使一些零星火苗也會燒得愈來愈旺，接下來就愈來愈不費力了。用火來比喻這項準則正合適。火如果完全熄滅，要再燃起就相當費事。如果你的火確實點著了，必須有規律地投柴餵火，否則火又熄滅了。不過，火勢一旦熊熊燒起，就很容易維持了。

為了什麼了不起的目的，我們需要如火的熱忱，或紀律？著有多本藏傳佛教書籍的佩瑪・丘卓（Pema Chödrön）說，「我們所要管束的，不是自身的『惡』或自身的『非』；我們所要管束的，**是任何逃避現實的可能形式**。」（粗體字為作者強調）[註3]若不是活在訓練有素的覺察中，我們就會心甘情願用各種手法逃避，給自己製造出無止境、更大的痛苦。種種逃避的手法暫時安撫了我們的感官，卻製造了深沉難解的不快樂。我們多少知道我們並沒有如實面對自己或潛能。紀律確實能夠讓你選擇何者能真正促進幸福，並且給予蓬勃成長的機會。如火的熱忱絕對不是一服苦藥，如火的熱忱讓我們主導自己的能量，成就有意義、令人滿足的生命，而那樣的生命是精彩又愉快的。

研究自己（swadhyaya）

任何能讓我們自我省思的活動，都能視為研究自己。凡是容易吸引靈魂的，也最能照亮靈魂。眾人的嗜好、傾向大不相同，這個人可能喜愛寫作，另外一個人則是透過畫畫或運動競賽發現了自己；有人可能藉由精通某種樂器，或在臨終病房服務而認識自己；還有人可能是經由打坐而了解自己不為人知的面向。用哪種形式來研究自己不重要，不論練習什麼，只要你想藉這件事認識自己，並且決心一探究竟，幾乎任何活動都能成為了解自己的契機。研究自己意味著：在任何情況下都堅持忍耐下去，因為通常遇難逢困之際，正是了解自己的最佳時機。

我們在研究自己的過程中發現自己的長處和優點，然而，確實的研究自己也殘酷揭露自己的種種弱點、怪癖、癮頭、習性及不良稟性。這可一點兒都不好玩。覺察到自己的致命缺點既丟不掉又自責不已，這無疑是雪上加霜，對自己壞透了。這時當務之急是確實接受自己的侷限。樂於接受自己的侷限，才能逼近自己，看見憤怒、不耐或自我厭惡的根本原因。對造成我們行為和想法的那些力量和環境能有一點慈悲，才能漸漸比較有能力處理、克制、改掉先前自我摧毀的傾向。我們對待自己的能力愈好，愈能包容別人的侷限和缺點。研究自己是個大工程。

這個會混亂、分裂的我要去研究明白自己時，可能會走進死角。這就是為什麼研究自己的路上確保有良師益友的支持是那麼有幫助。若是你曾經說某個人「怎麼這麼看不見自己」，並且看到他再三演出相同的自毀戲碼，想想我們很可能也是這樣看不見自己的缺點。無論是有智慧的長輩、心理治療師或真正的精神導師，有能力的老師會用慈愛的方式幫助我們看見真正的自己。

頌揚靈性（ishvarapranidhana）

生命的意義並非與生俱來，是我們用心用意、有所作為而讓生命有了意義。用心擺放餐具，練習前點上蠟燭，進寺廟脫掉鞋子，是我們這些心意、動作讓事情有了意義。瑜伽告訴我們萬事萬物皆有靈性——只不過是我們太忙、太遲鈍、太心不在焉，而沒注意到那無所不在、遍布一切的靈性。所以剛開始我們可以每天抽出一點時間，即便是幾分鐘也好，來練習頌揚靈性，開發那遠高過我們自身的智慧。可以是清晨時與你的花園交流，可以是在公車上緩緩呼吸，專注定心；或是做些比較正式的練習，例如每日的閱讀、禱告、靜坐或其他日課。這需要領悟有某種無所不在、大過自身的力量引導著我們的生命，才會做這樣的練習。我們都有這樣的體驗，某件事在當時可能是痛苦、困惑、混亂的，日後回顧卻發現是命裡絕佳的安排，才明白那個時候發生的變化是當時成長所必需的，如今回頭看，很高興有那樣的事發生。問題是，當我們認為自己擅於掌控生命，就很難看到生命更大的格局。你若是個很強的掌控者，就無法明白那些「偶然、意外、巧合」在整個命運裡有更為重要的意義。你若是自己世界的主宰，除了自己決定的計畫之外，將無法信任其他任何事。我們若不明白生命有更大的寓意，就會困在個人的情境當中，以及因抗拒改變而反覆陷入沮喪。「頌揚靈性」要我們安靜下來，即使目前無法確切看見事情往後的發展。起初我們會害怕，好像懸在半空中；不過，慢慢地，不確定怎麼演變的生命會漸漸展開。放下急著操縱掌控的心，會讓每一天都精彩有意思。這使我們的生命就像一場競賽，直到最後一刻才見分曉。

最終，「頌揚靈性」意味著，交出個人的意志，臣服於無邊的智慧，如此我們的生命得以完滿。實踐的第一步，是調整自己去覺知更寬廣的格局。騰出足夠的時間讓自己安靜、清明下來，慢慢就能區辨一般人腦子裡的雜念妄想和由直覺而來的無邊智慧有什麼不同。與其去解開這個不可思議的謎，不如去體現生命的不可思議。一旦體現了這個不可思議，我們開始體驗到過去無所感知的意義。喝一杯水，品嚐水的滋味；一陣微風吹來，皮膚感覺風的清涼；陌生人跟我們說話，我們專心聆聽。所有事、一切事，都是這無邊智慧的跡象。

最終，我們自然而然用新的眼光來看自己的生命目的。你開始問，我要怎樣才能對別人有用？活出答案並不保證有靈性，也不保證事事順遂，而是保證不會一輩子無意義地活著，在臨終之際懊悔不已。

什麼是瑜伽體位法，為什麼要練習體位法？

倘若持戒和內修那麼重要，有人可能不解，那還有必要修練瑜伽八支裡的其他支嗎？難道一個人慈悲、堅守真實、滿意知足還不夠嗎？為什麼花時間伸展背部或聆聽呼吸很重要？如果以身體為靈性根基不是如此重要的話，偉大的智者不可能把體位法列為八支裡的第三支。這就是為什麼我不厭其煩地把焦點放在這個層面來看體位法練習。體位法練習到底是什麼呢？

Asana這個梵文通常英文翻譯成pose（姿式）或posture（姿勢），不過asana字面上的意思是「舒適的位置」。瑜伽行者透過觀察自然界，發現能量的表現形式極多，每一種表現方式不僅對身體有強大的生理效果，同時有心理效果。每一種動作都需要磨練某些意識層面，並且用新的方式使用自己。體位法那麼多種變化不是偶然的，透過探索熟悉和陌生的姿勢，擴大了自己的意識，所以不管發現自己處於何種情境或形式，內心依舊舒適安穩。體位法練習有個不容動搖的根本思想，那就是：意識貫穿身體每一個層面。體位法練習是發展這種內在覺知的方法。

舞者或運動員的內在衝力表現在動作的移動，人在空間裡揮灑；至於體位法練習，我們的內在衝力則是涵攝在綿密不斷的姿勢形式當中。練瑜伽的人若能達到綿密不斷的內在舞蹈程度，你可以感覺到他的身體是在連續不斷細微地動著。體位法跟伸展運動或柔軟體操的區別是；練習體位法時，心完全專注在身體裡面，所以能整個一體移動，所以能覺知身體要告訴我們的訊息。我們不是對身體做些什麼，我們**成為**身體。在西方我們很少這樣做。我們邊伸展邊看電視，邊踩健步器邊看書報，邊散步邊想問題，跟身體永遠有那麼一段距離。所以體位法練習是把經常分離的身與心重新連結起來。

身心結合除了讓我們活得健康有勁、靈活變通、精力充沛之外，活在身體裡也是靈性練習不可或缺的一環。最具體讓我們明白何謂慈悲或不貪的方式，是直接透過身體的細胞體驗。讓我們學習放下最直接的方法是透過身體。我們若有自我毀滅的癮頭——過量飲食或嗑藥的衝動，這個癮頭是透過我們身體的神經系統和生理模式造成的。說得更簡單一點，當我們的身體疼痛不已或病痛纏身之際，很難專注或用心。

這本書相當強調體位法練習，並不是因為瑜伽練習的目標是美美的身體或瑜伽姿式，純粹是因為它是務實的、血肉實體的練習，是與自己相遇最直接、最方便的方法，是個理想的起點。無論你是透過雙腳站立或是以頭站立來與自己相遇，都無所謂，重要的是，不要誤以為完美的瑜伽姿式是練習的目標，或誤以為精通難度較高的姿式才是瑜伽高手。體位法練習是探索自己相當管用的地圖，不過不是寶藏。體位法練習的目標是活在身體裡面，並且學習透過身體去清楚覺知。如果你能掌握「四正行」（我喜歡這麼稱呼），也就是行、住、坐、臥皆自在，你就掌握了具體活出靈性生命的基本功夫。這本書是你「動」的工具，若有心，還能更上一層樓。

之所以強調體位法練習，也是特別針對我們這個時代，因為我們活在與身體經驗極為分離的時代。當我們不在身體裡，我們是跟自己的本能、直覺、感受、洞察力分離的，並且也可能跟別人的感受、別人的痛苦是分離的。我們對自己身體的經驗、感受和知覺麻木不仁，其危害是潛在的，這讓我們沒有辦法知道我是誰、我相信什麼、我想要創造什麼樣的世界。如果我們不知道何時吸氣、何時吐氣、何時情緒緊繃，哪有可能創造平穩的世界？所有的暴力衝動皆起於極為緊張的身體；無能對別人伸出援手，皆起於已經不會感受的身體。從來沒有哪種背痛或精神毛病不是跟身體連在一起的。瑜伽八支當中的體位法把我們和身體重新連接起來；我們重新與身體連接起來，在身體正慧的帶領下，重新盡職盡分地好好生活。

歡歡喜喜練習

練習之初，可能心裡覺得跟快樂相去甚遠。事實上，快樂可能如中樂透般遙不可及。我們可能苦惱透頂，沉淪在自我毀滅的習慣裡，被難以克服的情緒、身體或物質困境拖得好苦。我們的身體猶如老樹般僵硬糾結，而我們的心塞滿了亂七八糟的煩惱和擔憂。平靜和快樂說得容易，正處於實際痛苦當中的我們聽來都是空話。多數人是這樣開始的，甚至那些表面有幾分穩定的人，也發覺內在有很多功課要做。

我們要怎麼著手才不會因為艱難而灰心洩氣？除非我們能找到歡歡喜喜練習的法子，想辦法解決困難而不是與之對抗，否則瑜伽練習會是個失望、挫折的經驗；除非我們現在就能找到歡歡喜喜練習的法子，否則瑜伽練習會成為不愉快的時刻，最後甚至不願踏上瑜伽墊。

舉個例子可能有助於你了解我的意思。多年前我搬進一棟荒廢的屋子。屋子的後門被釘封了十五年之久，拆開之際，門後方是將近兩公尺高密不透氣的黑莓灌木、蔓藤和粗韌的馬唐草。我想要個花園。有好幾個月，我絕望地從後門玻璃望出去，整理的工作看來太龐大、太艱鉅了。之後，我想出了一個自己可以掌握的策略，決定把整塊地每一點二公尺劃為一個區塊，每個星期清理一個區塊。後院足足長達二十公尺！我開始掘土、挖根、切割、砍拔這個小區塊，並決定只專注於這一點二公尺長的區塊，其餘待整裡的近十九公尺我看都不看一眼。動手之後沒幾分鐘，各種昆蟲、細小植株以及雙手掘土的快樂完全吸引了我。因為要徹底清除馬唐草，土壤又硬得跟石頭一樣，所以每一個區塊大約要花三個鐘頭。不過，一個星期做三個鐘頭是可以輕鬆辦到的。整理好一個小區塊後，我就往後一站，讚美自己做得真好，絕不讓自己去想其餘還沒整理的荒地。這一小塊地看起來多美啊！每一個小區塊都是獨一無二的驚嘆。埋在六十公分下的小徑出土了，湮沒在雜草下的割草機重見天日（證明因果循環不爽）。工作不僅僅是挑戰，也成了探險，我迫切期待每個星期可能的發現。一年之內，我有了美麗的草坪、草藥田和一塊美不勝收的花圃。不過，更重要的是，我享受了改造的過程，把一塊無可救藥的荒地改造成都市樂園。

練習之初，你可能覺得身心都受到很大的束縛，就像我院子裡糾葛交纏的馬唐草。你可以選擇跟自己作戰，用強拔硬拽的方式強迫自己蛻變。如果你見過扎根深邃的野草，明明曉得要先挖開土壤卻不這麼做，硬要徒手拔草自然無功。有時候你能高高興興接受這個工作，興致勃勃著手進行；有時候面對這樣的工作又很不開心，一堆抱怨。有時候你能耐著性子做下去，可是有時候土還挖得不夠深就忍不住抓著草梗猛拔一氣。第一步是接受有些基礎工作要做，然後決心把這些工作當成有益的、高興的事來做。

練習瑜伽時你可以這麼做：把過程分成一小段一小段的呼吸來體驗，一次只照顧一個呼吸循環所生起的反應。用這種方法幾乎可以處理任何困難。與其一心希望更深入姿式，或明明努力不足卻要跟那些老手比較，倒不如專注於每一個呼吸所達到的成果。也許今天你的大腿關節比往常多鬆開了五公釐，或者今天靜坐時首次能坐得很舒服。在研究大腿關節怎麼這麼緊繃時，找到了放鬆的方法；在靜坐時多坐五分鐘，發現那些緊急的事也不是真的那麼緊急。唯有透過這些小小的、緩慢的、漸進式的放開，才會有深刻的、巨大的變化出現。是要樂在這些小小的領悟中，還是漠視自己的努力只想著還要多久才能達到目標，這端看你的選擇了。你可以選擇用幽默來看待自己的困境，也可以用否定消極的態度讓事情更糟糕。你想要怎麼做？

當我們把練習變成愉快的時光，我們的靈性生命才可能成長茁壯。當我們拚命朝著既定的目標前進，估算著還要多久才能達成，這時我們早就不知道迷失到什麼地方去了。我們落入了自己的幻覺、自己的想法、自己的觀念以及自己的評價中。一旦陷入，就不太能覺知和理解真正發生了什麼。即便身處痛苦，即便面對艱難，我們可以在練習中得到庇護。有時候進展很慢，有時候受傷或生病，有時候生命處境讓我們無法做外形的練習，這些都是無可避免的，但並不妨礙我們探索內在生命的深度。

每天踏上瑜伽墊時，下決心歡歡喜喜面對自己目前的程度。再想一想，自己多有福氣啊，能練習這個美妙的藝術。隨便瞄一下早報，一堆的苦難、貧窮、暴力、無家可歸映入眼簾，許許多多人的命運就是這樣。如果你有時間站在瑜伽墊上練習，即便是十五分鐘，你就是個有福氣的人了。如果你有一個瑜伽老師，你擁有的可是個無價之寶及生命幫手，這可是很少人能夠擁有的呢！以這種感恩的心開始你的瑜伽練習吧。

2

七種動的原則

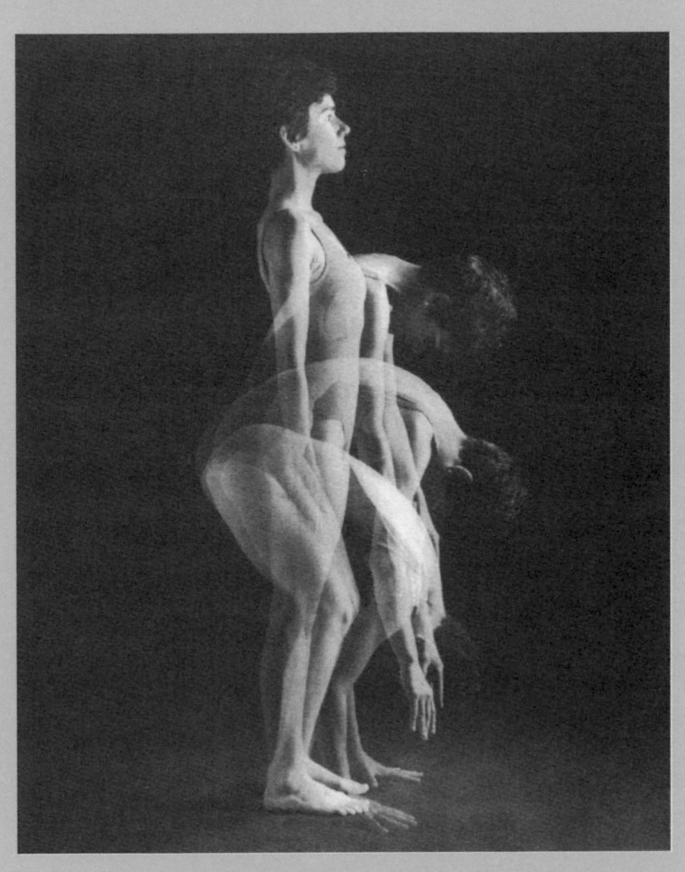

前言

正如無形的力量讓松樹的枝脈自然而然生長得整齊對稱，海洋的浪潮漩渦以及無盡的日夜更迭掌管著我們的生命，人的身體也受內在天生精細無比的模式所支配。就在卵子和精子結合的那個非比尋常的一刻，生命啟動了，我們的身體有了絕無僅有的設計，進入既複製古老藍圖又具個人特色的奇妙旅程。我們的細胞繁殖並且分裂，細胞的擴張與分化使我們獨具一格；在我們死亡時，細胞又縮小、分解，回到相同的源頭。骨骼的內在結構、肌肉的彈性纖維、器官的機能作用、神經的分布傳導、廣大的體液系統，這些東西組成了交響樂，我們稱之為人體。不過，單單這些構造並不足以形成人體。正如光禿禿的燈泡是沒有用的，除非接上電源；身體的這些材料物質也不能成為人，除非有了生命力。這股不可思議的生命力透過眼睛的光線反射表現出來，透過心臟推動血液循環，造成不停歇的吸氣和呼氣。

這股生命力也提供了最優的運動規畫，這些通用的運動模式掌控了我們所有的作用，把我們的想法安排成不費力的動作。這些模式是天生固有的生物模版，埋設在身體裡，讓我們輕鬆有力地動。身體彷彿有個時鐘，時候到了，某些模式就會自行啟動，例如嬰兒到了多大就該開始說話；有些模式則透過我們探索世界的欲望而啟動，例如嬰兒首次邁出腿或伸出手，是因為爸爸在前方招手，或是受到鮮豔玩具的吸引。這些模式顯示出一連串相互交疊、彼此依存的關係，是一套「動的語言」，讓我們能隨意自如地動。

我們完全知道各種動的模式在悄悄運行，但鮮少覺知其內容。我們遠遠認出一個人神經失能，是因為辨認出他的步伐模式和我們一般所熟知的不一樣。象徵或模式可以讓我們超越原先的侷限，將生命視為零碎片段、迥然不同的部分串連成綿密扣合的整體。當然，我們可以把走路分割成幾百個分解動作，一個接一個，每個動作都不可或缺，然而用這種方式學走路是極其困難且讓人沮喪的。

確切地說，我們是透過模式學習動。

由於模式是動和表達最有效的天然方式，一旦會用，自己就會正確校準**所有**姿勢。這能讓你脫離對老師的依賴，讓你信任並順著自己的本能來校準。

當你找到動的訣竅，就不知不覺找到綿密扣合的運動模式來支持你的動作。許多模式是由比較初階的大腦功能所控制，例如呼吸運動，因此我們需要使用不同於我們許多人慣用的心智部分來喚醒這些模式。可惜的是，大多數人學習動都太花腦筋了，有些瑜伽老師把瑜伽姿式分解成細瑣的指令，用一個步驟一個步驟的方式做瑜伽。你若是用精準、一絲不差的方式做頭立式——肩膀、手腕、頭該放在什麼位置——就知道這有多讓人洩氣了。那像開櫃子找資料，卻拉錯了抽屜！當我們透過模式學習，我們是用比較感官的、知覺的、體驗的方式來探索、發現。這得打開心房才辦得到，我們要變成孩子，身體才會顯露與生俱來的能力。

翻開任何一本內容豐富的瑜伽書，多樣複雜的體位法和練習很可能讓讀者看傻了眼。不過人體動作發展有其邏輯，我們可以在初學時整合動作背後通用的原則，以簡化並更深入了解這些令人驚異的練習。這不單單是身體的或機械式的步驟；每一種動的模式及原則直接關聯到有條有理的意識模式。因此當你學著順暢無礙地呼吸，也就是學著順暢無礙地思考和生活。當你學習一種簡單的技巧，例如輕鬆自在地站立，也就是在學習跟一切事物維持合宜的關係、信任和互動。

瑜伽體位法乍看之下彷彿是靜態的姿勢，那麼為何了解「動」的原則很重要呢？瑜伽在一百多年前傳到西方時，經過修修剪剪，以西方腦袋能理解的客觀方式流傳下來。這種實事求是的精神使瑜伽便於在新的文化裡傳播，可是比較深刻、有意義的部分卻遺漏或誤解了。結果流傳下來的絕大部分都是沒有生命、不重要的形式練習，可嘆的是，還會繼續這樣流傳下去。瑜伽體位法與其他活動相比看起來相當靜止，但其實它是靜態的舞蹈、內在的運動。每一種體位法的外在形式就像個器皿，承載了微妙而有力量的內在運動。沒受過訓練的人看不出動靜，可是深入研究之後，很容易分辨出這種有生命力的練習方式。舞者的身體在空間裡揮灑，努力舞動之餘能量逐漸消耗；瑜伽則是在身體裡面導引動能，因此有清潔、修復的正面效果。重新發現瑜伽練習原始生命的關鍵不在於那些加諸於身體的造作、不自然技巧，而是聆聽並順隨自然世界的律則。

下面七種引導動的原則適用於所有動作。逐一探究之後，你會發現所有活動都用得上這些原則，並且可以做為一切瑜伽練習的總指導。練習瑜伽若少了這些原則的幫助，就像蓋房子沒有建築詳圖。這些基本知識會讓你進展快一點兒，而且這些原則包含了好些解開瑜伽體位法奧祕的關鍵，如果你真的碰到了困難，可以用這些原則找出問題的癥結。

花幾個星期徹底了解一項原則的作用之後，再進入下一項。慢慢來，不用急，這些預備功課在你日後進展到書後面更具體的體位法練習時很有幫助。當你逐漸熟練姿式並且開始天天在家練習時，可以選一項原則做為整節練習的指引主題。你可能發覺有好些原則早就融入了生活，有些原則初接觸時可能覺得奇怪、彆扭。明白自己的長處和弱點，讓你日後遇到困難時，懂得溯本探源，找到解決的方法。

探索練習的過程

穿插在書裡面的「探索練習」（inquiry），跟西方腦袋所熟悉的「練習」（excersice）大不相同。「練習」這個詞通常有用意志力要自己重複做某件事（通常是不愉快的）的意思。「做練習」也有想要達成某個既定結果的意思。預期有個「正確」的結果，往往讓我們心存成見，影響看法。「探索練習」的目的是提供一個探索點，讓你藉此探索，自己研究出新東西。很可能你會自行發現好幾項我接下來要講的原則。保持開放的心，帶著好奇進入每一個

「探索練習」，很可能你會發現得更多，超過我所建議的。

每個人都有自己學習的方式，不過這裡的一些建議讓你做「探索練習」時可以有最大的收穫。首先去觀想你希望比較具體感覺的身體部位是有幫助的。感受、覺知那個部位的質地、重量、特性，用活潑的想像力、碰觸、動作、集中呼吸來繼續探索。在你做「探索練習」時，最重要的是，抱著追根究柢的精神和開放的心態。**如果在理解的過程當中，並沒有所謂的理想或標準可言，那麼任何感受到、覺知到的東西都值得觀察**。在開放的覺知裡，沒有哪個動作、想法或衝擊是無意義的。知覺無好亦無壞。這種沒有分別心的覺知，會讓你超越有限的觀點，當你只在乎「做對」，那你能得到的也就只有那麼一點了。大多數的「探索練習」都是輕鬆的學習，沒有失敗的恐懼或限時成功的壓力。沒有這些自己加上去的壓力，玩耍、實驗、重新找到學習的真趣，這是多快樂的事啊！想必也是這種實驗的過程讓古代的瑜伽行者發現了如此廣博、有創意的修練法，傳到今天，傳給了我們。唯有再次透過這種過程，我們才能超越呆板、機械式的重複，發現瑜伽練習的內在意義。

練習之前的準備

練瑜伽之前先洗個澡，換上寬鬆的衣服。空腹練習是個好主意，最好是早上如廁之後。除掉身上所有的束縛，例如胸罩、皮帶；可能的話，把電話、電視或音響關掉。關上房門，確定房間裡是暖和的，地板上有墊子可以躺。如果你不是獨居，請屋裡的人在這段時間內不要打擾你。從容準備自身以及環境，每個練習你都會有很大的收穫。

打理練習空間

打理出莊嚴的空間對養成堅持不懈的練習極為重要，值得在此著墨一番。保留一個空間做為練習之用，並且用一些法子讓這個空間看起來特別一點，以便和日常生活區隔出來。這個具體的做法會時時提醒自己和身邊的人，你的練習是重要且深具意義的。

不論你在家裡是享用多出來的一個房間，還是僅僅在臥房或客廳的角落練習，選定的地方一定要乾淨，沒有灰塵和蚊蟲。把瑜伽輔具（參考51-53頁）整齊放好，以免中斷練習跑去找輔具。這個空間最好有木質地板或其他硬質地面，以及足夠的素淨牆面能讓你背牆而立、伸展兩臂。

現在說到最重要的部分：用一些方法讓這個空間特別一點。一張小桌、凳子或架檯，或一片乾淨的牆壁，都能讓人集中注意力。下面提供一些參考：

- 練習時點上蠟燭或香。
- 在花瓶裡插朵鮮花。
- 放些有意義的擺設，可以簡單如素雅的盤子盛裝幾顆鮮黃的檸檬，或是收集的貝殼、石頭、小神像等。
- 放一個小盆栽，並且在練習之前照料一下盆栽。
- 掛一張肖像（這個人鼓勵過你）。如果有哪位宗教人士或心靈導師對你很重要，也可以放進來。還有那些支持你、幫助你的良師益友也可以放進來，遇到困難時有他們在場可以幫助你。

你希望這個空間素樸單純，所以擺設不要太多，以免分心。清掉書架和雜物，可以讓你不受家務干擾。你每次在這個特別的空間練習，空間的能量就會增強，甚至其他人進來時都會有寧靜、和平的感覺。要不了多久，這個空間會召喚你進來練習，在遭逢艱難、壓力時，帶給你需要的、不可或缺的撫慰。

準備開始

正如跑步的人需要一雙好鞋，你也需要一些必要的工具，稱之瑜伽輔具，以收事半功倍之效。等到練習有了進步，你也可能希望添購一些功能更多的輔具或配備。大部分的輔具在當地的瑜伽教室或瑜伽用品公司都買得到，『瑜伽雜誌』和『國際瑜伽雜誌』刊載了很多瑜伽輔具公司，以及每年都列出全球瑜伽老師和教室的年度資訊。

必要的瑜伽配備

- **防滑瑜伽墊（0.3公分×60公分×172公分）**：瑜伽墊使腳、手、肘不會滑到地板上，隔開冰冷的地板並保護身體。
- **毯子**：你需要三到四條毯子（最好是毛毯或高品質的棉毯），尺寸大小能從頭蓋到腳。毯子可以摺、可以疊、可以捲，可以有各式各樣的組合方式來配合姿式，也能當做墊底，還能保暖。不要用被子、人造毯，因為這些質料支撐力不夠。當地的軍用品社可能是個好地方，可以找到便宜好用的毯子。把這些毯子定為瑜伽專用毯——餅乾屑和狗毛一點兒也不能激勵你練瑜伽！
- **帶子（3.8公分×15～20公分）**：初學者利用結實的浴袍帶或皮帶就可以了。合宜的瑜伽帶是密織的棉布帶，尾端加上不鏽鋼扣環或塑膠扣。帶子能延展手臂的長度，可以用來配合自己的程度調整姿式。帶子還有牽、引、拉、提各種用法，以及在修復姿式裡用帶子固定四肢。
- **磚（10公分×15公分×23公分）**：某些姿式使用實心木磚有支撐作用，否則你可能得下到地板才有支撐。瑜伽輔具公司有生產輕巧、高密度的海綿磚，這種磚方便四處搬動以及旅行時隨身攜帶。精裝硬殼書和電話簿也派得上用場。
- **摺疊椅**：選一張穩固、椅腳防滑的椅子。你可以用這張椅子調整困難的姿勢，做特殊的伸展。

其他瑜伽配備

以下不是必要的輔具，不過其中許多配備能切中你身體緊繃、有困難的部位，幫助你的練習有所進展。設備齊全的瑜伽教室幾乎都有這些配備，可以請裡面的老師示範安全的使用方法。

- **墊枕**（23公分×23公分×68公分）：墊枕是填充密實的圓柱形或長方形墊子。很多瑜伽姿式非常需要瑜伽墊枕的支撐，沒有墊枕，你得疊很多毯子，所以用墊枕可以節省時間！還有初學者身體彈性不夠，有些姿式需要相當多的輔具輔助。
- **眼袋**（2.5公分×10公分×21.5公分）：絲質或棉質的小袋子，內填亞麻子或塑膠珠子。眼袋蓋住眼睛可以遮光，防干擾，對放鬆出奇有幫助。眼袋要存放在密閉的容器裡，因為老鼠喜歡吃種籽！深色的絲質或棉質圍巾也是很好的替代品，尤其旅行時。
- **彈性繃帶**（10公分×122公分）：藥店很容易找到運動型繃帶。用繃帶輕輕包住頭，可加深放鬆的程度。
- **沙袋**（5公分×18公分×43公分）：稍大的四方形袋子，用牛仔布、帆布或燈芯絨這類密織的質料做成，內填四點五公斤消毒過的沙子。沙袋可用來固定或重壓身體某個部位，沒有沙袋，就得由老師代勞。如果你自己製作沙袋，沙子不要裝得太滿或撐得太鼓，只要填七、八分滿，這樣使用時沙袋才能貼合身體的形狀。米袋或豆子袋也是不錯的替代品。
- **抗力球**：這種塑膠球的尺寸直徑從四十公分到將近一公尺不等，主要是放鬆伸展背部、腹部和肩膀。一般說來，球體愈大，後彎愈輕鬆；球體愈小，伸展愈強烈，用來打開背部某個特別的部位。抗力球也是居家或辦公室裡很棒的椅子。在我們的瑜伽教室裡，學員一進來就喜歡去用抗力球伸展身子，以平衡在辦公室裡整天伏案而坐的姿勢。
- **手腕斜板**：電腦文書處理出現之後，手腕過度使用症及手腕隧道症極為普遍。許多手腕和手臂有問題的人做手腕伸展或受力的姿勢時，發現手腕斜板好用得不得了。手腕斜板可以抬高掌跟，減少手腕伸展的角度。手腕斜板通常是高密度泡綿做的，不過，我還是喜歡給學員使用木質斜板，因為木質斜板對手腕關節的支撐力最強。你可以用兩公分厚的木板，做一片二十五公分、六十公分長的板子，板子上下貼上防滑墊，再把一個瑜伽墊捲成圓形放在木板一邊的下面，這樣就有了斜度。手掌放在木板上，手指在地板上；等到手腕的傷好了，比較靈活時，就可以逐漸減小瑜伽墊的摺疊厚度，這樣也就減小了板子傾斜的角度。

七種動的原則

1. **呼吸**

   讓呼吸帶動你

2. **交出去／鬆沉**

   交給地／鬆沉到地：沉與浮

3. **發散**

   由內往外動：海星人

4. **中心**

   維持脊椎中正：中央軸

5. **支撐**

   建立支撐基礎：結構的構成要素

6. **調整對位／校準**

   做出清楚明確的力量線：身體結構排列和順流

7. **參與**

   用上整個身體：身體民主、全身參與

回歸

心回歸到初始的寧靜：發展清楚明確的知覺

一、呼吸：讓呼吸帶動你

呼吸起於寧靜，擴張、收縮，然後回歸到這個寧靜點。

振動，是生命及所有運動固有的成分。

最初的運動

從受孕的那一刻起，胚胎開始呼吸，每一個細胞在身體內在的節奏模式裡擴張、收縮、歇息，這個模式在嬰兒出生的那一刻擴大成全身呼吸。這最初的運動就是我們生存的基本模式。不論是靜靜坐著、在山坡上奔跑或沉沉酣睡，我們的呼吸持續不斷振動著，感染、影響了身體裡所有其他的作用，從細胞的化學反應到無時無刻都有的心理和情緒反應。

呼吸的基本特性是：持續不斷地振動著。猶如潮起潮落，吸氣吐氣也是個不斷進行的節奏，只有在我們嚥下最後一口氣時才停止。其他所有生理和心理的模式都以這個根本中心依序而生（圖4、5、6）。也就是這個原因，如果呼吸運動受限或失調，身體所有其他運動模式和意識也都會受限或失調。身體裡所有的功能都靠這個中心作用。

呼吸振動，十足是生命起伏的鏡子。生命像晃動的鐘擺，某些變動帶來艱難和痛苦，某些變動帶來輕鬆和愉快。如果順著這個進程，生命**自會**帶動我們；如果我們無法融入生命的變動，就藉著限制呼吸來抗拒。當我們摒住氣息，想要掌控生命或不讓變動發生，這表示我們不願意有所變動。這個時候，想要確定不變的欲望如此強大，強過活活潑潑活著的欲望。順暢呼吸，是有勇氣的作為。我們發現，停滯不動的欲望、抓住熟悉的生活不放、事事屈就以確保心理上的安全，恰是這些摧毀了我們的創造力和自在活著的能力。

當我們排除了自己設置的阻礙自由運動的障礙，呼吸**就來了**。對呼吸最常見的誤解是，透過意志的努力來增進呼吸。試過用積極方式加深呼吸的人都知道，機械式地努力加深呼吸，結果只會讓呼吸更侷促、更受限。

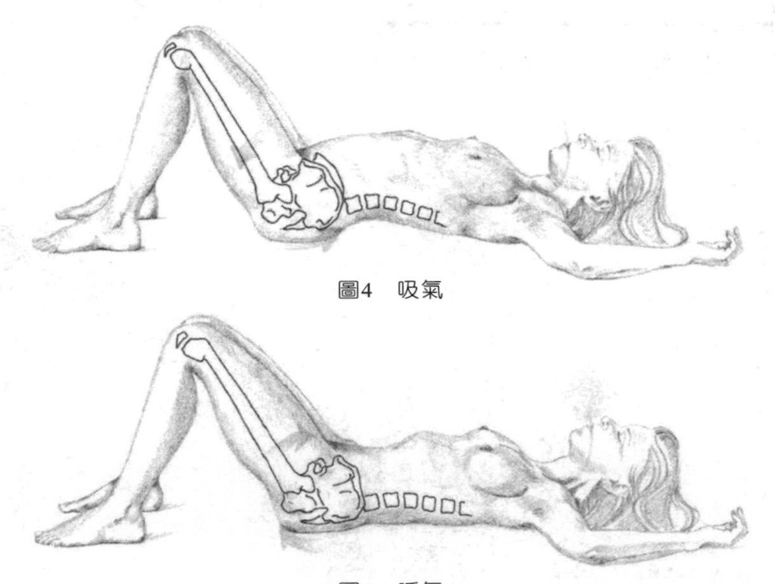

圖4　吸氣

圖5　呼氣

圖4、5　骨盆和脊椎振動：呼吸時，骨盆微微起伏擺動，使得整條脊椎的形狀改變。吸氣時，腹部膨脹，使得骨盆往前擺動、腰椎拱起；吐氣時，腹部收縮，使得骨盆往下擺動，腰椎因而拉平、拉長。

呼吸可以無意識或自動發生，也可以透過意念有意識地控制。由於可以無意識地不間斷呼吸，我們才能做自己的事而不用時時刻刻照料吸氣、吐氣這檔子事。另一方面，這股不間斷的呼吸可以由人掌控、操縱。瑜伽行者發展出複雜的方法來發動呼吸的能量，稱之pranayama（呼吸法），pra的意思是「不斷」，na是「運動」[註1]，因此prana是「不斷運動的力量」。在不間斷呼吸的兩端之間有第三種可能，這第三種可能應該比任何正規的呼吸法練習都高明，在那個時候，我們單純地意識到氣息自個兒進、自個兒出；我們讓這種呼吸自然而然發生。

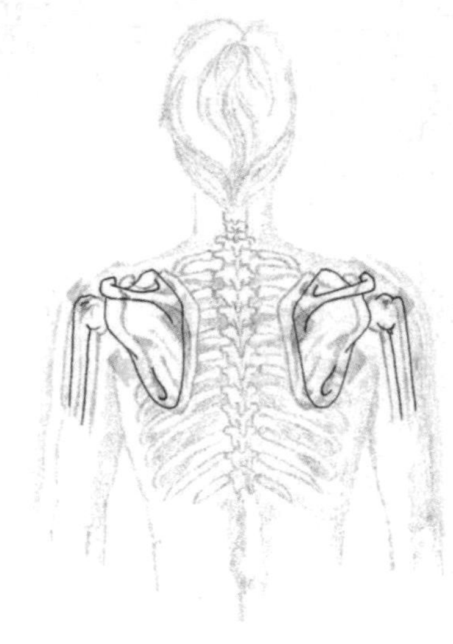

圖6　肩膀振動：吸氣時，肋骨往上、往外擴張，使得肩胛骨移動離開脊椎，手臂的骨頭隨著吸氣乘勢往外擴張；吐氣時，肋骨往下、往後移動，手臂和肩胛骨回到原來的位置。

調和呼吸，就像是在學習跟另外一個人跳華爾滋。首先，你得熟悉舞伴——他怎麼動、什麼時候動、動到哪裡去。要當呼吸的好舞伴，你必須順著他，讓呼吸聰明地引導你所有的動作。當你懂得跟隨呼吸的引導，就會知道下一步該怎麼做，我稱之為「在呼吸裡面動」。沒有和呼吸連接上的時候，你是「在呼吸外面動」，這時你就像是獨自在跳華爾滋；等到你比較能精準地和呼吸調配時，帶的人和跟的人兩者之間的區別就消失了，這時只見翩翩的舞姿。

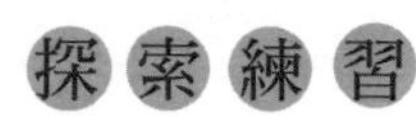

讓呼吸帶動你

幾乎所有姿式都可以做這個探索練習——仰臥、側臥、俯臥、坐或站、任何瑜伽體位法或活動。不過，我選的這兩個姿勢可以非常清楚地感覺振動。在你開始感受呼吸振動的性質時，我鼓勵你用不同的姿勢持續探索，因為每一種姿式都會讓你有新的體會。

兩腳與臀同寬站立，屈膝（彎曲的幅度大一點），脊椎前彎靠近大腿（圖7、8）。頭、頸和手臂鬆垂下去。如果腿部後面或脊椎緊繃，這個姿勢就會不舒服，那麼可以坐在椅子上，兩腿打開，然後前彎，頭倒掛在兩腿之間，兩臂沿著膝關節外側鬆垂下去。

完全不要去想自己應該往前彎下去多少。開始體驗呼吸進入身體和出去的感覺，體驗呼吸帶動整個身體擴張和收縮的感覺。注意，在擴張與收縮之間，身體和呼吸有短暫的時刻是靜止的，這個停頓，很像鐘擺擺到最尾端要再盪回另一端之前的那個停頓。

圖7、8　全身振動：不論是做這麼一個簡單動作還是其他瑜伽姿式，身體與呼吸不斷同步擴張和收縮。如果你想把身體定在固定的姿勢，如圖8所示，你就限制了呼吸帶動的整個身體的自由運動。

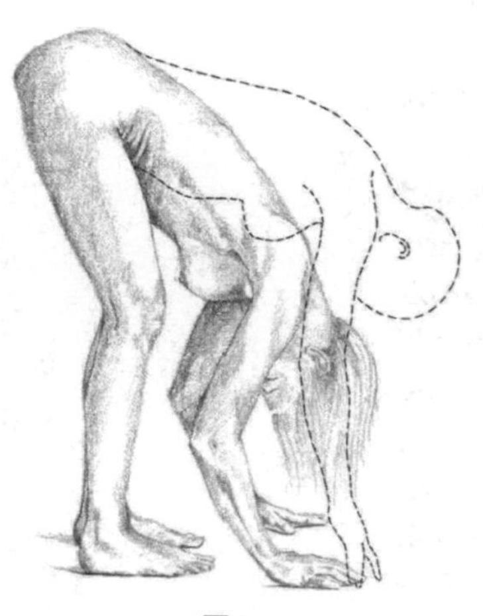

圖7

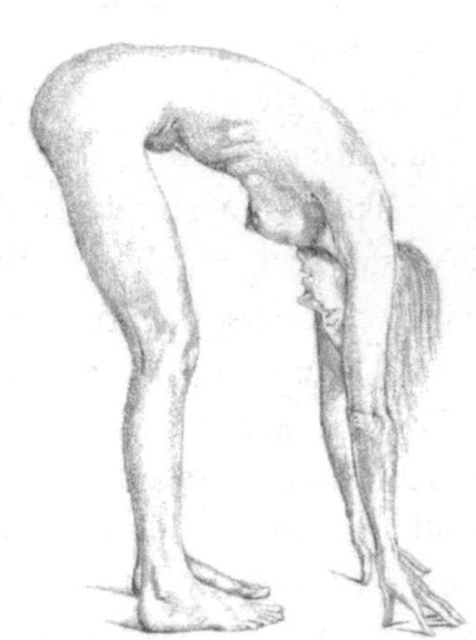

圖8　不正確姿勢

呼吸從靜止點開始擴張，帶動了你；呼吸收縮，也帶動了你；在重新開始這個循環之前，呼吸回到靜止點。想像你的骨頭彷彿輕巧的小船在呼吸之流裡浮沉擺盪。當你把自己交給這股呼吸之流，你發現自己的身體和呼吸雙雙結合為一；整個身體裡有千百個細微的變換、轉動、開合在運行著。現在讓**呼吸作主**吧。

然後開始更敏銳、更精確地感受自己是怎麼被帶動的。你能感覺脊椎在輪番交替地揚起和下沉嗎？你能感覺肩胛骨在變換位置嗎？你能感覺脊椎的形狀在改變嗎？如果能，在你吸氣和吐氣時，脊椎的形狀有什麼不一樣？你的兩個手臂也在動嗎？還是手臂沒有反應，不受呼吸的牽動？你的頭和頸是不是隨著吸氣、吐氣而一上一下微微振動著？你覺得身體哪些部位**參與**了呼吸？哪些部位不受呼吸的牽動？

當你停止用意志控制呼吸，並且**願意**隨順呼吸任其帶動時，身體自然而然就加入了呼吸。張開嘴巴，放鬆下顎，用嘴吐氣深深嘆氣，可以幫助你釋放緊張，並把自己交給呼吸作用。

準備起身時（若有需要，可把兩手放在膝上以支撐背部），慢慢伸直脊椎起身站立（或坐正），起來之後停留一下，體驗呼吸還在帶動身體的感覺。

> 無論你在練習什麼動作或哪一種體位法，自始至終都讓呼吸擴張、收縮的模式自然運行。這麼一來，整個練習會像是一場舞蹈，而呼吸這個看不見的舞伴在裡面導引著你。

「探索練習」裡的插圖，畫出呼吸時身體裡面所發生的一些振動。你感覺到這些部位的振動嗎？很難以平面圖畫來表現動的特性，也不太可能顯示由呼吸所造成的無邊變化。這些插圖只是個引子，激發你進一步探索。想要更深入探索呼吸，請參考我寫的另外一本書《呼吸之書》（*The Breathing Book*）。

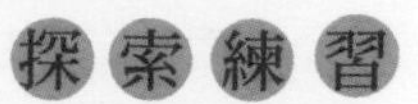

擴大呼吸

這個「探索練習」幫助你更清楚體會呼吸和動作合而為一的感覺。舒服地坐在椅子上，兩手置於大腿，掌心朝上，手輕輕張開，手指因而輕柔地伸展，不至於緊繃。接著放鬆手，手指自然蜷曲，手掌因而成微凹狀。雙手如此有節奏地反覆開合幾分鐘，然後觀察呼吸。你注意到手的動作和吸氣、吐氣有什麼關連嗎？

現在擴大這個動作：兩臂張開外轉，然後放鬆內轉。讓這個動作擴及胸部，這麼一來，你緩緩伸展手臂時，胸部也會打開，手臂內轉時，胸部也會鬆沉、往內含收。讓整條脊椎加入動作，這樣整個身體會開開合合如同海葵一樣。再一次觀察呼吸的律動如何回應身體的律動。讓動作更大、更擴張開來，感覺動作變大時呼吸的變化。幾分鐘之後把動作漸漸變小，最後靜止下來。當身體停止較大的動作安靜下來時，你能感受到體內餘波蕩漾，彷彿一明一滅的燈光還在閃爍迴盪不已嗎？

平常呼吸變得淺短時，這個練習是重新啟動呼吸的簡易良方，就算在人多的公共場合，開合手掌也不會引人注目。練習體位法時，可以在不同的形式中使用這個方法，在身體任何部位緩緩擴大這種開合曲直的動作，然後逐漸回復靜止，傾聽，並且讓呼吸的餘波持續蕩漾。

導引呼吸：喉式呼吸（Ujjayi）

身、心、呼吸的整合可以和水手的養成相提並論。水手在駕馭船隻之前，必須了解風和水的特性——它們的特質、節奏、循環。少了這些知識，即使是最先進、最昂貴的船隻也發揮不了什麼作用。一旦熟稔了風和水，水手就能揚起帆，神氣地駕船前往想去的地方。然而，不管水手的本事有多大，仍舊不能控制風和水——他只能利用風和水。

當你已經可以感受、覺知自己的呼吸，也能任其帶動你時，就可以進入高階練習也就是導引呼吸了。我們的喉嚨天生就有個開口（聲門），以及船帆似的縐褶（聲帶）。瑜伽呼吸法裡有個基本呼吸法，稱為喉式呼吸，意思是有力的呼吸。這個基本呼吸法的技巧是把喉嚨底部的聲帶或聲門微微閉合，如果你做得很靈敏精確，呼吸聲聽起來就像貝殼裡迴盪的海潮聲——吸氣時是深沉柔和的「嘶」（ssss）聲，吐氣時是「嗡」（hmmmm）聲。你可以用喉式呼吸導引呼吸進入身體，讓氣息細而均勻地布滿全身，可以深深撫慰肺和神經系統。喉式呼吸的聲音可以讓心比較具體附著在呼吸運動上。你可以用喉式呼吸導引呼吸，使氣息遍布身體所有的細胞。所有隨著呼吸而動的原則仍然適用，只不過現在為了自身的益處來導引、改善呼吸運動。

我的經驗是，練習體位法時，喉式呼吸會自然發生。絕對不要用力或有意大聲做出來，讓呼吸聲音大到經過的人都聽得見！如果你有憋氣的傾向，而且是剛剛開始學習感受身體與呼吸同步律動，我建議你不要碰喉式呼吸。如果你太急著練習這種呼吸法，只會加重你原先就有的緊張模式和憋氣習慣。慢慢研究先前的探索練習，直到你感覺和自然的呼吸連結起來。

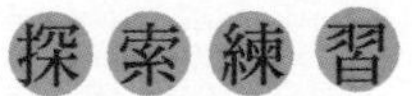

導引呼吸

做一個你熟悉的簡單姿勢（如果你是瑜伽初學者，請坐在椅子上做這個探索練習）。首先，把吸氣、吐氣的自然節奏和身體反應這兩種呼吸節奏所帶起的律動連結起來。然後開始練習喉式呼吸，感覺聲帶微微閉合是如何調整氣息的量、質和走向（這很像在水管的尾端裝上噴嘴）。留意自己做這個姿勢有沒有不同的感受。用內在的眼去看這個姿勢的外形，導引呼吸使外形和身體裡自然的動線同步移動。然後，更精確地把呼吸導引到覺得僵硬、緊繃或遲鈍的部位，讓喉式呼吸把氣息灑遍、布滿所有的細胞。你可以在練習當中任何時候放掉喉式呼吸，回到正常呼吸。在你完成姿式之際，注意一下這種呼吸練習對於心的效果。

練習提醒

- 開始動作之前，慢慢讓自己和呼吸連接上；練習體位法時要慢，慢到你不會忘了呼吸的連結。
- 一發現自己在憋氣，就把氣吐乾淨，用口把肺裡的氣吐乾淨，等候吸氣自然發生，然後在呼吸的支持下重新開始做體位法。
- 慢！慢！慢！氣粗、氣短、氣不勻，都是太快強迫身體打開，或是動得不和諧的跡象。

二、交出去／鬆沉[譯註一]：交給地／鬆沉到地——沉與浮

> 凡是接觸地面的身體部位都必須交給地。真正交給地時，從地面產生一股反彈的力量使身體往上延伸。只要沒有交給地，呼吸就受限。

呼吸無法自外於環境。人是直立的，跟地表及重力有關係。因此，身體和這些力量互動的方式決定了呼吸的好壞。以下三種模式可以讓人了解自己是如何呼吸的，以及為什麼會憋住呼吸。

垮下去
頂上去
交出去／鬆沉

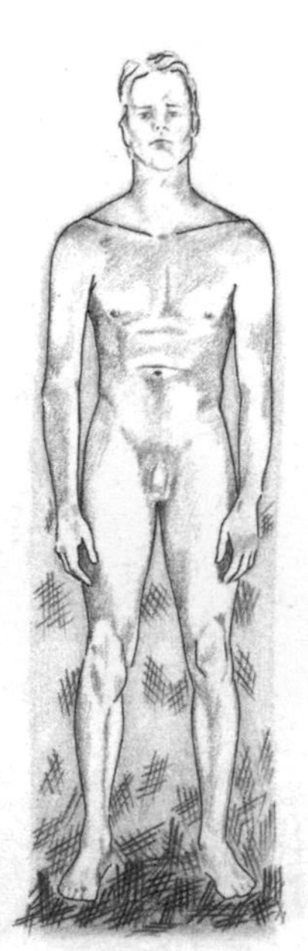
圖9　垮下去

垮下去（圖9）：大多數人開始練習瑜伽時，都是垮下去的狀態。在垮下去的模式裡，

人往地下掉，沒有辦法好好利用重力。當我們的結構陷進地下，就無法端居於天地之間。這是種自我否定的模式，會導致懶散、吃力、微弱的呼吸模式（反之亦然）。

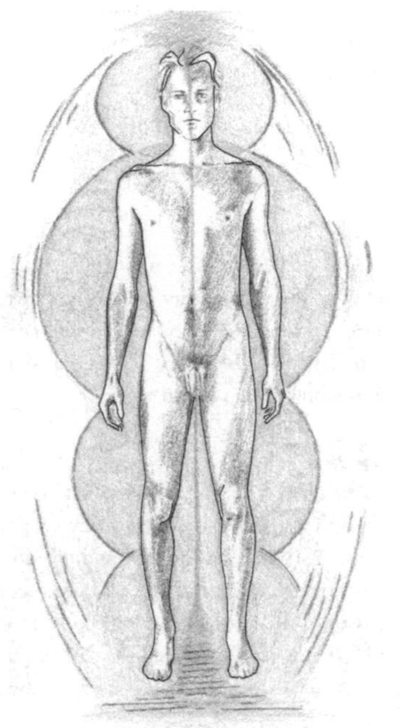
圖10　交出去／鬆沉

交出去／鬆沉（圖10）：在垮下去和頂上去這兩個模式之間，則是和天地正確互動之下的姿勢——交出去／鬆沉。當我們把身體重量經由接觸地面的部位交給地，就鬆沉了。在此同時我們維持身體結構的中正，以接收通過身體反彈上來的重力。如果你讚嘆部落民族站立、行走之際那股輕鬆美妙的模樣，你就是看到了人與天地之間正確的互動關係。同樣地，當你看到有技巧的舞者往下一蹲，接著往上一躍，豔驚全場，你就是看到了「重」如何造就出匪夷所思的「輕」。

鬆沉很有意思，鬆沉下去的重量會通過身體反推回來。這股推回來的作用力和頂上去的力量不同，因為鬆沉和回推在與呼吸同步之中不斷反覆交替——鬆沉導致回推，回推導致鬆沉。這個綿密不斷、充滿生機的模式讓體液在身體裡順暢無阻地運行流動，且隨時讓呼吸輕鬆、不費力地作用著。

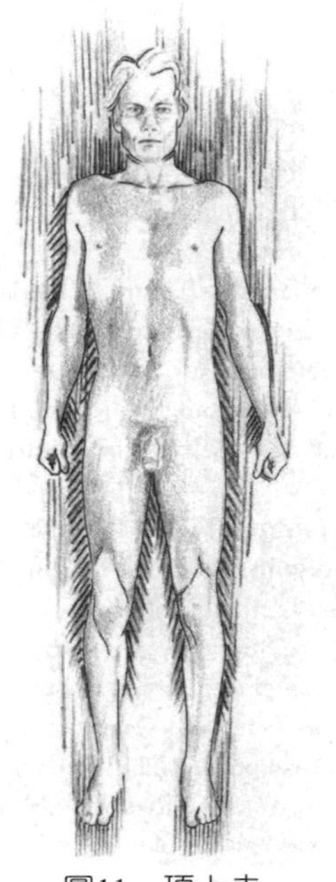
圖11　頂上去

頂上去（圖11）：為了擺脫垮下來的體態，我們可能卯足了勁往上拔，讓自己站得直挺挺。通常我們會使力往上頂，這種「拔之、頂之」的模式使得膝蓋緊繃、胸和肩上提、脊椎往前推。父母和體育老師常鼓勵這個姿勢，唯有靠意志力和專心警戒才能維持住。不用說也知道，要維持這個姿勢非常辛苦，因為身體無法自行持續這個姿勢。

在這個姿勢裡，我們事實上是把身體拔離地面，彷彿不承認和地有關係，不自覺地表示出不信任大地能承載我們。這種姿勢造成胸腔呼吸的模式，造成身體頂端的次要呼吸肌肉群過度使用、緊張不適。這種呼吸方式激發了（或起因於）腎上腺的壓力反應。

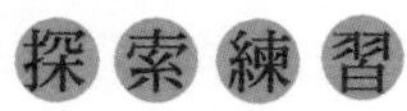

交給地／鬆沉到地

以慣常的方式站一會兒，並且觀察自己呼吸的性質。然後好像沒骨頭似地把重量逐漸往地面垮下去。感覺身體所有的部位都陷入地裡。觀察此刻呼吸的品質，以及人在這種姿勢時心是什麼狀態。

現在開始推離地面，持續這個推力。大腿肌肉用力並且上提，縮小腹，臀部肌肉收緊，把胸和脊椎提起來對抗重力。在你把身體往上頂的時候，注意呼吸的品質，以及人在這種姿勢時心是什麼狀態。

最後，試試交出去／鬆沉這種居於頂和垮之間的中庸之道。從頂的姿勢開始，吐氣時讓大腿骨的重量慢慢沉進地表。想像腹部像個裝滿沙子的沙漏，沙子從兩腿中間流瀉之際，微微提起沙漏罐子，把下半身的重量交給地，等候不花力氣的反作用力幫你把身體往上提。你會發現，若是身體裡的力度太小，則不足以傳導那股反作用力；力度太大、太努力，則妨礙了重力和地表的支撐作用。身體往上頂或垮下來時，感覺一下自己是怎麼呼吸的；身體鬆沉時，注意一下自己是怎麼呼吸的。鬆沉時，心是什麼樣的狀態？

無論行、住、坐、臥（當然，還有所有的體位法）都可以練習鬆沉。凡是碰觸地面的身體部位即為鬆沉點，而其餘暴露在空間的部位則全往空間擴張。

練習提醒

➠ 站立時屈膝，比較容易感覺鬆沉到地的作用。可以屈、直、開、合所有關節以促進鬆沉。胳臂、腿緩緩伸直之際，保持跟地面的連結。

- 吐氣時，鬆沉；吸氣時，體會反作用力讓身體輕、浮的感覺。
- 足趾、腳、踝、膝、股、臀，這些部位緊繃會妨礙鬆沉，經常檢查這些部位。

三、發散：由內往外動——海星人

> 身體六肢（頭、尾、兩臂、雙腿）透過身體核心相互連結。動作起於核心，發散到六肢，並從六肢回到核心，稱之「肚臍發散」。[註2]

就像海星把靈敏的尾端發散出去抓取食物，抓到食物之後收回尾端，把食物餵給中央的口腔，人也是這樣：胚胎時期我們住在母親的子宮裡，透過連在肚臍上的那根臍帶接收養分、排出廢物。「肚臍發散模式」建立了能量模版，做為核心與六肢之間的內在校準。在這個模式中，動能由腹部發起，並且發散到任何一肢或六肢（頭、尾、兩臂、兩腿）。反過來，透過肚臍的作用，六肢的動能回到中央。動能在起伏如波浪的韻律裡從中央流到邊緣尾端，再從邊緣尾端回到中央，進一步擴大早先的運動模式樣版——呼吸的擴張／收縮運動（圖12）。

「肚臍發散模式」起於胚胎期，持續到嬰兒早期。這個模式把我們身體裡的流體能量連結起來，為稍後骨架裡骨頭的連結做好準備（圖13）。從插圖可以看出來，靠「肚臍發散模式」建立的流體模版所走的路線，和主軸骨架（頭、脊椎、骨盆）及附肢（手骨、腿骨）連接的路徑是相同的。這個模式在我們成年之後依然有連結體內能量的功能，讓身體各部位得以合作無間，整體運作良好。當你用上這個模式，校準身體變成本能的事。

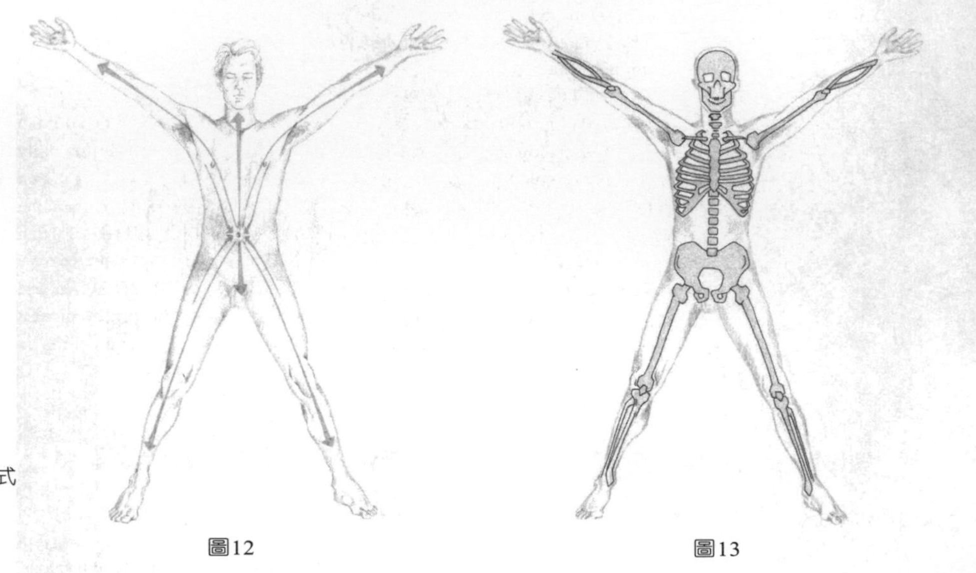
圖12　　圖13

圖12、13
肚臍發散模式
與骨骼結構

要喚醒這個能量連結必須有三個條件。你可以把這些條件當作三個步驟來指導自己做所有的體位法。

●精通體位法的三個步驟

1.建立流動、有氣息的核心。
2.把流動的核心連接到邊緣末端。
3.容許自己隨息而動。

建立流動、有氣息的核心：清楚問自己，「我在呼吸嗎？我容許呼吸牽動身軀嗎？我的核心是柔軟、流動的嗎？」如果你的核心是流動的，那麼你的腹部、整條脊椎及所有內部器官都會隨著每一個呼吸而振動。如果腹部又緊又硬，或是有意識地收縮著，衝力就沒有辦法從核心升上來，或者接收不到從六肢回到核心的衝力。緊繃的肚子就像十字路口的事故車——堵在那兒什麼也通不過，直到障礙排除。一旦覺得自己的腹部緊繃，就把手放在腹部，輕輕呼吸。吐氣，放鬆。

把流動的核心連接到邊緣末端：從覺知流動的核心開始，找出核心與每一肢之間的和諧關係。首先找出核心跟頭、尾之間的能量路徑，然後找出核心跟兩臂、雙腿之間的連結。一切運動都應該順暢地從核心連接到六肢，然後順暢地回來，六肢都應該透過核心互通氣息。在所有的體位法裡，校準就是試著找出貫穿身體的能量之流，把所有的部位統合成一個整體來運作。如果你能找出核心與六肢之間清楚的連接路徑，你的呼吸就會順暢無礙地從中心出去，再順暢地回來。

容許自己隨息而動：你做出了一個姿勢，你容許自己的身體隨著呼吸而動、而改變嗎？讓你的姿式是個「柔和的意念」——是開放的問句，而不是固定的答案。當你愈來愈精通體位法時，捨掉「做」姿勢的執著；反之，讓自己**隨息而動**。這麼一來，沒有人在做姿勢，惟姿勢透過你自現生命。

過程裡的每一個步驟都要慢慢來。流動的核心是力量和活力的寶庫，惟有直接的體驗才能取得寶物。換句話說，努力讓自己的中心看起來好像是開放的，可能只得到個表象，但絕對沒有真實體驗到流動、有氣息的核心。投身實驗吧。可以做錯，可以失敗，慢慢來，一點也不用急。一旦決心尊重自己目前真正的程度，那麼，能不能做到哪些特別的姿式就變得無關緊要了。如此誠實練習之下，身體上的進步成為不斷把你帶回真實自我的過程。

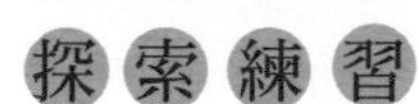

海星

俯臥，腹部襯以柔軟的地毯或摺疊毯，頭可以轉向一邊，四肢舒服地隨意擺放。如果頭轉向一邊不舒服，可以在軀幹下面（從胸骨頂端到恥骨）墊個墊枕、枕頭或摺疊毯，這樣胸部是抬高的，頭就可以輕鬆垂在地板上（圖230，第260頁）。

把身體的重量鬆沉到地，感受柔軟的前方身軀擁抱地面的極度舒服與輕鬆。用一點時間安定下來，並且和呼吸連接上。最重要的是，不要做有難度的動作，抵抗機械式指揮身體運動的誘惑。連接上呼吸，以腹部為首要的驅動部位，感受呼吸輪流擴張、收縮的衝力。注意力移到腹部時，觀察從腹部發出的衝力，以及這股衝力遊走的路徑。你可以感覺到一股波動從腹部深處湧上脊椎、進到頭部，或者往下傳到尾骨。你可能注意到一道微波從肚臍傳到一邊的臀部和腿，或者傳到一邊的肩膀和手臂。當你感受到這些衝力時，容許自己一起加入這個波動。不要用思考和控制的方式指揮這股波動，把自己放開，交給感覺，容許自己自發地動。想像自己的身體柔軟、沒有骨頭似地起伏、滑動、振動。每個人有他動的樣子（就像每個人走路的姿態是不同的），所以不要擔心有什麼固定、標準的動法。

持續想像自己是個海星人，在肚臍位置有個靈山寶泉，靈敏的六肢就從這裡發散出去。開始探索吧，從腹部把六肢擴張出去（可以一肢一肢分開做，也可以六肢合起來做），再收縮回到腹部。收縮的時候讓腹部發起動作，彷彿有看不見的能量線從中央的線軸展開、收攏，六肢就靠這些隱形的能量線跟腹部聯繫著。隨意滾動，翻過身來或側躺都可以，用不同的位置試驗各種可能。覺得累了，就休息。深沉安靜的休息和活動輪流交替，直到完成探索練習。

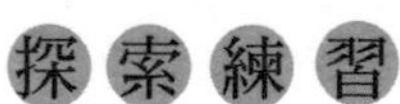

肚臍發散和體位法

不管多複雜的體位法都可以用「肚臍發散模式」當做基礎。有時直線、機械式地進入體位法，違反了運動自然發展的特性，或者面對老師不停丟出零碎、片段的指令，我們的頭腦忙著接收細節，無法了解把細節美妙地結合起來的整體圖像。又或者，由於硬撐出姿式而抑制了自己的內在衝力。用幾個你熟悉的體位法來實驗一下，觀想由「肚臍發散模式」所建立的強而有力的內在連結。如果你是瑜伽初學者，可以用簡單的站立姿式來做這個探索練習。觀想姿式裡面的內在能量線。研究一下怎麼用「肚臍發散模式」來表現這個姿勢，尋找內在的校準，這會讓你感覺到每一肢都跟中心有緊密的連結。當你用這種方式練習，會覺得姿式是整個身體的表現。注意，不要一進入體位法就「擺出」姿勢。要像瞎子摸路似地進入姿式。一旦確實找到覺得平穩的姿勢，繼續保持開放，容許改變。

練習提醒

- 總是先檢查自己的核心是不是流動的、放輕鬆的，才開始練習。
- 從中心發起動作，彷彿花朵盛開。首先找出肚臍和頭之間的連結，然後找出兩臂、雙腿和核心的連結。
- 不用手臂練習。體位法練習當中最常見的錯誤是，在核心緊繃、僵硬之下伸展四肢。如果你容易縮腹，試著練習時不用手臂。手臂放鬆置於身體兩側，然後一手牢牢貼在肚子上，有助於鼓勵核心敞開一些。用手鼓勵腹部放開；現在你的核心是流動的了，再一次伸展兩臂看看。

四、中心：維持脊椎中正——中央軸

脊柱在所有的動作裡都必須維持中正。脊椎透過重力、呼吸、意念導引這三種力量的結合而拉長。

脊椎的曲線

脊柱是一根靈敏、彎曲的中央軸，重力必須經由軸線垂直掉下去。這兩種狀態似乎有所抵觸，不過，脊柱只有在曲線保持和諧勻稱的狀態下，才能活動自如，並且在重力的幫助之下，發揮支撐身體其他構造的功能。

當我們在母親的子宮裡以胎兒的姿勢安全地蜷曲著，這時期脊椎發展出最初的兩個彎曲：向外彎曲的胸椎（上背部曲線）以及向外彎曲的薦骨部位，這兩段曲線稱為脊椎的**原發性彎曲**。十二節胸椎骨被胸腔扣住，五節連在一起的薦椎骨緊緊插在骨盆中間。胸椎及薦椎的骨頭形狀結構穩定，跟它們相連接的組織其構造也很穩定，所以活動能力受到許多限制，人體背後這兩個部位比較不靈活，因此也就比較穩固。

出生之後，為了想要看、想要體驗地板以上的世界，我們開始抬頭。這樣做的時候，頸部的骨頭向內彎曲，造成了往前凸的頸椎曲線。為了想要看得更遠，我們用手肘撐起上身，挺起腰，接著又站了起來，漸漸發展出往前移的腰椎曲線。這兩段往前移的曲線稱為脊椎的**次發性彎曲**。腰椎和頸椎的椎骨形狀及連接關節的角度，讓這兩個部位的動作範圍幾乎包含了所有的面向。頸椎和腰椎的結構使其有極大的彈性，因而成為身體背面最靈活的兩個部位。活動程度大，自然就不穩定，因此頸部和腰部成為最容易有毛病、最容易受傷的部位，也就不足為奇了（圖14）。

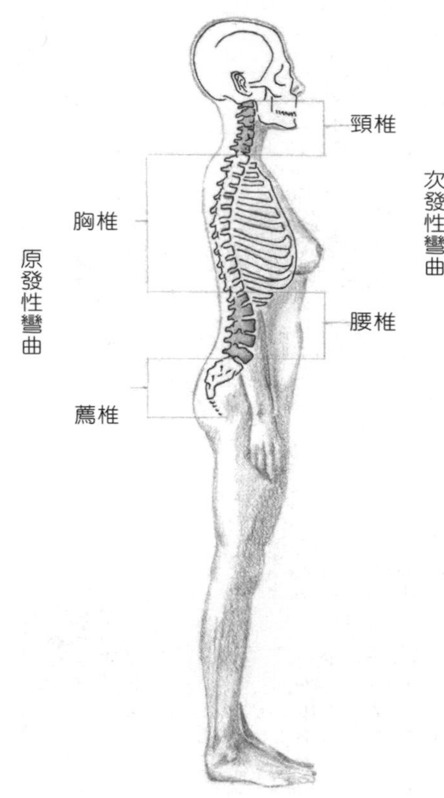

圖14　脊椎的曲線

先不談彎曲的結構有吸震功能這回事，我們要問：為什麼脊椎是彎曲的而不是筆直的？要明白這點，必須先看看脊椎跟身體其他部位以及跟重力的關係。腰椎和頸椎這兩段向前移的曲線，支撐了它們上面的結構。當腰椎往前移，一節節堆疊的椎骨撐住胸腔和胸部。同樣地，頸椎的椎骨一節節移到頸部裡面，給頭部提供了比較居中的支撐。重力由頭頂往下掉，經由頸部和腰部的脊椎曲線往下移，通過骨盆，一路掉到兩腳。如果骨頭不是用這種方式互相平衡，肌肉就會一直處在緊張的狀態，因為要防止重力的下墜力量拖垮身體的結構。我們在前面「鬆沉到地」的探索練習裡，了解到重力往下透過脊椎能創造出不費力的反作用力，只有在脊椎這條通路順暢時，這種反作用力才會出來。如果某段脊椎的曲線弧度太大，例如腰椎過度前移、胸椎過度後移，或是脊椎太過平直（通常腰椎和頸椎同時過於平直），這時脊椎傳遞力量的效果就比較差。不過話說回來，並沒有理想的脊椎形狀可言。有些人脊椎曲線相當淺，又有人脊椎曲線弧度很深，可是只要各曲線彼此之間以及和身體其他部位保持順暢和諧的關係，那麼每一種脊椎都可能發揮良好的功能。

當脊椎各曲線之間互相平衡，每一段曲線能順暢無阻地過渡到下一段，這時脊椎呈現自然的弧度，稱之**中立**姿勢。由於中立姿勢是脊椎最能發揮功能的姿勢，因此脊椎多半時間喜歡處於這個姿勢。不管是坐著、站著、走動、運動或睡覺，脊椎維持自然弧度時功能最佳。不過，為了維持健康的脊椎曲線，我們需要每天用一點時間動動身體的背面，擴大這些自然曲線的活動程度，而日常的瑜伽練習就有這種絕佳的效果。如果脊椎是健康的，偶爾彎腰弓背沒問題，只要我們有能力回到比較平衡的姿勢。但是如果我們的脊椎一輩子都委屈而無法中正——窩在汽車裡、窩在桌前工作、窩在柔軟的床墊上睡覺——就會造成脊椎結構逐漸嚴重退化。

脊椎中正

脊柱好比一串珍珠。一條珍貴的珍珠項鍊，珠子與珠子之間有小小的繩結隔開珠子，這一點空間可以防止珍貴的珠子彼此摩擦、碰撞。人體一節節椎骨之間也有空間，那就是柔軟有彈性的椎間盤，它有吸震和隔開骨頭的作用。椎間盤有強韌的外層組織，很像一圈編織的籃框，稱為**纖維環**，椎間盤中央果凍狀的物質稱為**髓核**。人過了二十歲之後，血液就無法直接供給到這些纖維軟骨組織，但是只要能從四周的組織接受營養和滋潤，椎間盤就能繼續發揮緩衝的功能。[註3]椎間盤透過擠壓和吸取的作用吸取養分和體液（就像海綿一壓一放），稱為吸收作用，這個作用防止椎間盤失去彈性及變窄。擠壓、放鬆椎間盤的動作能刺激吸收作用。脊椎盡量往各個方向運動——前、後、側邊、扭轉，是維持脊椎彈性和活動力的方法。

連接骨頭的強健韌帶把脊椎的骨頭和關節既兜攏在一塊，又**拉隔開來**。韌帶的纖維組織加上脊椎關節表面的形狀和角度，決定了每一個關節特定的活動角度。關節需要空間和潤滑液才能正確發揮作用，韌帶在脊椎肌肉的彈性支撐相助之下拉開椎骨，使中正的脊椎成為靈活的構造。

脊柱裡面的空間不僅關乎活動的能力，對維持生命作用的中樞神經系統也不可或缺。脊髓從腦子出來，貫穿脊管中央，神經束由椎骨穿出來，分布到內臟器官及全身肌肉。如果中央的脊管變得太窄（某些疾病有此症狀）會影響脊髓。如果椎骨之間的空間變小，從那裡出來的神經會受到壓迫而極為疼痛，阻礙中樞神經系統和身體其他部位的溝通。這就是為什麼空間是維護脊椎健康和輕鬆的關鍵條件。如果一串珍珠項鍊所有的珠子都隔得好好地，無論是掛著，還是捲了又捲收在珠寶盒裡，每一粒珠子各在其位，拿出來時整串項鍊依然滑溜美麗。如果我們用擠壓堆疊骨頭的方式做後彎動作，這樣不僅傷害脊椎，等我們起來回到中立姿勢時，脊椎可能就此變了樣。同樣地，如果我們老是用不良的坐姿、站姿及習慣動作擠壓椎間盤，使椎間盤的某一部分受到太大的壓迫，最終造成強韌的纖維環破裂或突出，使中央果凍狀的物質被擠壓出來，初時會引發嚴重疼痛，最後造成那個部位的脊椎失去活動能力及健康的功能。

練習瑜伽時脊椎保持在自然的弧度是一切動作之根本。絕大多數的姿勢都要我們把脊椎維持在自然的弧度，準備做比較特定的動作之前，讓脊椎保持自然弧度是先決條件。有些比較高階的姿勢可能短時間劇烈顛倒脊椎曲線，不過接下來的動作幾乎總是把脊椎回復到自然的中央軸位置。健康背部的最終測驗是：能夠長時間打坐仍然十分輕鬆。

脊椎拉長與隨順呼吸

雖然脊椎的姿勢很重要，不過僅僅找出平衡的姿勢還不夠。背部要活起來，能量必須要能通過背部。就像飲水機是個沒有什麼功用的器物，直到接上了水源才變得有用。脊椎也一樣，直到有了重力、呼吸及意念導引這些力量後，才有了生命。

脊椎帶著氣息而動，這一點是練習所有姿勢的關鍵。一旦在某個姿勢裡體會到拉長脊椎，這個訣竅就可以用在所有的動作上。俯臥，腹部貼地，觀察背部和呼吸（觀察別人看得更清楚），你會發現脊椎像手風琴似地隨著呼吸而動（圖15、16）。當你呼吸時，脊椎的兩端輪番交替地往腰部（或重力中心）收縮，接著從重力中心往脊椎兩端放鬆。脊椎在吸氣或吐氣時都可能拉長，端看你當時的姿勢以及跟重力的關係。不要墨守成規；只要觀察呼吸在哪個階段**要求**脊椎拉長或收縮，讓這些動作自然流洩出來。

脊椎的鬆開和拉長是從放鬆而來，不是努力做出來的。雖然透過意念的導引提醒脊椎拉長是可能的，不過你沒有辦法指揮脊椎鬆開，就像衝浪的人指揮不了海浪一樣。當你鬆開之際，彷彿打開了閘門。閘門一開，呼吸的氣流湧進脊椎，接下來只管順著氣流讓呼吸運動脊椎。

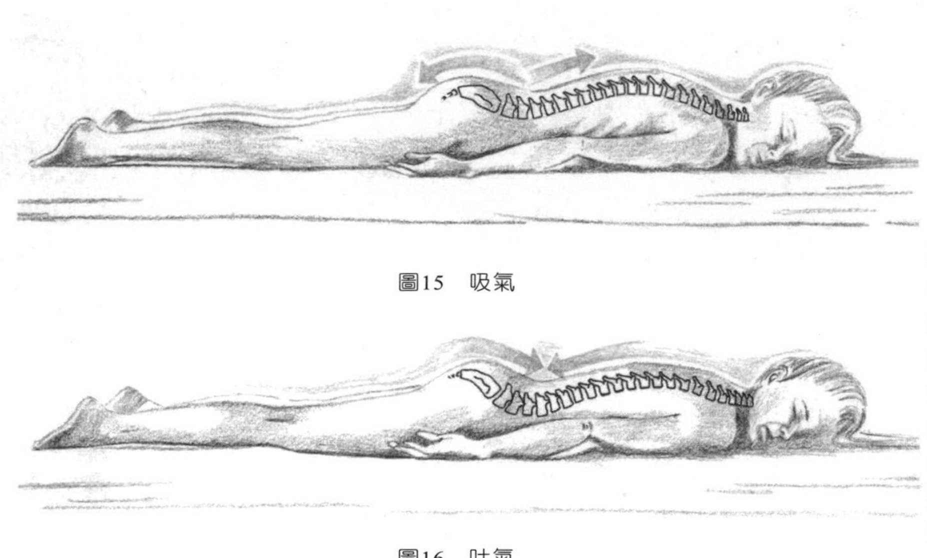

圖15　吸氣

圖16　吐氣

圖15、16
脊椎拉長：吸氣、吐氣時，脊椎同時隨著呼吸而拉長、收縮。無論是坐、立或在瑜伽姿式裡，這個中央流動的力量從身體的核心開始感覺、開始動。

探索練習

找出脊椎的自然弧度

兩腳與臀同寬站立。閉上眼睛，觀想頭蓋骨裡面的腦子。想像腦子後部有個長長的尾巴（你的脊髓）從腦子冒出來，經由中間的脊管沿著一連串順暢、靈敏的曲線延伸下去。掃瞄腦子到下背部的脊髓，想像脊柱上的椎骨是串在這根中央線軸上的珠子。注意，是不是有哪個部位的珠子擠在一塊兒或歪扭了，脊椎段落之間是不是有銜接不良的地方。彷彿搬動精緻瓷器般小心謹慎，輕輕調整脊椎中央線周圍的骨頭，直到覺得這些骨頭都安放得恰到好處。感覺一下，是不是有哪節椎骨受到壓迫或刮到脊髓，輕輕調整你的姿勢，直到脊椎覺得輕鬆、舒服。特別小心頭顱底部附近，脊髓從這兒離開腦子，這裡就是頸部會長期受到擠壓的部位。也要特別注意下背部，以及腰椎曲線和薦椎之間的銜接處。背後每一段脊椎之間的銜接點都要順順暢暢。現在維持脊椎自然的弧度來觀察走路和坐下。如果你熟練瑜伽體位法，那麼保持背部自然的曲線做一個姿式，看看自己的脊椎能不能在整個過程裡都確實維持自然的弧度。

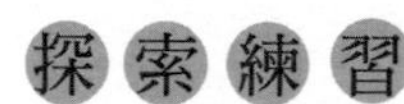

脊椎拉長與隨順呼吸

兩腳與臀同寬站立。先把重量平均分布於兩足，然後把骨盆居中端置於兩腳之上，胸部居中端置於骨盆之上。最後校準頭部，居中端置於胸部之上。想像每一個部位的中心點彷彿是浮游的星球，一個浮懸於一個之上。

然後注意力放在吐氣。吐氣時感覺腿和腳的重量鬆沉到地，感覺腳下長出根來扎進地裡。當你放鬆脊椎從核心往地面鬆沉下去，不可思議的事發生了。當你吐氣，腰部以上的脊椎開始微微拔升。吐氣時，兩個作用力同時發生——向下放鬆的力量以及向上拔升的力量。如果你感覺不到，試著屈膝，用骨盆、胸部和頭的姿勢來實驗。可以把骨盆後傾，或者胸部駝在重力線之後，把這些部位都擺在反作用力的中央路線之外。如果不確定自己的身體該怎麼擺，可以靠牆站立，讓臀部、上背部和頭微微碰牆，這樣防止你站得離垂直軸太遠。持續呼吸的運動，讓脊椎輪番交替地拉長、收縮。收縮階段的蜷曲作用創造出拉長階段的展開作用。

現在做一個你熟練的體位法，並且運用脊椎拉長的原則。你會發現，不論是坐著、前彎或後彎，脊椎都在輪番交替的收縮和拉長間振動著。學習以重力為輔助力、以呼吸為驅動力來拉長脊椎，這可能需要一些時間才能體會，要有耐心。一旦掌握了這個簡單的身體運動能力，你就能進入一切動作的核心，無論那個動作看起來多複雜。

練習提醒

- 做任何姿勢都問自己：「我的脊椎要在哪裡才能捕捉到呼吸的浪頭？」用姿勢來試驗，直到感覺氣息在脊椎裡翻騰。
- 核心緊縮會妨礙脊椎拉長，確認自己的腹部在每一個**體位法**裡都是流動的。
- 每一個人的脊椎都有堵住不通的地方，這些堵住不通的地方會妨礙脊椎拉長。記下自己緊繃的點，每次練習時花一點時間做些動作來鬆開這些部位。

五、支撐：支撐的根基——結構的構成要素

凡是接觸地面的部位，就成為那個體位法的支撐根基。

凡是接觸地面的身體部位就成為整個結構的支撐基礎。身體其他部位能不能作用，都受到這個基礎的影響。當某個動作的底部沒有發揮支撐功能時，底部以上原來應該**得到**支撐的結構反而**擔起**支撐的工作。當手、腳、坐骨、肘或頭接觸地面時，我們要把身體的重量平均分布在這些根基上，這是關鍵。能把重量平均分布於根

基，就是平均分散了接觸面的壓力，也分散了根基之上受支撐結構的壓力。

想像自己穿了一雙右腳比左腳高了二點五公分的鞋子會怎麼樣。一會兒之後，你開始覺得一邊的腳踝不舒服，接著一邊的膝蓋也不舒服了。這樣穿了幾天，一邊臀部開始疼痛，接著一邊背部覺得緊繃。一、兩個星期之後，那邊的肩膀也覺得痛了，接著發現自己的頸子兩邊扭轉的程度不一。一個月之後，你開始老是頭痛，你從頭到尾曲曲折折追溯下去，找到了罪魁禍首——那雙高低不平的鞋子。在化學裡酵素可以催化出一連串的作用，每一次化學作用產生的物質會接著引發下一個化學作用，最後最初的反應會擴大成意想不到的結果。我們做每一個姿勢或動作時，接觸地面的方式也會啟動類似的連鎖效應。

初學瑜伽的人很難知道自己是不是均勻地移動脊椎，或者頭部是不是端居中央，因為自己看不到這些結構。但是你通常**能**看到，甚至能摸到這個姿勢的支撐基礎。當你把手放在地板練習下犬式時，可能沒有辦法感覺自己的重量是不是平均在兩個肩膀，可是你能看見並且感覺自己的重量是不是平均在手掌。因此你不僅可以用姿式的支撐根基來平衡身體其餘部位，還可以從根基的支撐動作來了解身體其餘部位正在做什麼。比如說，重量習慣落在手腕外側的人，表示習慣用肩膀外側的肌肉甚於內側的肌肉。如果你的足弓容易塌陷，表示你的膝關節內轉了，還有你的下背部垮下來了。

我們會在後面體位法練習的部分更深入探討支撐根基這個主題，現在不妨想想，手的動作會影響手臂和肩膀；腳的動作會影響膝蓋、臀部、上身；骨盆的動作最直接影響脊椎。根基之上的身體部位會反映支撐根基的動作。

探索練習

根基的連鎖效應

下面這個簡單的練習足以驗證體位法的根基會造成整個身體劇烈的連鎖效應。兩腳與臀同寬站立。首先把重量放到腳跟，如此站立一分鐘以上，感覺這種站法對腳踝、膝部、髖關節和背部的影響。注意觀察，身體前方和背後的肌肉是否平均負擔重量，還是身體某一邊比較吃重。現在重量移到腳趾，停留一分鐘以上，注意腳踝、膝部、髖關節的不同感受。繼續往上掃瞄檢查身體。然後把重量移到腳的外緣，接著移到內緣。然後把重量平均分布在兩腳，平均分布於整個腳板。比較一下重量平均分布於兩腳跟重量落在前、後、外緣、內緣各個不同位置的感受。

練習提醒

- 凡是在姿式裡遇到困難，先檢查及調整姿式的根基。
- 支撐的根基愈寬廣，你就愈穩定。
- 上身緊繃，表示下盤缺少支撐。

六、調整對位／校準：譯註二 力量線——身體結構排列與順流

校準是找到身體裡順暢有序的力量之流。

乾涸的河床蜿蜒在深谷。沒有了水，這條河一路上對河床或兩岸的沙礫、岩石沒有什麼作用。當河有了水流，這條河這時才有力量改變什麼，才有搬運挪移的力量。這條河現在可以搬岩移石，侵蝕巨石，甚至改變河道，另闢水路，變換河岸。同樣地，體位法要練到每個姿式都帶有力量，才能改變身體。我們在瑜伽體位法裡調整對位、校準自己，是在尋找身體各部位之間的和諧關係，使得力量能夠進入身體、通過身體，並且穿出身體、進入空間。當力量依序通過身體，

能打開關節，拉長肌肉，清出一條道路讓能量順暢流通。

一般以為，校準是守住一個靜止不動的姿勢。其實並不是這樣。校準也不限定於橫豎、筆直的線條關係。事實上，校準身體是涵蓋兩個階段的藝術。校準的第一個階段，是找出身體各部位通力合作的關係。這可以簡單如把腳轉到和膝蓋同一個方向。當我們找到這種合作關係，身體各部位就一致同意要做的動作；腳同意膝蓋，兩者就可以動作一致。結構的排列決定了力量流動的路線，就像河床的走向決定了水流的路線。

校準的第二個階段難捉摸多了，就像很多事愈簡單可能反而愈難了解。現在我們做出了姿勢，等著自然的力量進入身體讓我們生氣勃勃。你先前做的「鬆沉練習」及「拉長脊椎」就是這樣的練習。現在更深入一點，積極**導引**力量通到身體，加強本來就在那兒的通道，並且把動作跟環境連結起來：頭上的天、腳下的地、四周的空間。我稱第二階段的校準為「意氣校準」，跟單單做些刻板動作的身體結構排列區隔開來。

第一階段的校準就像安放鐵路軌道，只要把每一段軌道跟下一段軌道排列、校準好，火車就能在鐵道上順利行駛。第二階段的「意氣校準」則要做到帶動力量在體內運行。我們發現校準就是依循自己天生固有的結構，只要跟隨骨骼線並遵循關節的活動方向就對了。如果骨頭拖著肌肉，關節又不正，這時骨頭就像鐵道上沒有對準的鐵軌，火車（力量）沿著這樣的軌道行駛會左搖右晃或逸出軌道，而不是一路輕快順暢地奔馳。當你放下重量交給支撐表面，骨骼就負起了支撐的責任，發揮良好的傳導功能。當力量沿著骨骼滑行，通過經由意念導引出方向的關節空間，肌肉開始跟進，緊緊跟著骨骼，就像火車駛過帶起的氣流緊緊追著火車不放。

「意氣校準」主要有兩種方法。我們可以用肢體末端（手、腳、頭、坐骨）對著支撐表面（地板或牆）做鬆沉及推抵的動作，並且導引反作用力通過中心從相反方向的肢體末端傳出去。或者延伸某個部位使身體其餘部位跟著延伸，例如棒球選手伸長手臂去接球，身體其餘部位會一起跟著延伸過去。做頭立式時，頭和肘往地板鬆沉，並且用頭和肘頂住地板導引反作用力通過身體，同時兩腳往上延伸完成整個動作。在所有的動作裡，**鬆沉是推頂的基礎，推頂則是延伸的基礎**。通常來說，如果我們從結構的一端推頂出去，另一端就必須往相反的方向延伸出去來完成動作。坐在椅子上時，坐骨必須鬆沉下去，並且往下抵壓，造成反作用力通過脊椎，頭部往上延伸可以加強這股反作用力（圖17）。

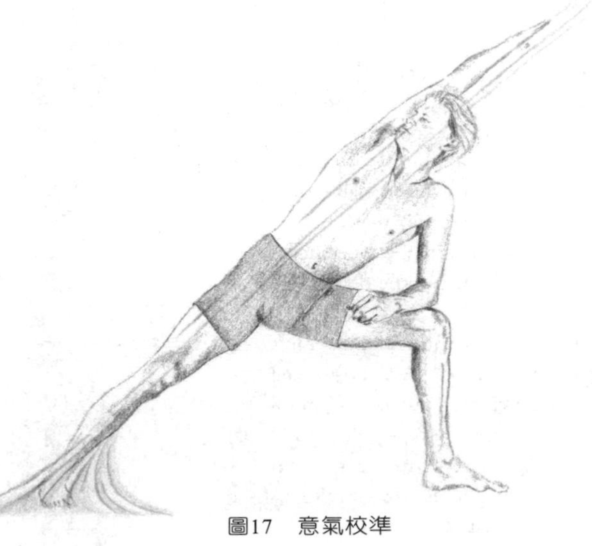

圖17　意氣校準

幸好，要測試好的校準不難。只要對著結構施加外力便知校準的好壞。如果結構不良，只要對身體施一點力，就會發現硬被校準的部位有「斷掉」或搖晃不穩的感覺。用下面這個簡單的體位法來練習校準。

探索練習
跟著骨骼線

雙手與肩等高、與肩同寬置於牆上，手指張開。兩腳慢慢往後移，直到背部拉成桌面狀，兩腳在臀部正下方。

手掌對著牆壁鬆沉下去，然後開始推頂牆壁。推的時候感覺力量通過手臂、打直手肘、進到肩膀。吸一口氣，吐氣時讓力量走到脊椎和身軀。繼續推牆，同時坐骨及尾骨積極往後延伸，以加強這股自然的拉長動作。

用手臂和上身的角度找出身體最清楚明確的力量線。每個人的身材比例不同，所以每個人理想的校準姿勢也不一樣。注意第一階段校準和第二階段校準的差別，注意單單把背部拉成桌面姿勢而沒有把力量送進身體的感覺。這個探索練習應該能讓你分辨：單單做出校準姿勢跟用上「意氣校準」把力量帶進身體是不同的。

圖18是身體結構排列得很好的半犬式。注意看，她的手臂從手掌到肩膀形成一條清楚明確的力量線，同時身軀延續著這條力量線。她積極推牆壁，同時尾骨和坐骨往後延伸，每一次呼吸時讓所有骨頭之間都有空間。這時如果有同學壓她的臀部給坐骨施力，會感覺到從坐骨到手掌有一股清楚明確、不間斷的力量。即使同學大力施壓，她的身體也不會有任何部位有「斷掉」或搖晃的現象。這個姿勢的力量不是靠肌肉做出來的，而是身體所有的部位通力合作、發揮整體功能的結果。

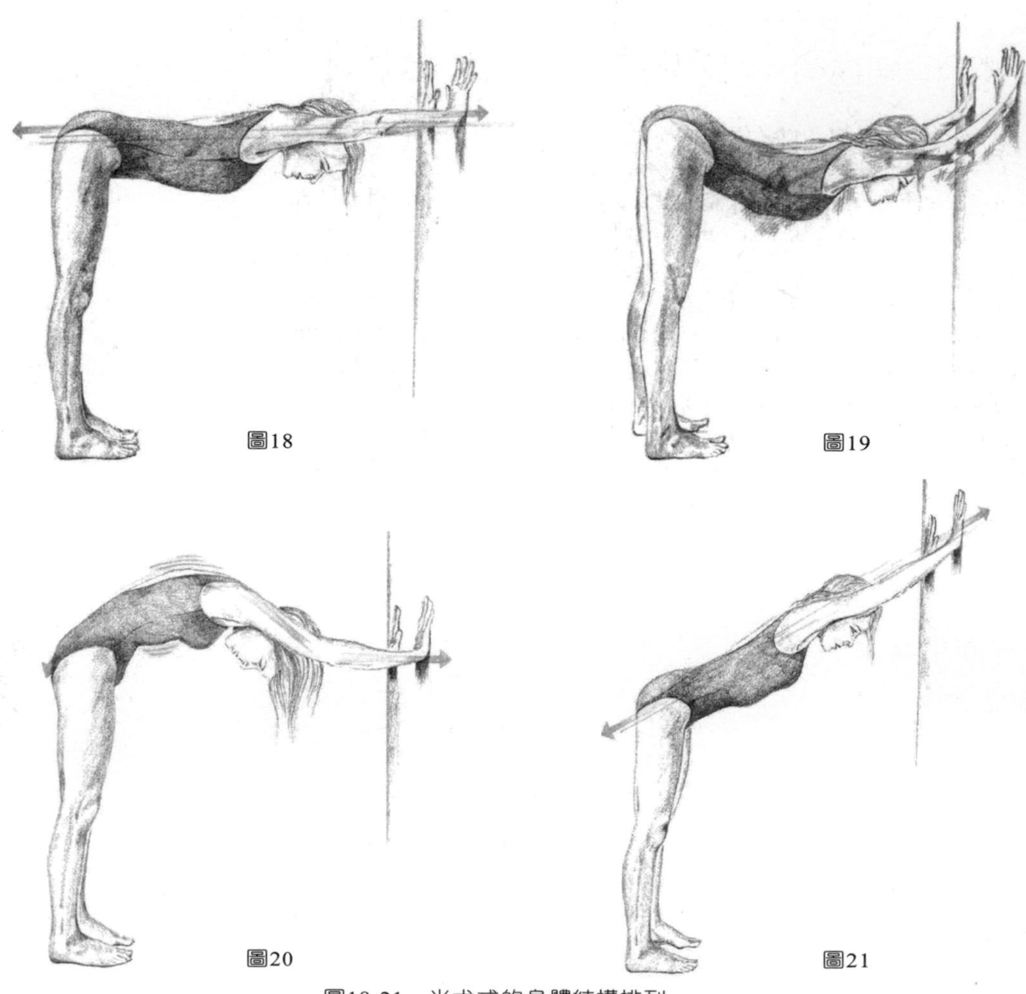

圖18-21　半犬式的身體結構排列

圖19，示範者所有的關節都過度伸展。注意看，她的手肘陷下去了，手臂到身軀之間的力量線崎嶇不順。如果對這樣的結構施加壓力，這個身體會搖晃，搖晃的部位就是身體結構排列線斷掉的部位——手腕、手肘、肩膀，還有脊椎。如果我們加強施力，示範的人就沒有辦法維持這個姿勢了，並不是她的肌肉力量不夠，而是她的肌肉和骨頭關係不佳，不能發揮有效的功能。

圖20，示範者的腿部和脊椎僵硬，所以髖關節沒辦法彎下去。注意看，她的背部拱起高過手臂，使得背部在力量傳遞路線之外。如果我們對這個結構施壓，會感覺她的背部搖晃，因為這個部位沒辦法接續手臂的力量線。這個人的手臂要抬高，讓手臂的角度比較配合她脊椎和髖關節的彈性，這樣她的身體結構排列就進步了（圖21）。雖然這是個比較基礎的姿勢，不過現在她的力量線可以清楚順暢地從手臂通到脊椎，因此她的身體結構排列好多了。

練習提醒

- 痛是警訊，表示你的身體結構排列有問題。痛和好的身體結構排列是互不相容的。
- 每個姿勢的校準做法都要加以修改，以反映自己目前的身體彈性和練習程度，而不是強迫身體做出理想完美的姿勢。你的身體是獨一無二的，你該怎麼好好校準自己的做法跟別人是不一樣的。
- 好的身體結構排列讓你花比較少的力氣做得比較深入；壞的身體結構排列讓你費力苦撐。

七、參與：用上整個身體——身體民主，全身參與

每一種系統在身體裡有其獨特功能、表現形式及相關的意識特質，並且彼此相互依存。在具體經驗的靈性修練裡，我們培養身體裡面的民主，以行均衡、和諧、自由之道（圖22-27）。

古代瑜伽行者靠著體驗自己的身心實體而對人的系統有了深刻的覺知。他們對身體這個區塊認識詳盡，辨認出身體裡各種精細的層次和能量，這些都是客觀的西方科學還不能了解的。當我們造訪他國，基於那個國家的特殊文化，會受到當地法規的影響。即便我們「看」不見這些規則，並不表示這些規則不存在。同樣地，身體由各種力量構成，並且互相合作，即便我們沒有辦法把這些力量變成具體可見的實物，但是這些力量對於我們所做的每一件事都有不得了的影響。

從印度流傳過來的瑜伽文獻多半深奧難懂，讓我們得以進入這些精微系統的實用提示很少。時至今日，許多方法仍然只透過傳統師徒制，以口授的方式傳授給仔細挑選的弟子，因此許多頂重要的知識已經湮沒或失傳。由於新的健康與靈修典範在西方興起，我們自己發掘了找出位置、清楚解釋，以及直接體驗身心實體各層面的方法。這是個好現象，或許我們可以重新找到許多失傳的知識。

本書下面的部分主要歸功於美國麻州身心平衡技法的創始人邦妮・班布里基・柯珩（Bonnie Bainbridge Cohen）。[註4]柯珩在經驗解剖學及人類動作發展模式領域有開創性的研究，認為不同的身體系統對人的動作和意識都有作用，其研究理論與體驗兼具。柯珩的著作及方法給了我更具體的語言來描述許多系統，這些知識直到今天仍藏在神祕的瑜伽傳統裡。

我們的身體是由種種系統構成的，每一種系統有其功能、表現特質及相關意識。西方主要關心看得見的結構和系統，所以對身體的覺知大部分停留在表層。肌肉骨骼系統、臟器系統、內分泌及神經系統、體液系統，以及其他像筋膜結締組織、脂肪及皮膚等，都是組成身體一家的重要成員。我們每一個人有其偏好與特性，顯示身體裡的某些系統強過其他系統。有些人非常容易緊張激動，表示這種人的神經系統容易起強烈反應。有些人非常輕鬆隨和、適應力強、動作流暢，顯示這種人天生就有從體液系統得到支援的能力。這些體質傾向一點兒也沒有錯，只是在面對新的處境時會限制我們選擇及恰當反應的能力。當我們能夠覺知，並且用上自身不熟悉的系統，就會發現表達的能力擴大，選擇的能力也擴大了。

這本書沒有辦法研究所有的身體系統，不過有幾個系統跟瑜伽練習特別有關，即細胞、肌肉骨骼、體液、器官及神經內分泌系統。雖然平衡神經系統是瑜伽練習的重點，不過，我選擇透過其他系統引導大家進入神經系統。西方的身體系統學習典範完全是理論路線，以認知了解為基礎，所以有生物學、解剖學、生理學，彷彿在研究一個外在物體。在瑜伽練習裡，我們試著觀想、知覺、感受這些系統的實際狀態——我們不僅熟悉地圖，我們還在這塊地域上來回遊走，直到熟得有如自己的手背。這種活生生的體驗練習開拓了我們的意識光譜，從有限的粗略輪廓到綿密細緻的立體圖案來認識自己到底是誰。初時似乎不可能達到這種程度，可是即便是一般慢跑的人，某天早上慢跑之後做了伸展動作，連續伸展了幾天，感受到膕旁肌的狀態，她開始熟悉這些肌肉的鬆緊變化、組織特性及功能，而且很容易就覺察肌肉纖維是怎麼拉到或受傷的。瑜伽練習則更深入，我們從更精細的層面去知覺、感受、運動身體，例如內臟器官、腺體或體液循環。我們開始閱讀身體和心的作用，開發流暢的「身體表達溝通能力」。

西方的身體系統知識典範可以做為我們的立足點，以此進入東方傳統所描述的更精細的身體層次。這個過程和西方文化普遍物化現象的主要不同在於，我們著力於身心的感受經驗。這兩種方法的差異就像學習外國語文，一個是照書學，一個是住在那個國家。觀光指南上的照片、語言教科書、著名城市的街道圖，很難讓我們真正感受那個地方的特性。直到我們實際到了那裡，吃當地的食物、感覺當地的天氣、學習當地的習俗、聽當地的人說話、隨著當地的生活步調過日子，那個地方的特色才顯露出來。同樣地，知道身體所有肌肉、器官、神經的名稱，不會讓我們對它們的本質特性有任何真正的感受。我們必須住在身體裡面來了解身體。

下面的探索練習是一些身體系統的導覽之旅。等你對這些系統

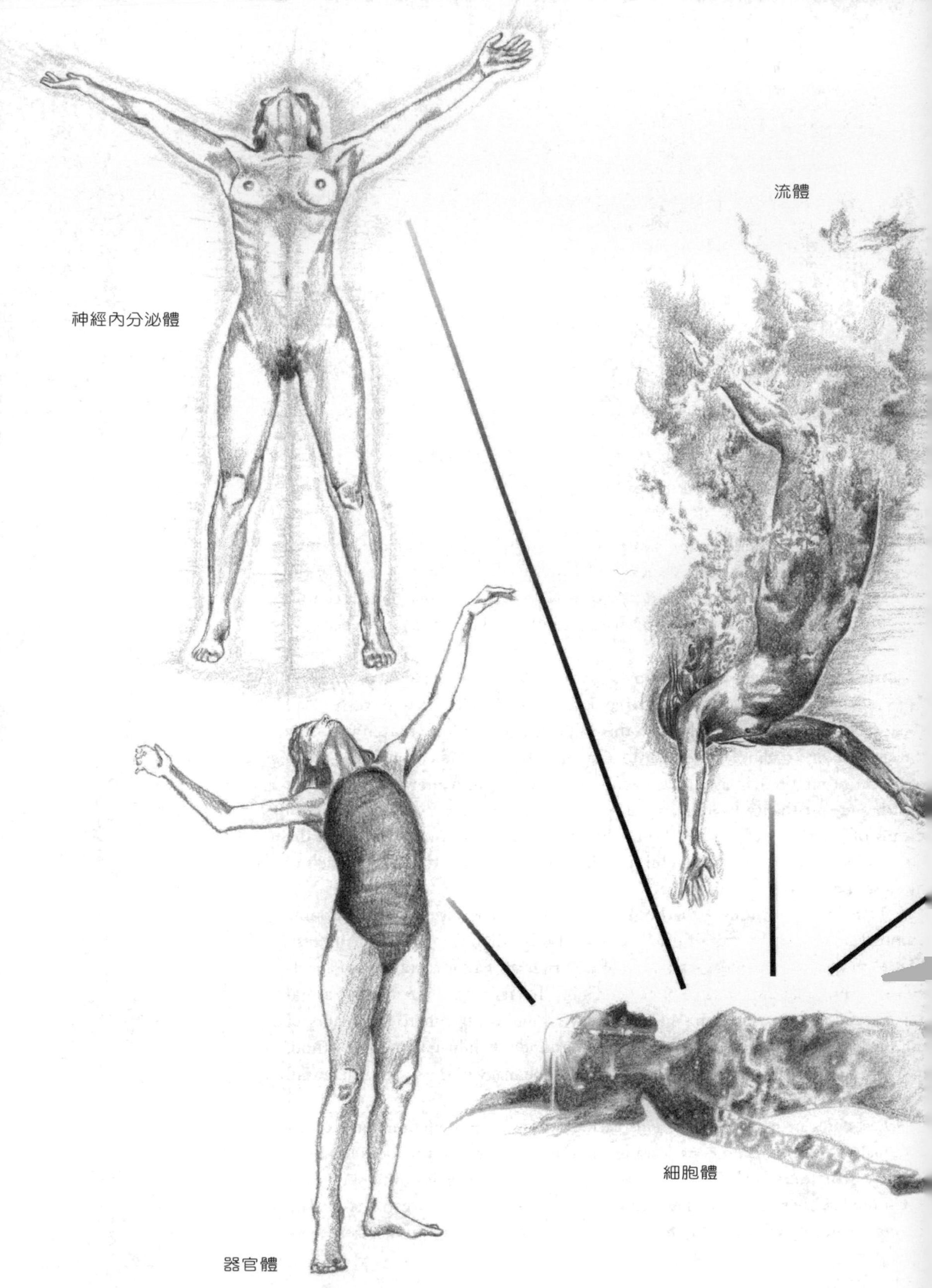
流體
神經內分泌體
器官體
細胞體

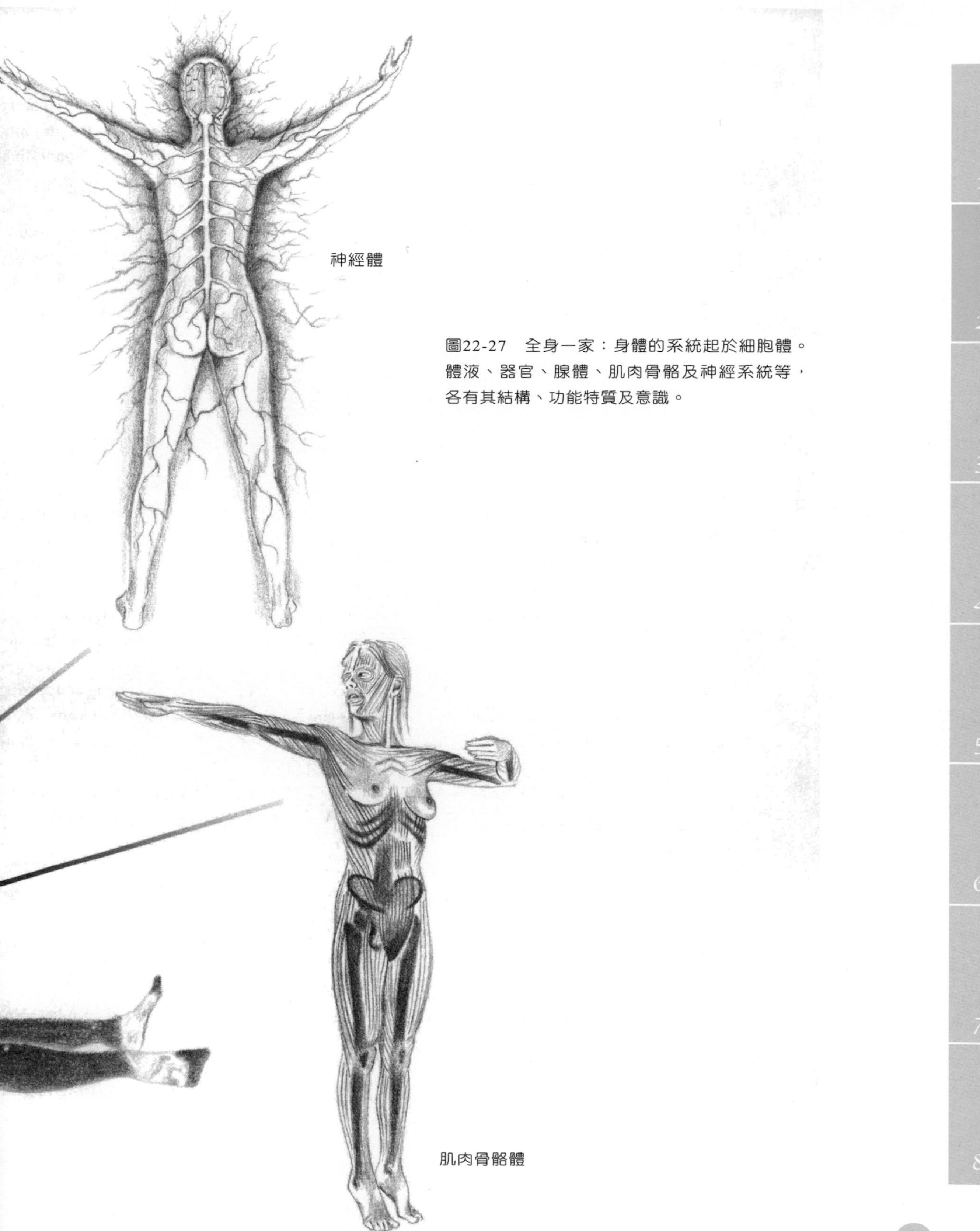

圖22-27　全身一家：身體的系統起於細胞體。體液、器官、腺體、肌肉骨骼及神經系統等，各有其結構、功能特質及意識。

有了比較深入的感受經驗，就可以研究如何用它們來支援你的瑜伽練習了。

細胞系統

主要屬性：存在、母質、簡單、中立、純粹的潛能、休息。

結構和特質：每一個細胞都有基本的結構。細胞的外層是半滲透性的膜，包住果凍狀的細胞質，細胞質百分之七十至八十是水。細胞裡面的結構有其特殊功能，負責蛋白質合成，生產能量及細胞分裂。細胞中央是細胞核，帶有基因物質，就是這個物質決定了你獨特的質地。胚胎發育時，細胞分化出來擔當不同的工作和角色，有的變成神經細胞，有的成為骨骼和結締組織細胞，有的成為肌肉細胞。這些細胞的結構和排列組合方式決定了它們在身體裡的功能。

人體裡有億兆個細胞，身體裡的每一個細胞都呼吸、吸取氧氣並排出二氧化碳及其他廢物。細胞想要呼吸，基本上是這個力量推動了呼吸作用。細胞需要能量，細胞從我們吃的食物及不停提供的氧氣得到能量。空氣進入身體在體內循環，從肺進入血管，從大血管進入小血管，直到血液裡的血紅素所攜帶的氧氣到達微血管。微血管極細小，管壁極薄，圍繞著細胞，氧氣和養分就在這兒送給細胞，細胞則把二氧化碳和廢物交給微血管。少了氧氣的藍色血液流到靜脈，從小靜脈到大靜脈，一路到達心臟，心臟再次壓縮，把血液注入肺部去接收新的氧氣。

身體裡每一個細胞在持續呼吸作用的節奏下，輪番交替地擴張和收縮。當我們從這個最基礎的構造層次了解自己的身體，我們就具體地把心定在這個存在基礎上。細胞是基本母質，其他一切狀態，包括身體的和心理的，都是從這兒演化出來的。細胞層次的覺知是一切意念形成的源頭。[註5]細胞代表尚未分化的形式及存在狀態，沒有意識分別、差異、分類這些概念的區隔。當我們把覺知帶進細胞，就進入了廣大無邊的意識狀態。凡是希望回歸自我的時候，就必須進入這個生理的基礎狀態。當我們修練得比較好時，就可以和我們的母質持續保持連結。和母質保持連結是禪定及自我省察的身體結構，是所有瑜伽練習不可或缺的基礎。要體驗細胞，必須降低心識慣有的雜音及干擾，這樣比較安靜的細胞聲音才出得來。這是禪定的過程。

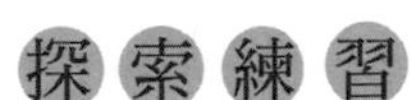

探索練習

細胞體

俯臥在柔軟的襯墊上，頭轉向一邊。如果頸部不舒服，身軀下墊一、兩個枕頭或摺疊毯，使胸部稍微高過頭。花一點時間把自己調到舒服的姿勢，讓身體的重量鬆沉到地（圖230，第260頁）。

開始知覺呼吸，跟隨氣息進入肺。讓你的心跟著氣息遊走，走到肺的深處，愈走愈深，直到發現自己在微小的肺泡氣囊裡。不可思議的時刻來臨。氣息裡的氧氣從這些氣泡似的小囊袋轉移到血液裡，立即從氣體轉變成流動的液體。跟隨液狀氣息的流動從微血管進入心臟。感覺心臟強壯的壓縮作用把血液送進身體，使血液遊行到身體最遠的區域。你跟隨著血液遊走，最後終於流進小小的微血管，小到血液細胞必須擠縮才通得過。就在這兒，血液把寶貴的物資卸下來送給細胞。

進入你的細胞。在不停微微發光的節奏中擴張、收縮、休息。知覺並感受自己是這充滿活力、完整的母質。你對自己的細胞體有什麼體驗？當你更專注於身體這個層次的結構時，身心是什麼狀態？容許自己沉入靜默及純淨的潛能狀態。休息、恢復、享受單純的存在。準備起來時，把這種深沉專注狀態帶進所有動作裡。

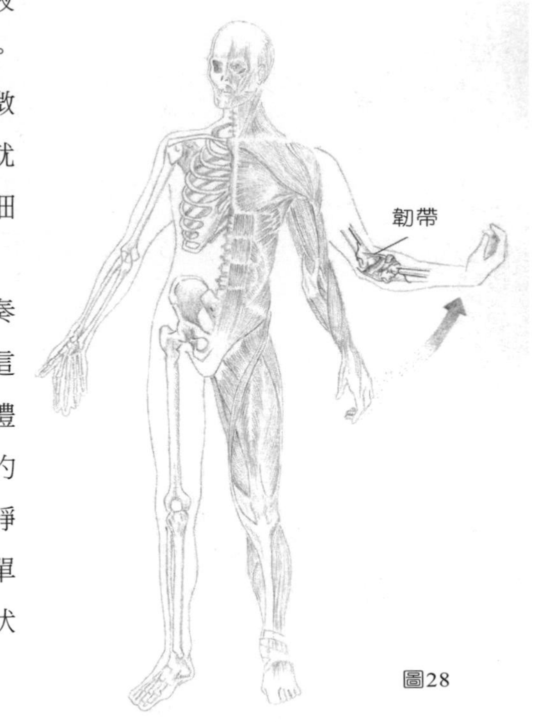

圖28

練習提醒

- 兩種氣息之間的停頓，是進入細胞層次的通道。當這個停頓充滿覺知時，停頓變得比較從容。在停頓的寧靜中放鬆。
- 觀想自己是天空，所有穿梭不停的知覺及感受如雲朵般飄過你。容許知覺升起，但是保持覺察，猶如無邊的天空。
- 困惑或慌張時，靜靜坐一下，與呼吸同在。呼吸時，每一次吐氣從十數到一。這樣做的時候，觀想自己回到中心。

肌肉骨骼系統

屬性：支持及力量、引導動作、具體明確、表現意圖。

結構及特質：人類從遠古的海洋生命演化成陸地生命時，身體要在堅實的地面上移動及承受特殊的重力，我們必須適應這個新的挑戰。從沒有固定形狀、沒有骨頭的流體演化到明確具體的形式（我們稱為骨骼），如今中央內部結構及所有其他系統通通由皮膚這個囊袋收納起來，讓我們隨身帶著海洋系統到處走動（圖28）。

骨骼是身體裡最耐久的物質，當身體其餘構造早就分解消失了，骨骼還能長存不化，證明我們確實活過。活體骨骼的外層是白色略帶粉紅，裡面是深紅色。[註6]有彈性的膠原蛋白纖維使得骨骼有彈性及可塑性，大量累積的鈣、磷及其他微礦物質使骨骼堅實有力。骨骼因承載重量及活動而生長，也像皮膚一樣在我們一生當中不斷代謝更換，不同的部位有不同的再生速度。大腿骨的某些部位幾乎每四個月更換一次，[註7]有些部位則一輩子都沒有整個更換過。不活動對骨骼的傷害跟壓力一樣大——腿骨折斷打上石膏在床上休息一、兩個星期，就會流失百分之三十的鈣質。[註8]

骨與骨在關節處連接，有些關節深而穩固，例如髖關節；有些則淺而靈活易變，例如肩關節。關節由韌帶纖維組織固定住，關節動作的程度及方向依韌帶而定。光靠韌帶骨骼結構不夠穩定，拿過人體骨架模型的人就知道。要等到全身六百條肌肉以強健的肌腱附著於骨骼之後，整個骨架才能挺直，這時透過神經系統的作用，整個骨架活靈活現，從走路這種全身動作到細緻的臉部表情，內容之豐富令人嘆為觀止。

肌肉骨骼系統是身體最重要、最具體而明顯的驅動者。由於肌肉骨骼系統極為靈活，又具體明顯，因此容易主宰我們身體的知覺和經驗，當今現代更是極端看重、執著肌肉骨骼系統。許多人練習哈達瑜伽完全以增加肌肉骨骼系統的柔軟度為目的，測量進步的標準是能不能做出更困難的動作。這種把瑜伽簡化的做法讓瑜伽在西方能夠立足，可是這種機械化的哈達瑜伽成為複雜的柔軟體操之後，往往淹沒了身體裡其他系統的聲音，並且掩蓋了練習的主要目的。

在民主式的身體裡，肌肉及骨骼的強大作用力需要受到其他成員的制衡及調整。你在下面的探索練習裡會明白，體液、器官及腺體給動作提供了重要的支援，比起單單一黨獨大的局面，多了這些系統讓你有更大的表現可能。

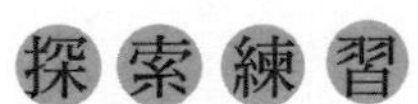

能動及所動

肌肉骨骼的支持是重要的，可是太用力或肌肉緊繃會妨礙氣息和體液在身體裡自由運行。試試這個探索練習，看看如何調整肌肉活動的程度。

站坐皆可，兩臂左右張開與肩齊。仔細觀察，你要用多少力氣讓雙臂伸展但是保持輕鬆，仍然感覺到呼吸在微微振動著雙臂。這個振動會造成手臂輪番交替地在放鬆時往身體中央收縮，在擴張時往左右兩端離心伸展。手臂也會微微上下移動及向內、向外旋轉。瞧瞧一隻手臂的長度，看看呼吸通過手臂造成的運動。現在大大增強肌肉用力的程度，遠遠超出伸展手臂所需之力，把肌肉緊緊夾住骨骼。你覺得用力到什麼程度手臂就不再隨呼吸晃動了？手臂鬆鬆垂下，觀察手臂是不是有效地傳遞呼吸的律動。實驗吧，直到你在用力與放鬆之間找到最佳的平衡狀態，也就是你的手臂是伸展開的，但是仍然能隨著呼吸的律動而顫動著。

現在用一個你熟練的瑜伽體位法來試試這個探索練習。注意整個過程用力程度不同時的變化，以及依據你做的動作觀察身體哪些部位需要比較多的支持。只要不再感覺到呼吸的振動，就知道自己的肌肉緊繃程度超出了最恰當的點。所有姿勢和動作都不離這個要訣。

練習提醒

- 注意剛進入瑜伽體位法的頭幾個呼吸，看看那個時候你的心在哪裡。心通常跑到過度緊繃的部位；從緊繃部位的中央吐氣並放鬆，放掉緊繃。
- 練習瑜伽體位法時，注意身體哪一個部位最先疲累。這可能表示你過度使用那個肌肉，或者錯誤使用那個肌肉，或者那個部位太弱，或者那個部位沒有和身體其餘部位統合起來一起發揮功能。
- 練習每一個體位法時，問自己：哪裡需要支持，哪裡需要放鬆。凡是接觸地面的部位通常是支撐部位，暴露在空間的部位通常是放鬆的，這可以做為練習的通則。

體液系統

主要屬性：流動、循環、變形、順利轉變、輕鬆自在、透明、浮力、有趣。

結構及特質：體液的組合成分非常類似海洋裡的水。所以說人的身體包藏著我們原始最初生存的海洋不算太誇張。身體裡所有的液體都來自於一個源頭——組織間隙的液體。間質組織是果膠狀的媒質，襯托、環繞著細胞，讓組織堅實緊繃，它的成分包括一束束的膠原蛋白纖維母質、微小的蛋白質細絲及水。雖然間隙組織液濃稠似果膠，但是輸送物質的能力幾乎跟水一般快速。體液在整個身體裡噴、沖、湧、流，運送養分及氧氣，穿越薄薄的細胞膜交換到血液、淋巴液、細胞液、腦脊髓液或是關節滑液裡。我們出生時身體百分之七十以上是液體。保持身體裡的體液循環順暢，能使我們即便年歲增加仍然青春有活力。

我們怎麼看自己就成為什麼樣的人。一個不靈活的孩子大家說他「笨手笨腳」，他就開始認為自己笨手笨腳，並且果不其然每次喝牛奶都打翻杯子。同樣地，如果我們認為自己又僵又硬不能改變，像個硬梆梆的陶俑，而不是濕軟可以捏揉的陶土，那麼就發現自己真的硬化成固守窠臼的人。想像自己的身體是個水體並非純屬幻想，我們的身體結構確實如此（圖29）。你**就是**流體。

身體裡的每一種體液有其功能、表現特質及意識——有跳動不停的動脈血液；有悠悠汨流，恆持保護、潤滑腦子及脊髓的腦脊髓液；有滑溜溜的關節滑液；有包圍器官的器官周圍體液；有寂靜存在於細胞裡的細胞液。仔細探究每一種體液極有價值，不過，這兒只能總體大致了解一下。

我們看到某人的舉止動作優雅、俐落，那就是看到了體液的支持作用。有體液特質的人動作似乎是流動的，綿延連續、輕靈滑行、一個動作連著一個動作。水的主要特性之一是能夠讓其他的元素凝集在一起。抓一把乾燥的灰土，鬆散的土會從手中流瀉，可是加上水就成了黏土，可以捏出形狀。當我們的水元素不足，動作就變得僵硬、遲鈍、蹇滯、碎促。當今老年人體液不足愈來愈普遍，事實上，並非必得如此。沒錯，人老了確實會失去一些體液，但是現在年輕人三十歲就提前僵化、失去活力，比較是沒有意識到體液功能的結果，這好比身在綠洲卻乾渴而死。

適應和改變能力是體液特質的具體表現。正如水放在什麼形狀的器皿內就成什麼形狀，有流體特性的人遇到新的，且經常是意想不到、陌生的處境時，能調整自己輕鬆以對。有些文化天生有幾分流體性格。我到中美洲旅行時，對那兒的人適應環境的天性，以及接受甚至迎接意外的能力印象深刻；相反地，美國人和歐洲人傾向期待生活按部就班、有板有眼，碰到不得不延宕或改變的事容易用固定、既有的想法來回應，以自己的想法為真實，並加以捍衛，儘管連他們自己或四周的人對這個想法都覺得不太舒服。當我們生

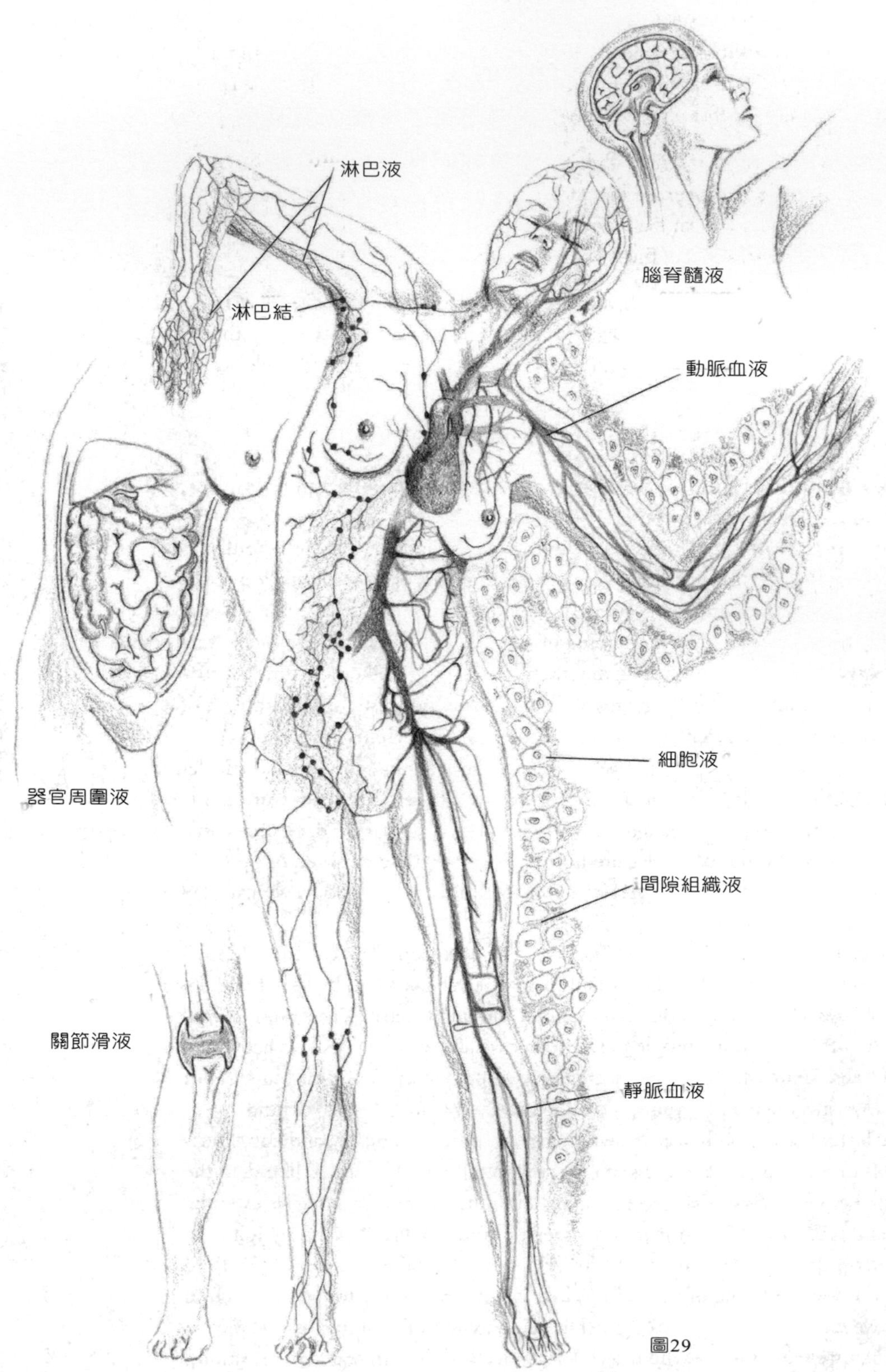

圖29

活、活動都有體液支持時，就能夠不那麼抗拒、不那麼困難地敞開心去改變，就像添了潤滑液的絞鍊，好用多了。

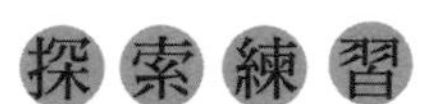

流體

俯臥在柔軟的襯墊上，如果頸部不舒服，身軀下墊一、兩個枕頭或摺疊毯，使胸部和腹部稍微高過頭和四肢（圖230、第260頁）。用口深深吐氣數次，讓重量鬆沉到地。把每天掛念的事放到一邊，等到呼吸變得安靜沉穩時就可以開始了。

閉上眼睛。觀想自己是由一層皮膚裹著的水體。感覺這個內在流體的活潑輕柔。硬梆梆的骨骼在隱隱約約的覺知裡消失了，拋開定義、形式這些固有的判斷，拋開一切束縛、緊繃、固執的感覺及所有對自己的想法。當你沉入內在的水域，感覺呼吸的振動帶動著你。感覺衝力從核心擴散出去，四肢像水柱從生命的中心發散開來。當你感覺到動的衝力，讓自己滑動、滾動、顫動、舞動。容許自己改變位置，可以滾到側邊，可以翻身。感覺體液順暢潤滑的支援。動的時候容許身體在地上流動，就如水在流動，並依器皿之形而成其形。

一旦對流體有了感受，開始讓骨骼再一次具體成為柔韌的內在結構。現在動的時候感覺這個內在結構如何讓你動得有方向、動得清楚明確，而不是讓動作變得僵硬、機械，讓骨骼輕鬆快活地懸浮在體液裡。當你感覺到動的衝力，讓體液和骨骼雙雙聯袂而動，感覺體液讓自己的動作多麼輕鬆而豐盈。當你覺得可以了，慢慢靜下來，休息一下，然後身體側到一邊坐起來完成探索練習，保持體液帶給你的輕鬆、豐盈。

現在用一個瑜伽體位法來探索平衡練習。讓骨骼這個內在架構懸浮在流體當中，經由不斷的細微改變及調整，把自己校準得更平衡、穩定。在穩穩站立和保持開放面對一切可能之間找出平衡點。

練習提醒

- 搖擺、彈動、滾動身體以促進關節製造滑液。在練習前或練習中做這些動作來釋放身體的僵硬。
- 從一個姿勢換到下一個姿勢時，注意轉換之間要流暢，以維持體液循環。
- 選一些優美、流暢的音樂做輔助。初時用音樂幫助你練習，有了進步之後，進階到在寂靜中練習。

器官系統

主要屬性：重量、實質、容量、作用、慢的感覺、飽滿、穩重、能表達、規律。

結構及特質：身體裡面裝滿了器官。敏察內在器官的位置、功能、知覺及感受，能促進器官健康運作，早早發覺病灶；啟動器官的支持力，能讓動作及表達輕鬆自在（圖30、31）。我們通常認為器官（有些器官仍然是肌肉，例如胃）不受意識控制；器官的功能主要是靠中樞神經系統的副交感神經來調節。然而，獨特的瑜伽行者認為人體一切有機體都可能變得有意識，文獻上確實記載了瑜伽行者某些了不起的功力，當今的生物回饋研究也這樣顯示。

當你把注意力放到身體的核心，開始啟動器官這個重要的支持力量，就刺激到神經系統當中的副交感神經；副交感神經能放鬆身體，幫助消化作用、合成性代謝及排泄作用。根據我在世界各地教授瑜伽的心得，我發現當學員開始意識自己內在的身體時，他們的呼吸立即放鬆下來變得深沉，動作自然放慢而且慎重。我相信這個現象是神經系統裡的副交感神經平衡了交感神經系統的作用（交感神經系統啟動恐懼、攻擊、逃命、偽裝等反應）。

當我們從核心發起動作，我們的內在經驗和外在的動作會愈來愈一致。姿勢的展開是內在打開、擴張以及跟外在器皿溝通交流的結果。不要專橫地用外在標準來強制自己應該彎到哪裡、外形應該做成什麼樣子，而是開始聆聽自己內在知覺的聲音，放心地從內在動起。

有些老師把這種靈敏力稱為「從內在身體動起」、「從核心動起」，或「從中心動起」。我們用這些詞彙談論身體時，說的既是明確的身體位置（器官系統），也是自己內在的精神空間，並沒有一個特定的點。

練習瑜伽時，若用心覺知這些身體的關鍵點，能大大增加體位法的功效。肌肉骨骼的發動力、支持力及校準能力是重要的，可是肌肉和骨骼必須和內在器官系統齊心合力一起工作。如果我們老是過度使用、依賴肌肉骨骼系統，沒有和器官合作，會筋疲力竭；同時，如果中心僵滯不動，卻強求外在形體姿勢，日久也會成傷。練習之初調低肌肉骨骼動作的使用量，有助於我們感受比較精細的器官系統。當我們聽到了比較安靜的內在身體之音，可能發現某些沉睡的意識冒了出來，而肌肉骨骼系統也終於有機會休息、調養了。

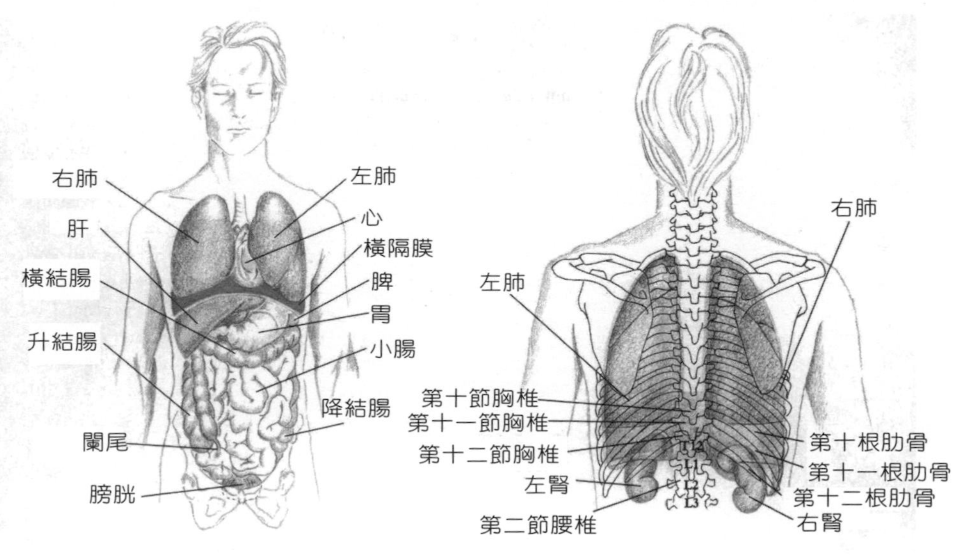

每一個體位法都是身體內外之間的交互作用，彼此交流溝通、相互影響。統合內外也是我們日常生活的課題。我們藉著專注及覺察內在身體的狀況，開始明白知覺如何對應感受。當我們變得比較有「內在表達溝通能力」時，遇事能即時明確知道自己的感受，也才能得體合宜地待人處世。清清楚楚從深處而動，結結實實影響了我們的生命，影響了我們身邊的人，最終，影響了我們的環境。

探索練習

借器官之力而立／器官支持

兩腳與臀同寬輕鬆站著。感覺一下站立時器官慣常的放置方式。仔細觀察，哪些器官似乎鬆垮無力，或者癟縮沒氣，或者受到扭力而變了方向；你覺得哪些內在結構是輕鬆快活、飽滿有氣、安穩妥當的。注意，你的內在排列影響你的外在形體，你的骨骼姿勢也影響你的內在器官位置。

現在把注意力放到胸部裡面。注意觀察，心和肺有沒有擴張的感覺，還是藏在胸腔和肋骨腔裡。開始有意識地用呼吸來擴張心和肺，讓這個打開的姿勢逐漸由內形之於外。感覺到這個內在支持力量時，張開雙臂與肩同高，注意觀察手臂張開時，手臂肌肉是輕鬆的還是辛苦的。現在手臂姿勢不變，讓心和肺縮垮到胸腔裡面，計算一下時間，看手臂肌肉多久開始疲累。你和大多數人一樣，少了心肺這個重要的支持，手臂肌肉幾乎馬上就疲了。再次擴張打開心和肺，注意觀察心和肺帶給手臂的支持力量（圖32）。你還認為肌肉是支撐手臂的主要力量嗎？

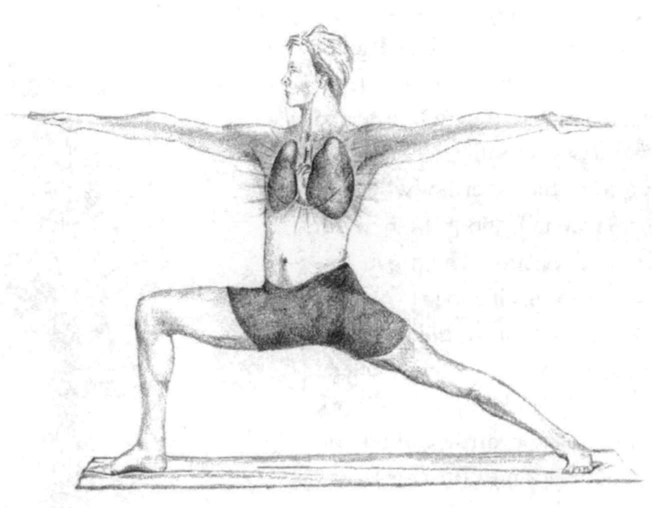

圖32
心和肺
支持手
臂與手

探索練習

掃瞄器官體

你可以坐在椅子上做這個練習。讀一段文字，然後用一點時間去知覺、感受。或者找一個舒服的姿勢躺在柔軟的襯墊上，請朋友念給你聽。你可以把這個探索練習分成幾次來做，每次專注於一個部位，用這個部位做為當天瑜伽練習的主題。現在開始掃瞄你的身體，從最外層的皮膚開始，逐漸移到表層脂肪，進入肌肉、骨骼，往內到柔軟的中央部位，器官就在這裡。

腦與脊髓

把覺知放在頭部，首先知覺、感受圓圓的頭骨。頭骨裡面是軟軟的腦子。就是這兒，把氣息呼吸到腦子裡面、四周，用腦子呼吸，利用細細長長的氣息和這個器官更加親密互動。感受腦子的狀態——腦子覺得熱、冷，還是暖暖的？腦子覺得乾澀澀的，還是濕潤潤的？腦子感覺糊成一團，還是輕鬆活潑？當你開始比較能知覺腦子時，用腦子來轉動頭部。慢慢地，讓腦子的重量、體積帶動頭部往左右緩緩垂下去。

現在讓覺知從腦子的尾巴遊走下去，進入脊髓。跟著腦尾巴從頭骨的底部出去，從一節節椎骨中間窄窄的脊管貫穿下去。脊髓像一條滑溜溜的線，順著椎骨中間的洞蜿蜒下去，通過向前彎曲的頸椎曲線，再通過向後彎曲的胸椎曲線，進入腰椎曲線，大約在下背部的位置，像一撮筆毛似的馬尾神經就從這兒出來。

跟著脊髓的長度去感覺那些珠子似的椎骨在脊椎這條中央線上有沒有擠壓、夾住或歪扭。注意脊髓受到摩擦或轉得太突兀的部位；注意脊髓順暢、清涼的部位，以及不同脊椎曲線順暢交接的感覺。

消化道

現在把覺知放到嘴巴，這裡是消化系統的入口。用力吞嚥一下，隨著吞嚥進入食道，停在胃，這裡是你分解食材及思考的地

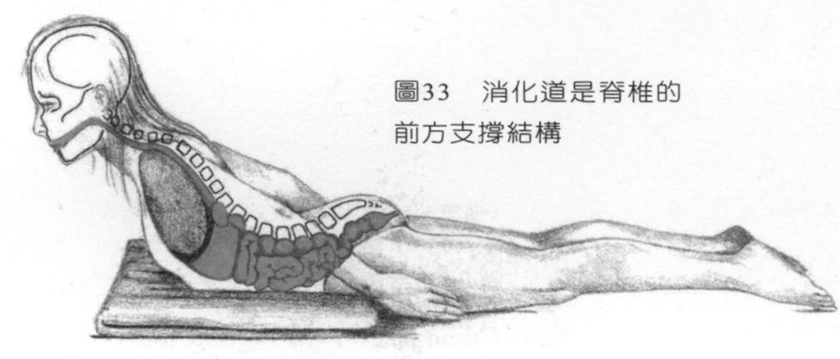

圖33　消化道是脊椎的前方支撐結構

方。知覺並感受胃的特性，它既是器官也是肌肉。把氣息呼吸到胃裡面、四周、上下貫通，用胃呼吸，仔細觀察，感覺胃是熱的、冷的，還是暖的？濕潤的，還是乾硬的？滿的，還是空的？運作活潑、滿足舒服，還是發脹壅滯？凡是進入一個內部器官時，就從這個器官發起動作來探索它。

通過胃繼續往下進入小腸，這些彎彎曲曲滑溜溜的管子在腹部中央占了很大的位置。把手放在腹部，感覺這個內部器官的特性。小腸覺得潤滑順暢，還是乾硬脹氣？小腸覺得冷、熱，還是暖？覺得哪裡腫脹嗎？把呼吸擴張到腹部，觀察這樣做的時候小腸在肚子裡滑動、滾動、翻攪。

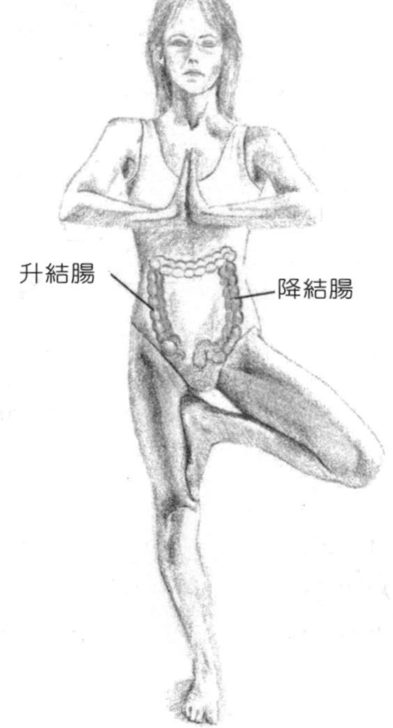

圖34　大腸是雙腿的有力支持

現在把注意力導引到腹部右側，小腸和大腸在迴盲瓣交接。大腸環繞腹部一圈，右側往上遊走的部分是升結腸，橫跨腹部上方的是橫結腸，左側往下遊走的部分是降結腸，尾端依序是乙狀結腸、直腸及肛門。因此你的消化道是一條長長的管子，從嘴巴到肛門與脊椎平行。消化道是濕潤的內在「皮膚」，襯在身體裡面，記錄每一樣你吞進身體的東西。從你的肚子中間呼吸、感覺、發起動作（圖33、34）。

心和肺

現在把手放在胸部，感覺左邊胸部的心跳。把氣息呼吸到心臟裡面，去知覺這個動力中心前面、後面、兩側的活力。仔細觀察，心臟感覺緊繃、腫脹，還是開朗、快活？感覺濕潤還是乾硬？清涼還是發炎腫痛？和心連接上了，就去知覺心臟兩邊的肺。把氣息呼吸到肺裡面去，仔細觀察，肺覺得輕鬆快活，還是沉重？濕還是乾？試驗看看，從調整內部的心肺結構來改變胸部姿勢。

肝、脾、腎

繼續掃瞄你的器官，利用圖30、31幫助你找出各個器官的位置。用手來知覺那個部位裡面的器官，花一點時間拜訪腹部右側上方的肝臟，你的脾臟在腰部左側，你的腎臟就在背後腰部上面脊椎兩側。

一旦拜望了身體裡這些重要的角色，再把覺知拉回來，去感覺柔軟的中央以及裡面的東西。如果你是在地板上，可以像大海豹般在地板上滾動，感覺內在器官是那麼地美妙圓潤，柔軟了你的動作。想像自己「沒有骨頭」，試驗一下單靠中央發起的力量，看看自己能怎麼動。

探索練習

在器官支持之下而動

兩腿交叉盤坐在地板上，如果覺得不舒服，可以坐在椅子上。首先把自己的身體想成一副骨架，向右扭轉，左手放在右大腿或右膝蓋外側。用骨架施力把上身更往右邊扭轉，利用視線的落點記住自己扭轉的程度。放鬆，回到中立姿勢。

現在，用一點時間知覺、感受自己的內在器官。呼吸到腹部，不用手臂的力量，靠扭轉腹部器官帶動身子往右轉。吸氣時，注意力稍微往上移，吐氣時，肝和胃往右邊轉動。用這種方式一路往上扭轉身體，利用知覺腦子和脊髓的位置來改進校準。現在把左手放到右膝外側，利用手臂**引導**扭轉，而不是用手臂來強制扭轉。注意視線落點，記住這次扭轉的程度。你轉得更多嗎？果真如此，你能描述用器官發起動作和不用器官發起動作的差別嗎？

現在，用幾個你熟練的瑜伽體位法來試驗。比較一下身體移動時有和沒有器官支持的差別。從身體內部發出動作來做體位法，改變了你對這個體位法的感覺嗎？這種練習方式改變了你覺察自己的方式嗎？

練習提醒

- 進入瑜伽體位法校準姿勢之前先停頓一下。你能從內藏之於的器官發出校準動作，而不是校準外形姿勢嗎？
- 有用的器官連結：
  - 大腿中央連結腹部兩邊的大腸（圖34）。
  - 心和肺支持兩臂（圖32）。
  - 消化道是脊椎前方的支持（圖33）。
  - 肝、胃、胰提供身軀重要的支持力量。
  - 連接腎和膀胱的輸尿管整合了肋骨腔、下背部和骨盆之間的空間。
- 你可以用連續的低沉聲激勵器官。練習時容許自己發出聲音。

神經內分泌系統

主要屬性：內在寧靜、補充能量、情緒突然一陣混亂或倏地平穩下來、快速、敏捷、不費力、發散、空間意向。

結構及特質：身體的中央通道裡有一連串功率強大的內分泌腺體（圖35b）。這些功率強大的能量點所分泌的賀爾蒙直接進入血液，有些速度快如閃電，幾秒鐘之內身體就爆發作用。腺體之間緊密相扣，與電子神經系統也關係密切，維持身體內部化學成分的平衡。腺體的體積和器官、肌肉比起來相對較小，可是對身體裡每一種生理功能都有極大的影響，即便僅有一個腺體分泌過多或過少，都會損害所有的身體系統功能，把我們整得昏天黑地。

腺體跟脈輪很像，脈輪的能量呈旋轉狀態，沿著身體一直線排列，每一個脈輪各有專司，分別負責我們的身體、情緒和精神。[註9]腺體對生理和心理都有影響。

我在這裡簡單介紹一下脈輪，某些瑜伽傳統極重視這個能量系統。脈輪的數目各家說法不一，從三個到二十三個不等，每個脈輪的確切位置人們也經常爭論不休。最為人知的七個脈輪是：海底輪、生殖輪、臍輪、心輪、喉輪、眉心輪和頂輪。每一個脈輪都有相對應的特殊顏色、象徵、聲音、神祇和生理位置，並且影響嗅覺、味覺、視覺、觸覺、聽覺、知覺這些功能。各家在特定點上說法不一，不過幾乎一致同意脈輪是接收和傳輸身心能量的重要部位。

把人的腺體和脈輪說成同一件事可能不對，不過這兩個系統確實關係密切。七個主要脈輪的位置有一部分和腺體重疊。這兩個系統有可能以不同的能量頻率存在著，在腺體作用及其他生理、心理功能的背後，脈輪另有精細微妙的能量效果。

你相不相信脈輪沒關係。從具體進入微妙總是比較容易，因此下面的探索練習焦點放在腺體。就像你能讓自己體會肌肉緊繃或放鬆的狀態，你也可以藉著敏察腺體的位置、功能和能量特質來了解腺體的狀況，以用上腺體的支持力量。這聽起來似乎不容易掌握，甚至難以理解，其實我們時時刻刻都不自覺地在注意別人的腺體。一群人走進房間，我們注意到某個人特別搶眼，散發著迷人的光彩，引人注目。他們俐落、靈敏、果斷的動作，眼眸散發出來的光彩，以及銀鈴似的聲音，吸引了我們的注意。我們觀察有經驗的瑜伽習者，他們的身體昂揚開闊，似乎超過實際的體型，舉手投足之間輕鬆、靈活、清楚有方。甚至有些人坐著靜靜冥想沉思，連外行人都能明顯感受到他散發出來的質地。有人天生就有這種活力，有些人則需要培養腺體的表現能力。我們可以用不斷變化的作用把腺體導向外在表現出來，也可以把腺體導向內在來保養和恢復活力。

下面的表可以幫助你找出腺體的位置，我也列出每一種腺體的主要生理功能。讀了這個表之後，就可以用探索練習來體驗每一個腺體了。

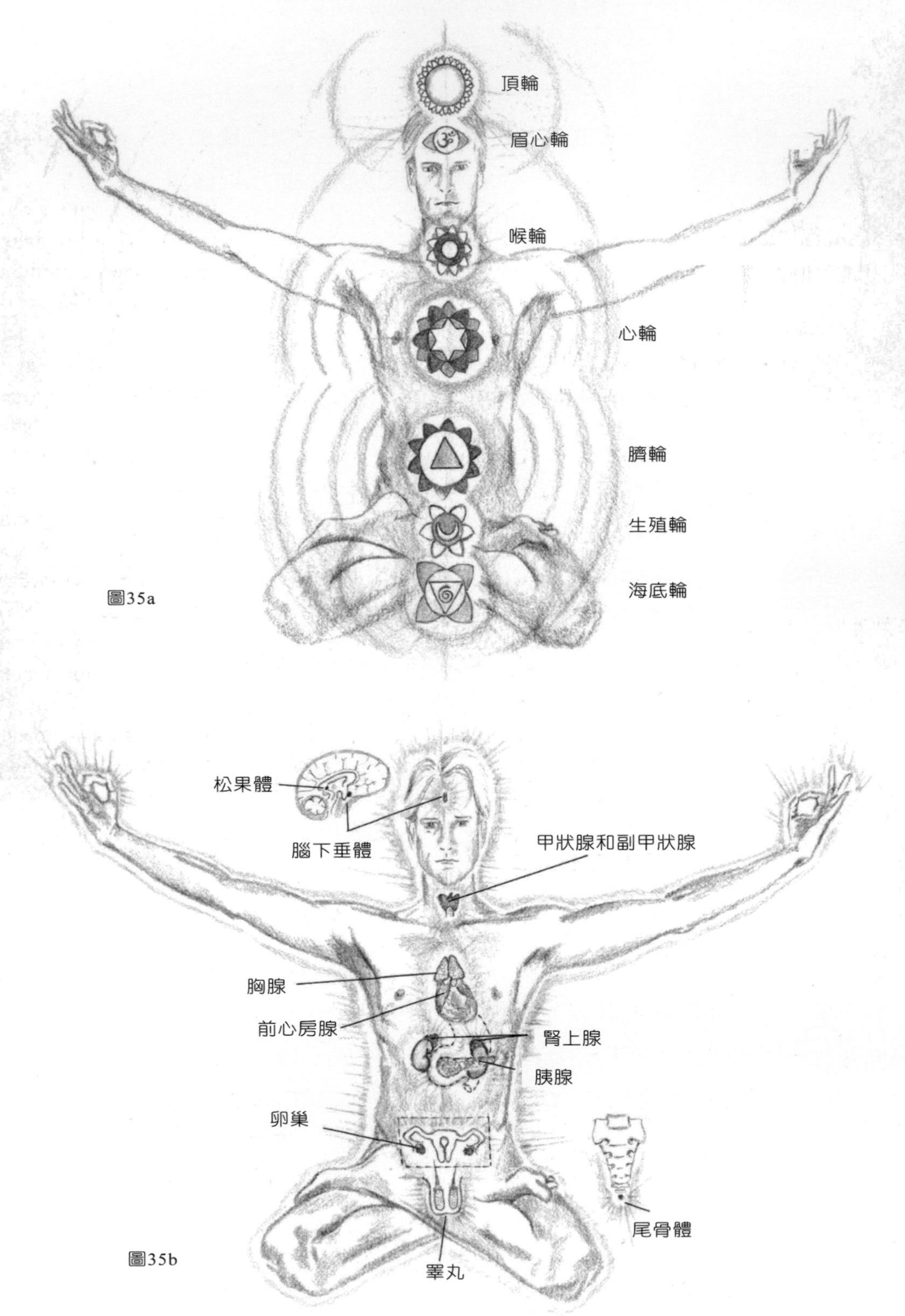

圖35a

圖35b

i
ii
iii
iv
v
vi
vii
viii

神經內分泌系統

尾骨體[註10]

- 描述及位置：一群微小、不規則、橢圓形的細胞組織，位於尾骨末端，布滿血管及神經組織，由此可見不是個沒有作用的構造。
- 功能：未知。
- 可能相關的脈輪：海底輪（梵文Muladhara，意思是「根部支持」）；和地元素及下肢有關。

性腺（女性）

- 描述及位置：女性的性腺是兩個杏仁狀的卵巢，位置大約在骨盆腔的中央、肚臍和恥骨之間，兩邊卵巢跟身體中線各有一拇指長的距離。確切的位置每個人不盡相同。
- 功能：製造卵子及生殖。分泌雌激素及黃體激素，這兩種激素能促進並維持性徵、影響行為。
- 可能相關的脈輪：生殖輪（梵文Svadhishthana，意思是「自己的一根基」）；和水元素及性能量有關。

性腺（男性）

- 描述及位置：略似卵狀的兩顆睪丸靠精索懸吊在陰囊裡。許多男性覺得骨盆腔裡的睪丸是次能量點（睪丸還沒有通過腹股溝管降下去之前，位置大約跟卵巢一樣）。
- 功能：製造及儲存精子、生殖。分泌男性賀爾蒙、睪丸素酮及男性酯酮，這些激素促進並維持性徵、影響行為。
- 可能相關的脈輪：生殖輪，和水元素及性能量有關。

腎上腺

- 描述及位置：兩顆圓錐形的腎上腺位於腎臟頂端、橫隔膜之下，高度大約在第十一、十二肋骨（比腰稍微高一點），貼著背部肌肉。
- 功能：腎上腺中央的腎上腺髓質透過腎上腺素及正腎上腺素作用，發動「戰或逃」反應，這會增高血壓、呼吸頻率及動員肌肉，同時減緩消化作用。腎上腺的外層是腎上腺皮質，負責製造類固醇激素及少量的男性賀爾蒙及雌激素，這兩種激素分別有促進男性化和女性化的效應。
- 可能相關的脈輪：臍輪（梵文Manipura），和火元素及個人力量有關。

胰臟

- 描述及位置：胰臟是個十五公分長的槌狀腺體，腺體的槌頭部位緊緊挨著十二指腸，槌身向上往左後方延伸，尾端碰到脾臟。右手放在肚臍上面一點點，另一隻手圍著左邊腰圍，大概就是胰臟從頭到尾的位置。
- 功能：胰臟兼具內分泌及外分泌的功能。胰島的朗格漢斯細胞製造胰島素及胰高血糖激素。胰島素藉著提高運輸葡萄糖通過細胞膜，來降低血糖指數（尤其是肝臟和肌肉細胞），因此胰島素是精力充沛不可或缺的元素。胰高血糖激素提高血糖指數。胰臟的外分泌細胞製造大約一公升的胰腺酶，經導管送到十二指腸來消化食物。

- 可能相關的脈輪：臍輪（梵文Manipura，意思是「寶石－城」），和火元素、太陽神經叢有關，是主要的氣穴，也就是生命能量儲存中心。

心臟

- 描述及位置：據研究，心臟的心房肌肉分泌調節體液的賀爾蒙。[註11]
- 功能：心房利鈉因子（心鈉素）是一種氨基酸，由心臟肌肉組織合成，分泌到血液裡。伸展心房肌肉是釋放心房利鈉因子的主要方式。
- 可能相關的脈輪：心輪（梵文Anahata），和風元素、心臟神經叢及愛他人的能力有關。

胸線

- 描述及位置：胸腺是蝶狀的兩個突出球體。成人的胸腺大約長寬五公分，位於心臟頂端、胸骨上端正後方。胸腺在嬰兒階段很明顯，青春期成長到極限，大約四十公克重。青春期之後開始縮小，有些成人的胸腺萎縮成一小片脂肪和結締組織。
- 功能：胸腺的主要作用是發展免疫功能。有一派理論認為，青春期之後胸腺快速萎縮，是因為胸腺賀爾蒙刺激胸腺細胞遷移到其他區域，例如淋巴結，以發揮更全面廣泛的防禦疾病機制。
- 可能相關的脈輪：心輪，和風元素、觸感及感受他人、同情他人的能力有關。

甲狀腺

- 描述及位置：甲狀腺是蝶狀的兩個突出圓體，位於喉及甲狀軟骨正下方、頸部底端及氣管上方附近。腺體約二十八公克重，血液供給充分。
- 功能：甲狀腺的分泌主要受前腦下垂體分泌的甲狀腺激素控制。甲狀腺製造甲狀腺素及三碘甲狀腺素，這兩種激素合起來對身體的代謝頻率影響很大。甲狀腺也會增加大多數其他內分泌腺體的分泌，甲狀腺亦分泌控制代謝鈣質的降鈣素。
- 可能相關的脈輪：喉輪（梵文Vishuddha），和乙太元素、聽覺、自我表達、精力及耐力有關。

副甲狀腺

- 描述及位置：四個小扣子似的圓片藏在甲狀腺後面，左右兩邊上下各一片。
- 功能：副甲狀腺分泌控制血液鈣含量及身體磷濃度的甲狀旁腺激素。藉著影響腸子吸收鈣，腎臟排出鈣，以及骨頭釋放鈣，來調節鈣含量。
- 可能相關的脈輪：喉輪，和乙太元素、聽覺、自我表達、精力及耐力有關。

（腦下）垂體，又稱腦下腺

- 描述及位置：垂體是一小粒豆子大的腺體，經由垂體柄與下丘腦（亦稱下視丘）連接，位於蝶鞍內、鼻腔頂端正後方、頭部中線前面一點點。垂體前葉受發源於下丘腦的神經纖維控制，垂體後葉受下丘腦分泌的賀爾蒙控制。
- 功能：下丘腦從神經系統接收身體是否安好的信息和資訊，垂體依據這些信息來分泌激素。垂體分泌六種促進生長及影響全身代謝功能的重要賀爾蒙。垂體的作用影響甲狀腺、腎上腺、性腺，調節身體的水分，能引產催生，製造奶水。
- 可能相關的脈輪：眉心輪（梵文Ajna，意思是「第三隻眼」），和感覺訊息接收、直覺、心電感應，及冥想、禪定的能力有關。

松果體

- 描述及位置：松果體是紅灰色的圓錐形腺體，位於中腦上面、垂體後上方。相當多的解剖學家認為，松果體是「第三隻眼」的殘存遺跡，某些爬蟲類動物的頭部後面就有第三隻眼。
- 功能：古代瑜伽行者認為，松果體分泌可保長壽的瓊漿玉液，也認為松果體和「第三隻眼」有關，因此松果體和「內觀」（see within）有關，是純粹直覺知覺的入口。雖然現在科學家仍然說得不清楚，不過他們發現松果體會受光照的影響，能調節生殖和性活動的節奏。松果體還分泌褪黑激素及其他類似物質，這些激素會抑制某些性賀爾蒙的分泌。
- 可能相關的脈輪：眉心輪，和感覺訊息接收、直覺、心電感應，及冥想禪定的能力有關。

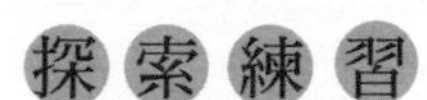

腺體

花一些時間熟悉了每一種腺體之後，開始知覺這些腺體是有關聯的系統，感覺腺體之間彼此支持與相互制衡的連結。

舒服地站著。看自己有多少時間，你可以一次練習一種腺體（或許在開始練習瑜伽的時候），也可以從尾到頭依序全部練習一遍。下面是練習指南：

1. 首先觀想腺體的形狀及位置。把手放在體表對應腺體的位置有助於練習。想像每一種腺體猶如身體裡一顆閃耀的星星，充滿了潛能。

2. 感覺腺體裡面及四周在「充電」。

3. 呼吸到腺體裡面，想像吸氣時腺體發亮，吐氣時腺體朦朧。有人覺得發出聲音，或呼吸時用斷斷續續的嘶聲去振動腺體，效果不錯（舌抵上顎，上下牙齒輕輕相扣，吐氣，就有嘶音）。

4. 從腺體發起動作，注意觀察這樣動作的質感有什麼不同。知覺腺體如何支持其他身體結構，例如骨盆底、薦椎或手臂。不要害怕，放心讓動作打開。

5. 回到原先的站姿，感覺一下安靜不動時腺體藏伏的潛能。

探索練習
有腺體支持的體位法練習

做個熟練的體位法。如果你是初學者，可以做127頁的「幻椅式」。覺得自己的姿式穩定了，也有了器官的支持，就可以閉上眼睛，想像腺體像是一串閃閃發亮的星星或星球，依序浮懸在體內。垂體及松果體在頭部，甲狀腺及副甲狀腺在喉部，胸腺及心臟在胸部，胰臟及腎上腺在腹部和背部，性腺及尾骨體在骨盆（圖36）。根據自己做的姿勢，感覺身體哪裡需要額外的支持、提高、擴展或延伸，就去擴大那個部位的腺體。想像腺體發光、遍布四周的組織，腺體帶著這種威力把光擴及皮膚表層並穿透皮膚。舉例來說，如果你做的是立姿體位法，正在延伸一條腿，就探索一下你的性腺和穩穩著地的那條腿的動作有什麼連結。如果是伸展手臂，感覺一下胸腺和心臟潛在支持的力量。注意觀察，當你用上一種腺體的支持力量時，可能感受到其他正在支持或制衡的腺體其功能變得更強。容許這個體位法帶領你找到解答。結束時，停頓一會兒，觀察一下練習的效果。

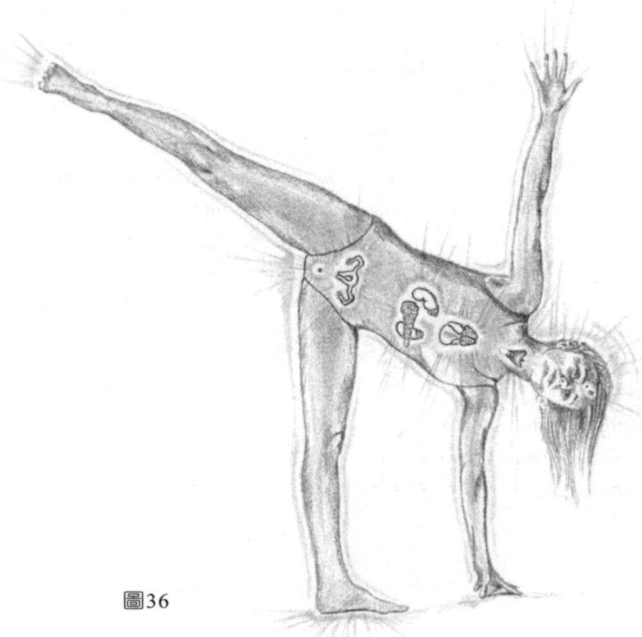

圖36

總結

用上整個身體

在民主化的身體裡，每一個份子都有機會表達自己，並且貢獻所長。想想看，如果會議由少數幾個人霸住所有的討論，會是什麼樣。喧嘩多話的人壓住了那些也很卓越但是比較輕聲細氣的聲音，最後整個團體必然失衡。再想想看，如果處在不但容許並且鼓勵每一個份子分享各種想法、意見和卓見的團體裡，會是什麼樣。不言可喻，那些天生愛說話的人定然會節制一些，而害羞不說話的人定然會被大家拱開口。你做了前面的探索練習，鼓勵不同的身體系統表達想法，你已經有意識地把自己的身體打造成比較和諧的團體。

接下來要進入瑜伽體位法，當你需要腺體支持時，就會運用並調整各種腺體系統。這就像是調動音響選取不同的音樂，某些姿勢需要調高某個系統的量，某些姿勢則需要調低。某些體位法可能需要發動強力的肌肉骨骼支持系統，以及腺體系統的能量支援；而扭轉這類體位法可能就需要多靠內臟器官的支持。若是做一連串流動的姿勢，就需要用上有一體作用的體液系統。若是覺得無精打采、疲倦難受，就可以用上能補充能量的腺體系統。最要緊的是，無論什麼時候，只要覺得自己沒有安定感，就可以沉到細胞底層去沉澱、修養、復原。

個人的體質大致決定了每個人的特性，因此每個人傾向於慣用身體的某些系統甚於其他系統。練習瑜伽的目的不是要改變我們的天生特性，而是擴大我們的選擇，讓我們不至於因慣性而失衡並限制成長。成為一個「寬頻」的人，不單單讓人處世圓融，還讓人欣然接觸不同頻率的人。

回歸：心回歸到初始的寧靜——發展清楚明確的知覺

清楚明確的內在知覺讓我們看見自己的實相。

最後這項原則是前面所有原則的歸依。

回歸。這是所有靈性修練的目的。回歸什麼？望向天空，你容易留意到的是天空裡的東西——橫過天際的飛鳥或變換遷移的雲朵。一般人的心習慣專注並跟隨這些轉瞬即逝的形式，而不會注意固定不變、永遠存在的天空。當我們把覺知放在天幕，就發現天空安定、明亮又寧靜。這等覺知的心喚醒了真實本質。

若希望由這等寧靜、清明的心引領我們練習，就必須學習讓心脫離平常的慣性模式。換句話說，我們必須學習去看天空，把注意力集中在這個不變的背景上；相反的是，受妄念習性支配，不停攀緣、執取的心是一顆不安定的心，從這樣的心發出來的想法和行為同樣是不安定的。瑜伽的挑戰是，首先在規律的練習之下清楚喚醒寧靜、清明的心，然後在日常生活一切情境當中維持這寧靜、清明的心。那麼我們為人處世不論是下決定還是講話，一切行為都能以寧靜、清明的覺知為基礎、為指引。

這種清楚不是偶一得之，而是當下存在的狀態，必須透過持續不懈的練習來不斷更新才能達到。瑜伽練習是達到清楚知覺的方法及結果。發展這種清楚的知覺有個矛盾，即最理想的知道方式就是「不知道」。我們自認為知道的東西，多半是受過去影響、受自己期望的控制而留在腦子裡的。當我們把自己放到「不知道」的位置，我們就把腦子放空了，純粹以開放的態度來聆聽。我們讓心變得像天空一樣——開闊、一望無際。「不知道」不同於無知。有意識的不知道，是打開心智去了解心囿之外的各種可能。我們自願除掉心智的囹圄，使清新的覺知派上用場。我們藉著學習聆聽內在的指引達到這種狀態，不壓抑、不剪裁、不修改收到的訊息來配合既有的想法或期盼。我們極其困惑的一些問題，其答案**就在我們所知之間的空隙裡**。

瑜伽行者按照慣例用覺知呼吸做為禪定的方法。因為呼吸永遠在那兒，所以我們可以利用呼吸把心安定在持續不斷的呼吸上。同樣地，我們也可以仰天眺望，讓天空整個充滿我們。我們用這種方法開發更深層的直覺力及洞察力。自我觀照確實有助於我們行事清楚明確，不過，它並不是心靈保單，不能保證我們的生命無苦無難。發展內在知覺不會解決我們所有的問題，而是讓我們有內在力量面對自己的問題迷團。

為什麼懂得與自己的核心連結那麼重要？因為唯有透過自我觀照，才能明白真實自我的本質。如果你是受某些想法、觀念、企圖或不安全感的驅策而練習瑜伽，那麼你的練習不可能帶來內在平衡，甚至可能讓你的生活更不快樂。當你從真實自我的角度行事，會發現自己所做的選擇都於己有益（通常也有益於四周的人）。

哈達瑜伽有各式各樣的動作表現形式，這些動作是活生生的身體練習題，從這些練習當中，可以看見自己面對困難和挑戰時的反應能力及回應方式。無論面臨什麼處境，我們能不能安住在這個寧靜的心上？瑜伽之所以為瑜伽，而不僅僅是伸展或柔軟體操，就在於這個專注的體現。

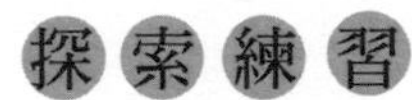

靜坐：心定之於靜

舒服地坐在椅子上，或是用個墊子坐在地板上。把傾聽身體的過程放大，讓每一個呼吸更加深入傾聽。吸氣、吐氣。吸吐之際，肯定會注意到各種知覺、感受、影像、念頭升起，像雲似地劃過你的心空。在每一個呼吸當中知道有哪些東西升起，但是不跟隨、不執迷，依然回到呼吸。剛開始你會發現心要回到初始的寧靜狀態極其困難。靜坐時，你的心可能忙著在過去與未來之間奔走，盡想著有的沒有的事——想得太複雜、太離譜，想著不可能發生的情節、災難，完全忘了現實處境：自己在靜坐。為了要知道自己此刻怎麼了，你必須回到身體裡面，靜靜坐著，呼吸。什麼都不要管，只要提醒自己「我在靜靜坐著感覺呼吸」。心裡輕輕說：「我在坐著靜靜呼吸。」你不需要壓抑心的活動，只要不斷地讓自己的心回到當下現實。一個呼吸接著一個呼吸，你會發現自己從不斷縈繞的妄念雜音當中沉澱到安靜的底層。剛開始這種時刻很短，妄念在心田翻騰，干擾這片刻的寧靜。剛開始練習靜坐時會特別覺得煩躁、挫折。不要放棄！你的心不是突然變得比平常更忙、更亂——你的心一向是這個樣子，純粹只是你現在開始注意到它。把這個意外的發現當成好消息、好現象，表示你正在進步，而不是失敗的跡象。練習一段時間之後，這種寧靜的底層會愈來愈厚實。

等你比較熟練了，可以把覺知從呼吸轉換到呼吸的源頭，因為呼吸雖然恆常固有，但仍然是在不停地變與動。去找呼吸的源頭，呼吸是從哪裡升起的？又回歸何處？你會開始注意到，呼吸是從一靜處升起，並且仍回到同一個靜處。心經過持續不懈、老老實實的練習，自然而然開始安住在呼吸的寧靜初始源頭。這不是可以強求的，而是在心開始看見事物真實原本的樣子時，自然而然就有了這個狀態。

至少用五分鐘的時間把心靜下來，最好是在練習瑜伽之前先靜坐。靜坐結束時，深深覺知、感受自己的內心，問道：「今天我要做什麼以達到安定平穩？」

練習前與練習後的檢查

做任何動作或練習之前，先瀏覽一下身體的狀況。開始練習之際，看看自己今天把什麼帶上了瑜伽墊。你覺得累累的、沒精神，還是精神飽滿、充滿活力？你的心是安定放鬆，還是焦躁緊張？身體有哪個部位痠痛或不舒服？有沒有哪個器官似乎功能不佳？頭痛或便祕就是例子。當你的練習進步了，練習內容擴大了，這些練習前的身體基本訊息非常寶貴，讓你知道今天要做哪些姿勢和練習，好讓身心平衡安定。

練習當中時時注意身心狀態的變化，每做完一個體位法，檢查一下身心，做完這個姿勢之後和開始做之前有什麼不同？例如你在做前彎之前頭痛，做完之後頭還痛嗎？還是更痛？或者減緩了一些？還是完全不痛了？整個練習結束時再檢查一遍，以了解這次練習的整體效果。你覺得比較安定放鬆，還是這次練習讓你有些悶、有些累？如果練習前覺得精神煩躁，練習後變得清明安定，就值得好好記錄一番。觀察這些變化能加強你每天練習的動力。練對了，練完之後會覺得精神飽滿、輕鬆舒暢；練錯了，練習完畢你會覺得疲倦、緊繃、失望。如果練習之後你覺得很棒，第二天你會急著想回到瑜伽墊上。這也就是為什麼培養內在參考系統如此重要，因為這樣你才會配合**自己的**需要來練習，而不是被別人的規定、指令甚至瑜伽教派牽著走。如果你練習是為了跟旁人比較，或是想做出像書本照片裡的姿式，或基於企圖心要做困難的姿勢，必然會造成挫折、失望及傷害。練習後自我檢查一下也有助於我們找出練了之後不舒服的姿勢及練習，下次避開這些動作或加以修改。

練習提醒

- 練習是為了自己，不要淪為練習的犧牲品。因此，要修改練習內容以適合自己的需要及體質。
- 做某個體位法如有疑惑或不清楚時，停頓一下，吐氣，放鬆，等待內心的指引。
- 只有在沉靜、樂於接受的時候，你才能接受指引。生氣、不耐煩妨礙你明白困難的原因，也妨礙你找到可能的解決之道。要克制住遇到困難就忍不住焦躁的性子。

第二部 瑜伽體位法

3
站立姿式

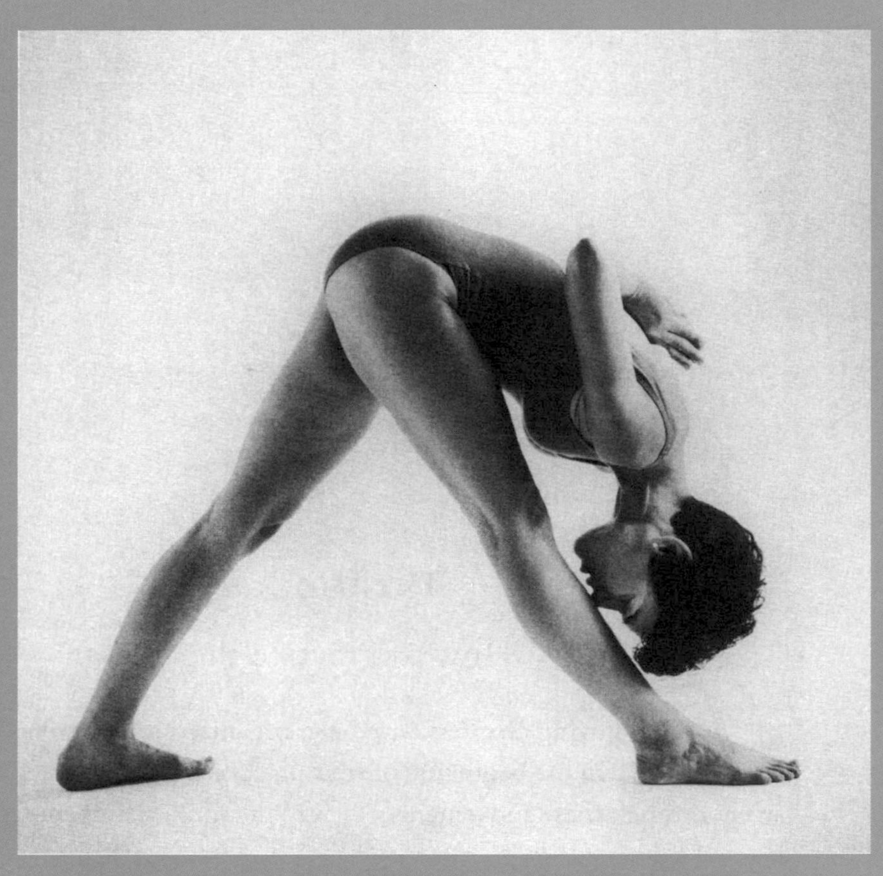

前言

如何練習體位法

下面的章節按照動作分篇。初期依照這些動作逐步練習，有助於你熟習做這些體位法所需要的能力，也可以更清楚感覺這些體位法的效果。然而，均衡的練習不會是一次連續做二十幾個後彎動作，或只練習前彎。你會依序練習多種類型動作，讓自己的身心覺得愉快、平衡。本書第三部分有好些適用的練習順序範例，可以做為你的練習指南。對體位法有了基本熟習度之後，再使用這個指南是最理想的。

指示圖案說明

注意事項

做每一個體位法之前瞄一下指示圖案，看看自己適不適合做這個體位法。標示笑臉圖案的體位法通常沒有什麼禁忌，絕大多數的人都可以做。我盡可能謹慎評估可能不適合有特別傷害或健康問題的人做的姿式。然而好多次在私人課或團體課上，學員說「我不能做這個動作、我不能做那個動作」，結果發現這些動作如果做得正確或加以修改，恰恰改善了他們的狀況。當然，你應當遵照你信任的醫師的囑咐，不過我也衷心鼓勵你聆聽自己的感受和反應。如果你受了傷剛復原，要避免那些會惡化傷勢的動作；當你重新開始練習這些動作時，只做過去一半的量（例如深入的程度、停留的時間），然後觀察二十四小時，看看有沒有不好的反應。除非你的身體告訴你可以了，才慢慢增加練習的強度。比較進階的動作（如頭立、肩立）有了困難，最好請有經驗的老師幫忙。

最後，「困難點」這一條設計，點出練習者做這個體位法時最常面臨的困難，可以做為個人的練習指導。經常回頭參考這些有用的建議來修正自己的練習。

懷孕注意事項

懷孕圖案分成三等分，「I」表示懷孕初期的三個月，「II」表示懷孕中期的四到六個月；「III」表示懷孕後期的七至九個月；格子裡加上底色即表示可以練習的時期。每個女人的經驗大不相同，如果懷孕期做某個體位法覺得不舒服，就停止練習那個姿式（即使圖案指示可以做）。你自己的感受是最高指導原則。如果懷孕有併發症，那麼書上的指南就不精確了，你得經過醫師同意才能練習，並且只在有經驗的老師幫助下，一對一練習。有些事孕婦應當知道，我在這兒仔細說明一下，因為懷孕圖示很簡略。

許多婦女在懷孕的頭三個月感覺非常疲倦，由於別人「看不出」你懷孕了，這時候可能還不知道要體貼你，因此自己小心保重多休息就特別重要了。如果覺得活躍的瑜伽練習太吃力，可以選一個修復姿式（見第七章）好好放鬆自己。

懷孕初期過後，避免背部貼地平躺。這個姿勢會讓胎兒的重量壓在下腔靜脈上，而下腔靜脈是下肢靜脈血液回流心臟的主要通道。下腔靜脈受到壓迫有礙血液回流心臟，你和胎兒的氧氣供應都會減少。所有仰臥姿式背部都要抬高，高到背部的角度不會讓胎兒壓迫到血管為止。

懷孕期間賀爾蒙大量分泌，韌帶的彈性變得很大（韌帶連接骨與骨，即為關節），懷孕期間結締組織的支持力量比較弱，要避免強力伸展的姿勢，尤其是那些沒有用上肌肉力量的被動姿勢。過度伸展韌帶會造成關節永久不穩定（如薦髂關節）。還有，支持骨盆的肌肉及腹部肌肉早就因為懷孕而相當辛苦，這時候不宜再伸展了！長時間雙腿打開的站立姿勢及深度後彎的動作，都會讓產後肌肉恢復變得更困難。

要訣

進入每一章時先研究「要訣」，這一節是介紹核心動作，這些核心動作是其他姿勢的要訣。你在第二章學到的七種動的原則是通則，可以應用到所有的瑜伽體位法，「要訣」則是更詳細、特定的技巧，讓你能輕鬆、愉快地練習各類型的體位法。別跳過這一節，你在這一節打好基礎，將來會省掉很多時間和挫折。這些技巧和動作幾乎是同類型體位法的基本功，練熟了，就能一以貫之，練習時再也不用綁手綁腳地跟著冗長乏味的指示一步一步做每個姿勢。而且，如果遇到問題，很可能從這些要訣找出解決之道。

本章「探索練習」的目的不僅幫助你學到新的技巧，還幫助你認出通常不自覺的身體慣性動作。不管你在簡單的姿勢（如站或坐）裡有什麼習慣，這些習慣一定會帶到比較複雜的動作裡去。也就是說，如果你走路是一跛一跛地，跑起來也會是一跛一跛地。注意到自己的習慣（如腳趾抓地、憋氣、背部過度伸展），就能夠在獨自練習時一一檢查修正。事先知道自己的習慣，能讓你及早因應自己最容易出錯的部位。你可以時常利用這份清單提醒自己放鬆腳趾、記得呼吸或放鬆下背部，這會讓你一個人在家練習時底子扎得更好。

融入七種動的原則

雖然每一種體位法都用得上七種動的原則，不過我在每一章的開頭會強調幾個特別有幫助的原則。開始練習時花一點時間複習動的原則，複習一種就好。你可以用這個原則來串連當天的練習。比方說，如果這個原則是練習「鬆沉到地」，你可以在所有站立姿式當中將注意力集中在「鬆沉到地」這個原則上，把重量經由腿和足鬆沉到地。如此反覆試驗，直到找出恰到好處的緊繃程度。如果這項動的原則是讓呼吸振動身體，你可以研究這項原則在你的手臂、腿、脊椎發生了什麼作用，反覆探索，一再回到原則的中心主旨，就像作曲家一再回到主旋律一樣。

如果你在某個姿勢裡有了困難，想想看，哪個原則能幫助你。如果你有僵硬、分割切斷的感覺，把身體多往體液的方向覺知能不能幫助你輕鬆自在、有整體感？如果覺得背部不舒服，這提示你複習、專注於「拉長脊椎」的練習。一旦遇到問題，克制忍不住緊張、焦躁的性子。保持冷靜、專注，下一步會清楚浮現。如果你覺得需要有個懂得更多、更有經驗的人來幫忙，可以把問題寫下請教你的瑜伽老師。不過，盡量培養自己探索、解答的能力。有問題，表示你正在解題的過程中。儘管有能力的老師能幫助你比較快速進步，不過透過親自探索和發現，是學習過程中絕對不可少的。

站立姿式

站立姿式教導我們站立在自己的兩腳上。立姿能激勵、強壯整個身體，增加循環及耐力。這一類型的體位法著重於透過兩腿建立穩固的支撐基礎，這樣脊椎才能放鬆、輕靈、自由。當手臂和腿弱而不穩，或協調能力很差，脊椎就會緊繃、過度出力，變成**支撐的**結構而不是**受支撐**的部位。

立姿教導我們透過身體傳導力量，這麼一來，我們成為天地之間順暢的傳導體。當我們把重量鬆沉下去交給地，就有一股反作用力從腿升上來。如果我們的腳、踝、膝、髖關節調整在對的位置，就可以把這股反作用力量導引到脊椎。因此即使嚴重的背部問題也會間接受到立姿的影響，因為這股力量可以用來拉長、強壯、平衡及放鬆脊椎。由於脊椎通常是在相當中立的位置，所以一些立姿是矯正脊椎最安全、有效的姿勢。

立姿可以每天練習，應當是初學者最主要的練習。這些姿式溫和地帶領身體做出幾乎所有可能的動作——前彎、後彎、側彎、扭轉。這種協力合作的練習訓練了整個身體，為更強烈的練習打下基礎。

立姿的關鍵原則

交給地

鬆沉到地：沉與浮

發散

由內往外動：海星人

中心

維持脊椎中正：中央軸

要訣

站穩——山式（Tadasana）

腳：腿的支撐根基

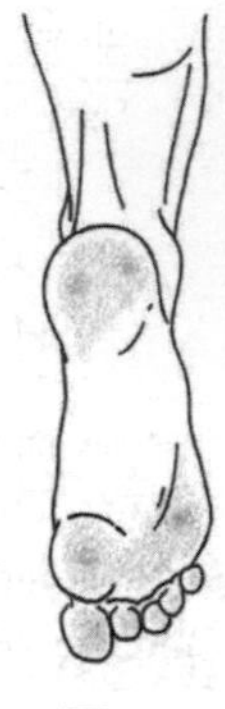

圖38

你的腿十足反映了兩腳的所作所為。腳的姿勢和重量在兩腳的分布狀態會影響膝、髖關節，甚至背部的姿勢、功能及力量的流動。如果你的腳縮得緊緊的，整個身體也反映了這股緊繃。由於你可以看到自己的腳，相對地容易意識到腳。你的重量應當平均分布於腳掌及腳根、內緣及外緣之間，腳趾全部張開以形成寬廣的支撐基礎（圖38）。

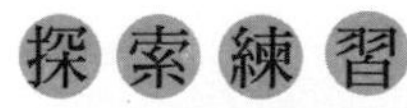

探索練習

重量平均落到兩腳

身體呈站立姿式，先注意你的習慣站姿。觀察兩腳是合併的，還是兩腳開得比臀寬，兩腳是內八還是外八，用腳跟站立還是腳趾站立，還是重量比較放在單腳上？檢查看看你的腳趾是不是縮緊的，足弓是不是塌陷的？在心裡記下你發現的事。

兩腳與臀同寬站立，兩足內緣平行。開始前後搖晃，輪流把重量放在腳趾與腳跟。大約十個呼吸之後逐漸減弱身體的搖晃，直到感覺重量平均落在每一隻腳的中央。當重量落在兩腳時，先落在腳掌，然後平均分散到腳跟。足弓會提起離開地板，每一根腳趾輕輕往前延伸。覺得重量平均落在兩腳了，就抬起腳趾並且張開，進一步拉寬支撐的根基。練習所有姿式時，不斷把覺知拉回到兩腳，檢查自己是不是保持重量分布於兩個腳板及兩腿。

骨盆：脊椎的支撐根基

你的骨盆像個美麗的圓花盆，脊椎這棵樹就從盆子裡長出來。如果花盆前傾或後傾或歪向一邊，樹就沒有辦法長直。站立這個姿勢我們首要學的是：如何把骨盆擺成水平或放在中立的位置，讓脊椎中正不偏。

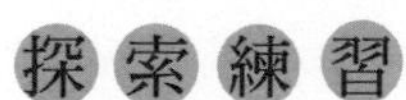

骨盆平衡

以習慣的方式站立，手指放在腹股溝，就在髖骨下面。想像骨盆是個裝滿了水的大盆子。當骨盆擺在自然的弧度，盆裡的水是水平狀態（圖39a）。骨盆往後傾，水就從後面流了出去（圖39b）；這樣做的時候，注意，手指下面的組織變硬、變結實了，像扭緊的吉他弦。現在骨盆向前傾，水就從盆子的前面流了出去（圖39c）；注意，手指下面的組織變得像個太軟的床墊。試著把骨盆前傾、後傾，輪番感覺手指下的組織過緊、過鬆的變化，然後找出中庸的姿勢。當骨盆裡的水呈水平狀，手指下面的組織像個小小的內部彈簧，這個稍微緊繃的感覺表示你的骨盆是在中立的位置，此刻你是立在骨頭上，而不是用下背部或鼠蹊撐著身體。

記下自己的習慣站法。如果骨盆向後傾，腰會太平直，這樣站的人往往把胸部往後駝、腦袋向前伸，來平衡往前推的臀部（圖

39b）。如果骨盆往前傾，腰部曲線會太深，這樣站的人往往把下方肋骨和胸部推向前（圖39c）。當你站立時骨盆擺在中立位置，脊椎會是長而放鬆的，胸部和頭會平衡地安放在腹部之上（圖39a）。

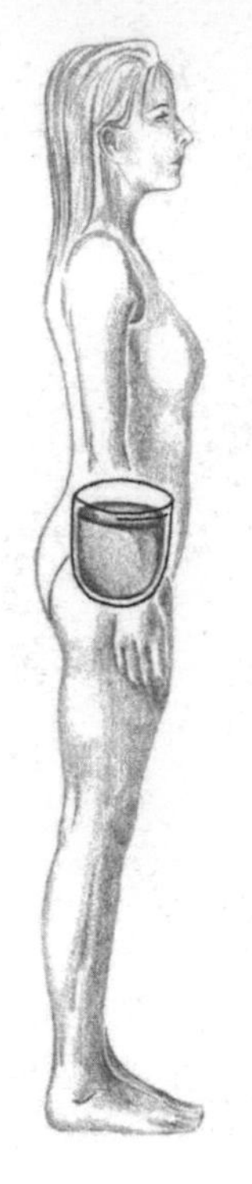

圖39a　骨盆平衡

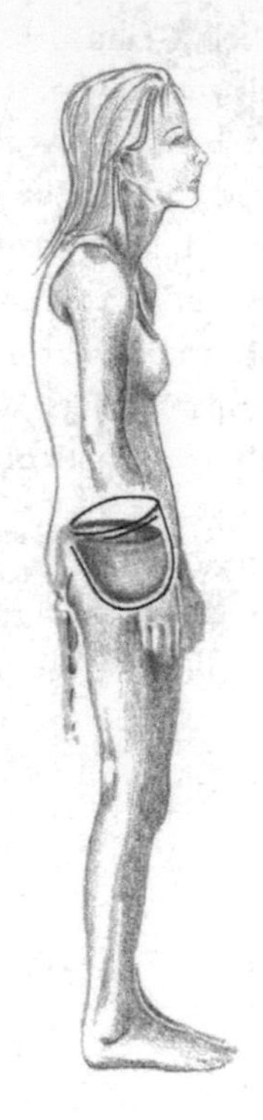

圖39b　骨盆後傾

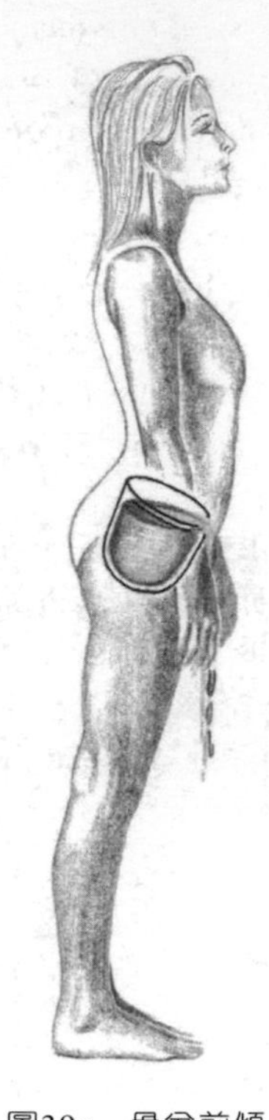

圖39c　骨盆前傾

預備姿勢

所有站立的姿勢都從一個基本的姿勢開始。建立正確而平衡的根基，讓你有個穩固的基礎開始動作。時時記住：所有站立的姿勢都不是平面的動作。從圖片、照片上看，姿勢是平面的，或是兩個面向，如果光照著圖片做，你會非常生硬地做出不自然的動作。練習體位法時，用心眼把動作觀想成雕像，容許身體的彎曲線條及天生的不對稱，找出自己的理路。

探索練習

預備姿勢 I

兩腳與臀同寬站立，兩臂左右打開與肩同高，想像兩邊手腕各吊著一條鉛錘垂到地板。兩腳左右大步拉開，腳的位置在手腕下；每個人的身材比例不同，所以這是一個大概的距離。腳掌大約內旋30度，腳掌內旋是要讓膝關節校準腳踝，並且防止腳滑開（圖40）。測試一下你的姿勢，利用屈膝來檢查膝和踝是不是在同一個方向——如果不是，腳掌可能需要再往內旋一點。

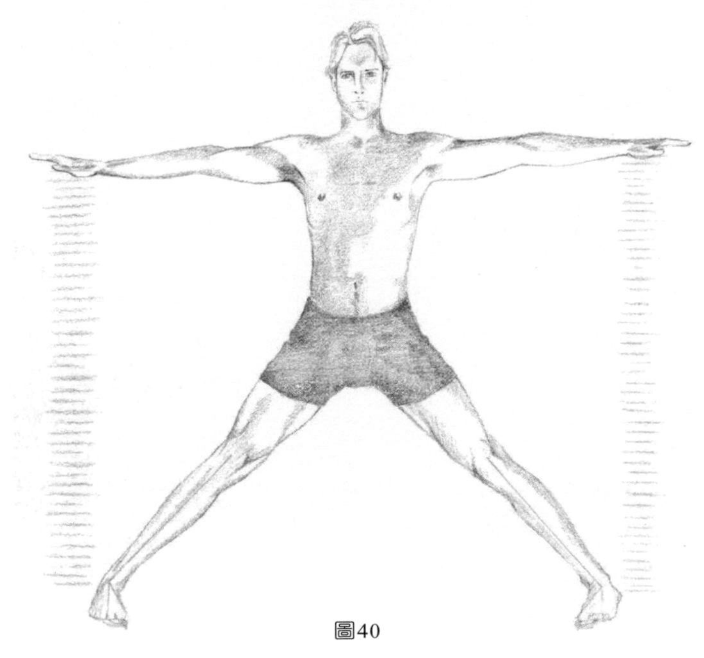

圖40

探索練習

預備姿勢 II

大多數的立姿都是一腳保持內旋，另外一腳外旋90度。現在練習一下，以右腳跟為支點腳掌外旋，腳趾展開，腳往前延伸，輕鬆地安放在地板上。注意，腳外旋時整條腿必須跟著外旋。這麼做時，左邊骨盆必須往前移，所以你低頭看看，左邊的臀部會比右邊稍稍往前（圖41）。這個小小的調整讓你比較容易維持右邊整條腿外旋，以校準踝和趾。

一旦你把腳轉到某個特定的方向，你的「膝必須服從腳」，這樣膝和腳才算一起同意做接下來要做的事。骨盆必須往前轉一點，這樣腿部的關係才能維持下去。圖42是不正確的示範，示範者想把臀部維持在一個平面上，因此前腿膝部不得不往內旋，也造成薦髂關節（薦椎與兩邊骨盆連接處）及下背部不必要的壓迫。假以時日，這個常見的錯誤會造成嚴重的背部、臀部及膝部毛病。人體結構在站立時，前腿一旦外旋，就不可能把兩邊的骨盆維持在一個平面上。比起柔軟有彈性的人，鼠蹊非常緊的人骨盆還得多轉一點。總之，沒有人能在這個姿勢裡維持骨盆兩邊齊平而不傷臀、膝和下背部。

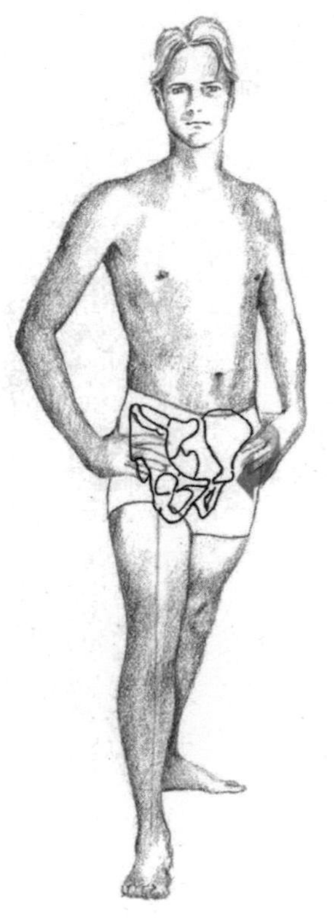

圖41　正確姿勢

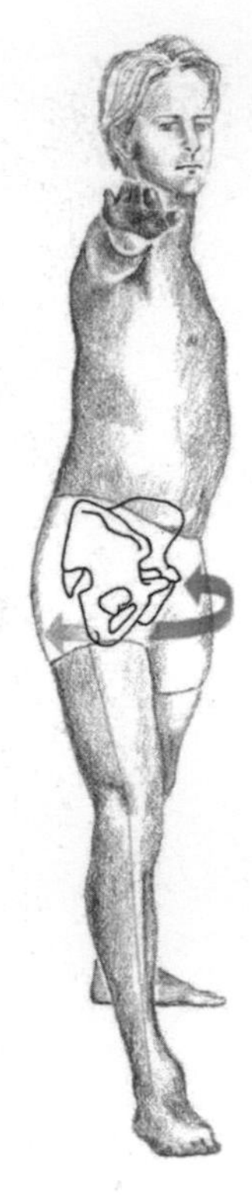

圖42　不正確姿勢

最後，檢查前腳跟是不是有校準後腳的足弓或腳跟內緣。試驗一下，你覺得哪一種最穩定。第一次做的時候，你可以利用地板的木板線條，或是定一條線做為指引。現在要告訴你最後一個訣竅了。

坐骨和腳跟的連結

人體所有動作當中，坐骨和腳跟之間都有強而有力的連結。不管是走路、跑步或單腳跳，身體總是試著找出腳和大腿骨頂端之間的力量線，以維持平衡，並且把腿到上身的力量傳輸發揮到極限。一流的賽跑選手利用這個連結順暢地驅動自己往前衝，不會因為力量線改變而浪費能量。

探索練習

找出坐骨到腳跟的連結

坐著，手指放到臀部下面去找兩塊突出來的骨頭，那就是坐骨。兩腳與臀同寬，腳在膝蓋的正下方。心裡在每一邊的坐骨到腳跟之間畫一條線，右腳跟用力往地下踩，感覺力量傳到右邊骨盆。右腳再往右跨一步，這樣右邊坐骨和右腳跟就不在一條直線上了。右腳再踩一次地板。然後把右腳收回來和左腳併在一起，再踩地板。當腳跟和坐骨不在一條直線上時，你是不是覺得傳送到骨盆的力量就沒那麼清楚順暢了？

回到預備式 II 的姿勢，右腿外旋。看著右腳跟，心裡沿著地板在前腳跟和後腳之間畫一條線，然後右邊坐骨沿著地板的線往前移。如果你不確定這條線，利用地板的木板線條來校準前腳跟與後腳足弓。一旦右邊坐骨對上腳跟的線往前移，這時低頭就再也看不到前腳跟了。緩緩屈右膝，右邊坐骨與右腳跟維持在同一條線上。你是不是發現左邊的臀部必須往前移才能這麼做？當你找到這

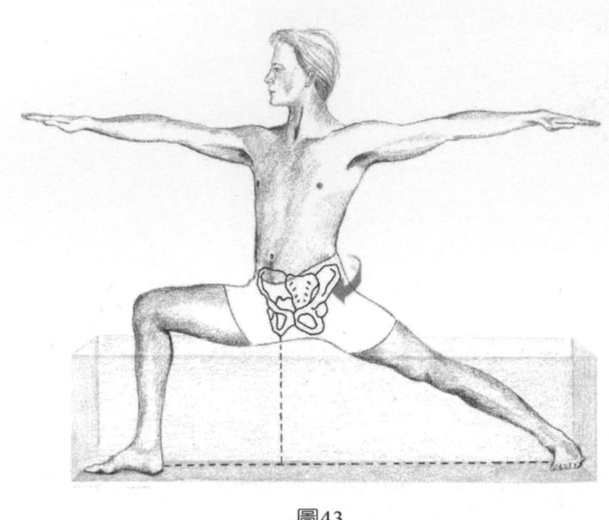
圖43

條天生的力量線，你的膝會完美地排列在腳踝之上，這麼一來，低下頭來只能看到大腳趾了。如果你能看到整隻腳的趾頭，很可能坐骨往後移、膝蓋內旋了。還有，右腳踩下去，力量能夠順暢地從膝部、髖關節通過骨盆傳到另一腿的腳。自己試試看，前腿踩下去，能不能感覺到前腳和後腳之間那股強而有力的連結（圖43）。

圖42可以看到失去這股力量的樣子。坐骨和髖關節掉到這條連結線的後面時，膝蓋會內旋，前腳的足弓也垮了下來。由於兩腿已經不在身軀的下方，脊椎就往前推了出去，這時脊椎很緊繃，因為脊椎擔起了**支撐**的工作，而非**得到支撐**。

膝部注意事項

膝是絞鍊關節，不過屈腿時，膝部可以稍微扭轉。這一點調動可以讓你快速改變動作方向，例如足球選手巧妙踢球，但這個扭轉動作也容易讓膝部受傷。在所有站立姿勢裡，膝必須跟從腳的角度，這樣關節才能發揮絞鍊的作用。前腿外旋預備做立姿體位法時，可以輕輕收提膝部上面的四頭肌來防止膝部內旋；四頭肌往上一提，牽動到膝蓋骨下面的肌腱，會拉出一個「微笑」。這個動作可以提起並穩住膝蓋骨，感覺應該像是膝蓋浮在腿上，而不是緊緊夾住關節。做對了，用手指去撥膝蓋骨，膝蓋骨不會兩邊跑來跑去。如果你不確定怎麼做，可以坐在地板上兩腿伸直，抬起一腿離地約二、三公分，抬腿動作所用的肌肉必須和提起膝部用的是同一批肌肉。**絕對不要**把膝蓋骨往下壓，或硬抬起膝蓋骨，因為這樣會鎖住膝部，並且過度伸展膝關節，造成關節內部及整條腿背面肌腱的緊繃。在所有姿勢裡尊重膝部的放置方式，能確保靈巧的絞鍊關節長保健康！

有了這些錦囊妙計，你可以開始立姿練習了。

站立姿勢篇

滾動脊椎

做法

以山式站立。頭緩緩往下，直到下巴碰到或接近胸部（圖44）。張開嘴，發出聲音長長深深地吐幾口氣。閉上眼睛注意觀察，呼吸時，你的頭、頸隨著氣息上下起伏。等你感覺到這個振動，脊椎開始一節接著一節緩緩往前蜷曲，直到整個上身倒掛在腿上面。身體一旦開始前彎及放鬆膝部，更往下彎時，增加膝部的彎曲度。動作到底之後，停留，做幾個深長的呼吸，頭、脊椎、手臂鬆鬆垂下去（圖45）。

現在準備起身。兩腳往下踩，脊椎一節節慢慢疊上來，身體上來之際伸直腿。脊椎滾動時，膝部也同時不停地動——身體下去時

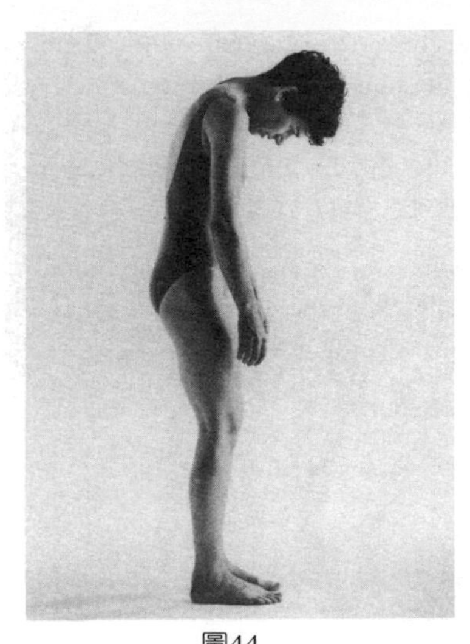

圖44

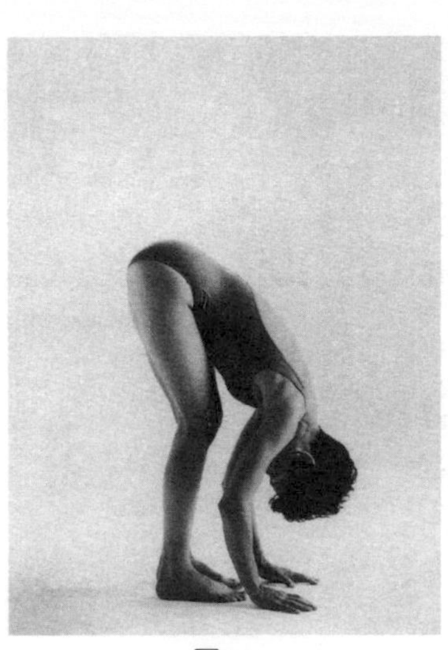

圖45

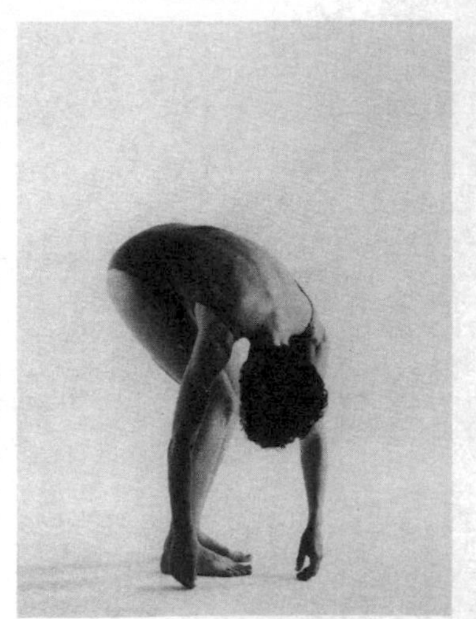

圖46

i
ii
iii
iv
v
vi
vii
viii

膝緩緩曲屈，身體上來時膝緩緩伸直。每一次回到站立姿勢時，確認肩膀是鬆沉的，腹部是開放、容量大的，頸部是拉長的。

現在看著右腳小趾，動作一樣，只是往側邊斜彎下去。身體往側邊彎下去時，保持兩膝平行，依舊讓兩臂鬆垂下去（圖46）。

做三次脊椎滾動——前面、左邊、右邊。每次滾下去時，注意聆聽背部的感受。有哪些部位覺得特別僵硬或黏在一起？在這些部位把動作放慢，利用呼吸的晃動溫和地把骨頭鬆開。

變化式

坐椅子：如果腿後面（膕旁肌）非常僵硬，或是脊椎有毛病，可以試著坐在椅子上滾動脊椎。這個變化式也很適合工作或旅行時做，可以放鬆背部而不會引人側目。

坐在椅子的邊緣，兩腳大步張開與臀形成三角鼎立之姿。變化式只往中間滾下去，兩臂置於大腿外側鬆垂下去。如果你想加強伸展腿部後面，兩腳距離可以再拉開幾公分，然後再一次前彎下去放鬆背部。每重複一次，兩腳與椅子之間的距離就增加二、三公分。準備起身時，收回兩腳置於身體下方，腳板踩地，從脊椎滾上來。如果你的背部很弱，兩手放在椅座兩邊幫忙撐起身子。

功效	放鬆脊椎，伸展膕旁肌。漸漸放鬆並用上全身。定心。
誰不可以做	如果你有椎間盤突出、脊椎屈曲，做這個姿勢可能引起麻煩。試試半犬式（127頁），提高手掌的位置，使腰部有點凹陷。
給孕婦	視需要拉寬兩腳距離以配合腹部。隨著孕期推移，做脊椎滾動時，不做側邊下去的動作。
困難點	我的腰會痛。
這樣試試	**可做椅子變化式或半犬式。**

幻椅式（Utkatasana）

做法

以山式站立，兩足內緣相併。吸氣，拇指互勾兩臂向上伸展，努力往上延伸，緩緩屈膝。深入姿式時，清楚保持頭頂到尾骨的線，用身體的前方支持身體的後方（圖47）。停留三到五個呼吸，然後慢慢放開姿式，回到立姿。

幻椅式可以加在拜日式系列裡，做為拜日式的第一個動作，是增加力量及耐力的極佳方式。

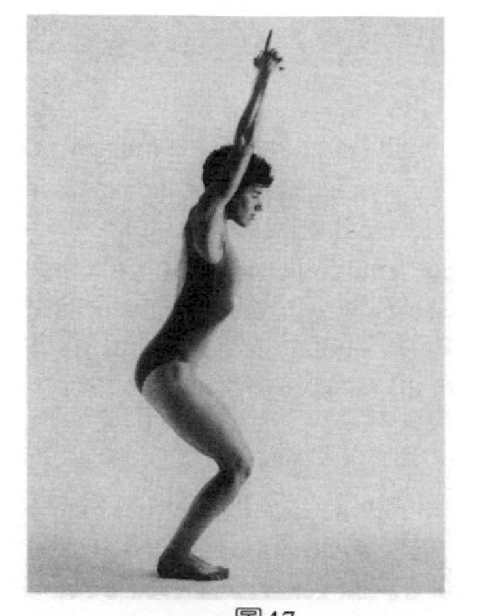

圖47

功效	強化大腿、腹部、背部肌肉。打開胸部。暖身、增加耐力。
誰不可以做	☺
給孕婦	（圖示）
困難點	我的下背部會痛。
這樣試試	**很可能你的腹部肌肉鬆掉了，使得腰部往前推。把肚子收進去並且上提以支持背部，同時只有在身體前方能維持支持力量時，才增加蹲的屈曲度。**

半犬式（Ardha Svanasana）

做法

兩手與肩同寬，手貼牆壁站立。兩腳慢慢往後退，從髖關節往前彎，直到脊椎跟腿成桌狀。吸氣，手抵牆壁；吐氣，坐骨及尾骨往後延伸以拉長脊椎。同樣地，容許身軀在吸氣時微微上升，吐氣時微微鬆沉（圖48）。

做這個體位法時，確認自己的脊椎是在中立姿勢，每一段脊椎曲線都沒有受損（圖14，68頁）。

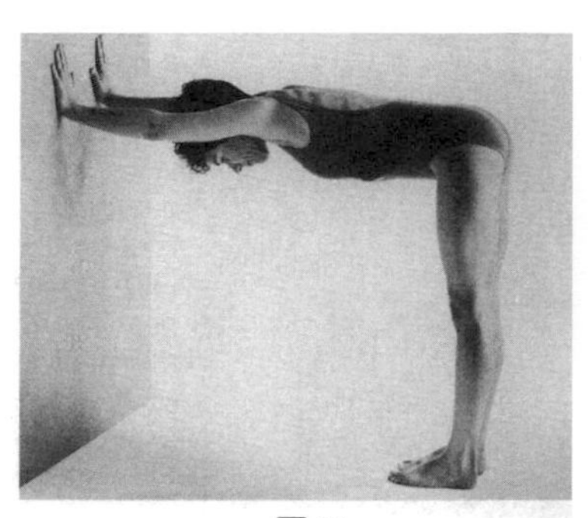

圖48

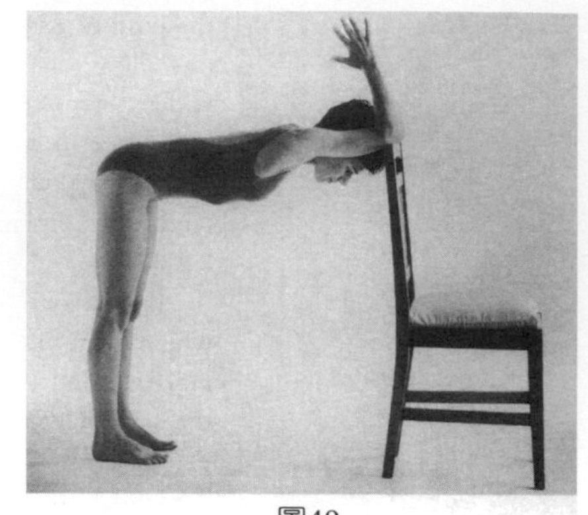
圖49

你應當能感覺下背部微微凹陷，若非如此，你是拱起了腰椎往前彎，這會壓迫到椎間盤。怎麼調整呢？先屈膝，然後坐骨往上翻。如果沒有辦法把腰椎調回自然的曲線（因為膕旁肌太緊），可以把牆上的手往上移，直到手臂和背部形成一條長長的斜線（圖21，78頁）。等到腿鬆了，牆上的手就可以漸漸下移，永遠都是從髖關節動，同時保持脊椎自然的弧度。

變化式

A. 旅行或工作時，可以利用窗臺、車子或椅子撐住手來做這個體位法，或者曲肘，把手肘架在支撐物上（圖49）。

B. 放鬆僵硬的肩膀：離牆一步面牆而立，手肘靠著牆往上滑，兩手在腦後手指相碰。胸部往牆靠近，同時腋窩往牆壓。

功效 放鬆肩膀、背部、膕旁肌。拉長脊椎。消除背部肌肉的疲勞及壓迫。

誰不可以做 這個體位法任何人都可以做，只要調整姿式確保脊椎中立。

給孕婦

困難點 我覺得頸部及肩膀緊繃。

這樣試試 **手臂外側往下轉，以放寬肩膀離開耳朵。頭上抬，使耳朵與兩臂齊，頭與脊椎在同一條線上。**

三角式（Trikonasana）

做法

以預備式 II（朝右）開始。吸氣，兩臂左右伸展出去與肩同高。吐氣，骨盆緩緩斜到右大腿之上。想像骨盆是鐘錶的軸心，脊椎是指針。往側邊下去時，下到自己能力所及之處即可，整條脊椎從頭到尾保持拉長的狀態。身體下到腿部還算舒服的程度時，依自己的柔軟度把右手放在腳踝外側的瑜伽磚或椅子上（圖50），或地板上（圖51）。進入姿式之後，利用呼吸把意念專注於兩個內在的變化動作：吸氣時，兩腿往地下扎根；吐氣時，脊椎由頭至尾拉長。每次吐氣拉寬兩臂幅度以放寬背部。頭部保持中立姿勢，到最後才轉頭看左手的上方（不多停留），完成整個姿式。整個姿式大約停留十個呼吸，然後兩腳踩地起身。換邊練習。

肚臍發散原則及海星意象對這個姿式很有幫助。注意看圖52的錯誤示範，示範者上面的手臂往後伸展，想要藉此打開胸部，不過他的身體中心縮得很緊朝著相反的方向轉動。注意觀察，他的四肢和核心似乎沒有連結。要怎麼修正呢？試著把左手放在腰上來練習這個姿式。首先調呼吸、動員核心。現在左手放在腹部，吐氣時鼓勵腹部往上轉。感覺腹部鬆開了，左手往上移一點，一路這樣往上到胸部，鼓勵心和肺朝天轉。等到感覺身體的中心擴大了，才把手臂伸展上去，感受開放的核心與飛揚的四肢之間的連結。兩腿始終從身體的中心往地下伸展。讓自己在每一次呼吸中像海星似地擴張與收縮。

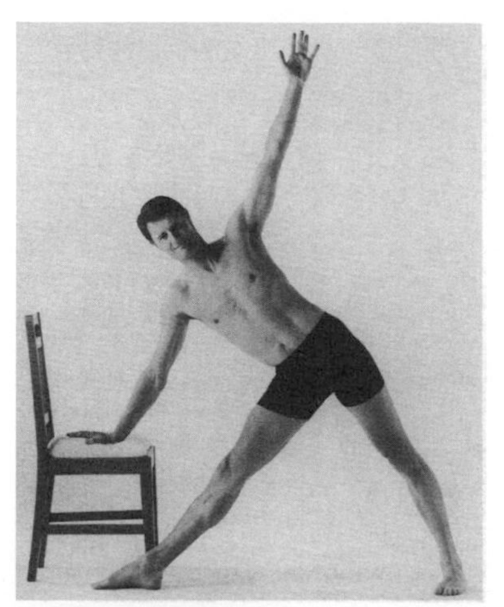
圖50

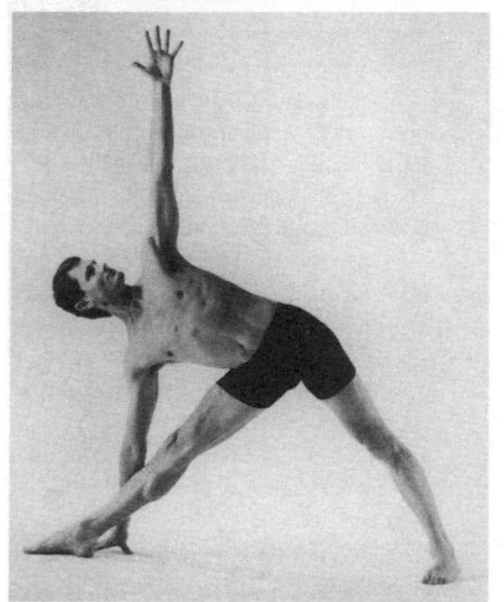
圖51

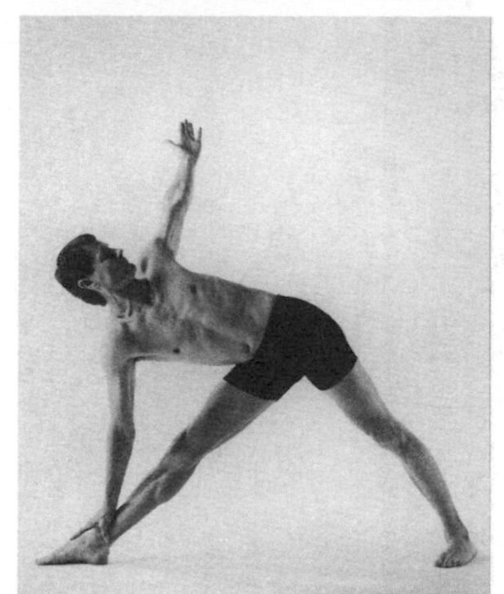
圖52　不正確姿勢

變化式

初學者：如果你的脊椎有問題，或是腿非常緊，下面的手可撐在磚或椅子上（圖50）。提高手的支撐位置會降低動作的強度，並且防止手臂帶著身體的重量壓迫前腿。**在所有的立姿體位法裡，你都可以利用磚來調整姿勢。**

進階者：在上的手臂從背後去抓前腿的大腿

根部，來增加脊椎的扭轉度。在上的肩膀背面放鬆，胸部打開，利用這隻手臂促進脊椎深度扭轉。注意，扭轉時脊椎要拉長，才不會壓迫到下背部。

功效	放鬆髖關節、腿、整條脊柱。打開身體側邊。
誰不可以做	後外側椎間盤突出的人可能發現，這個輕微的扭轉動作對背部都是個挑戰。用磚或椅來提高手的擺放位置。如果這樣還是會痛，不要勉強做，離開姿式。
給孕婦	隨著孕期的進展，把手放在磚或椅上。
困難點	我覺得前腿膝窩拉得很緊。
這樣試試	**你可能把全部的重量都壓在前腳跟了，造成整個伸展侷限在膕旁肌的肌腱部位（大腿頂端及膝窩）。把重量往前移到腳掌，進入姿式時重量持續放在腳掌。**

側角式（Parsvakonasana）

做法

這個體位法跟三角式極類似，只是兩腿距離更寬。以預備式 II（朝右）開始，吸氣，兩臂左右伸展；吐氣，身體往右側下去同時屈右膝。右手肘放在大腿上，利用手肘促使右邊髖關節外旋（圖53）。如果有需要，現在是調整兩腳距離的時機。如果右膝太過屈曲超過腳踝，就要拉大兩腳距離；如果右膝無法屈曲到踝的上方，就要縮小兩腳距離。當膝在踝的正上方，大腿和小腿呈直角，你就處在最穩定的姿勢裡。

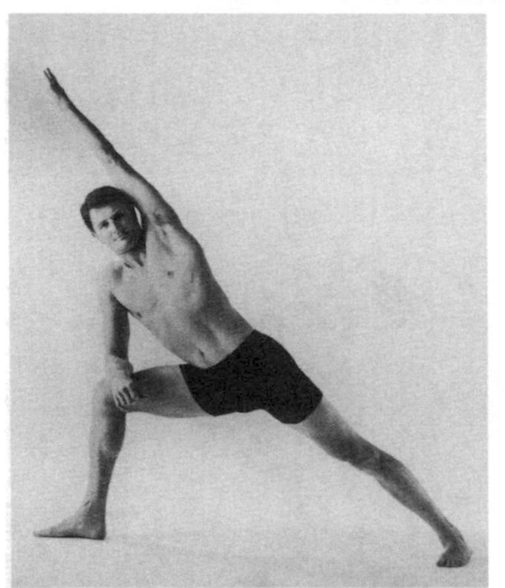
圖53

現在右腿踩下去，讓重量移到後腿，一旦覺得後腿結結實實扎了下去，慢慢把上面的手臂伸展到頭上方，先屈肘讓手指輕輕碰到耳朵，然後伸直手臂。這時身體應該呈一條長長的對角線——從後腿經過身軀通到手臂。當兩腿愈來愈有力、髖關節愈來愈有彈性時，右手放在腳踝外側地板上完成姿式（圖54）。停留時，頭保持中立姿勢，眼視前方，直到最後幾個呼吸時，才轉頭望向上方的手臂。

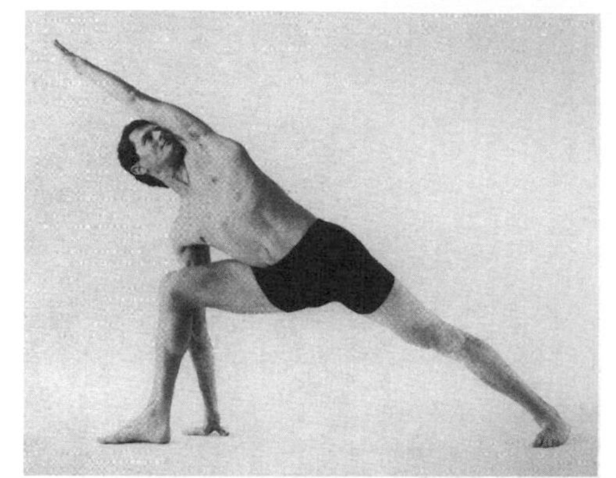
圖54

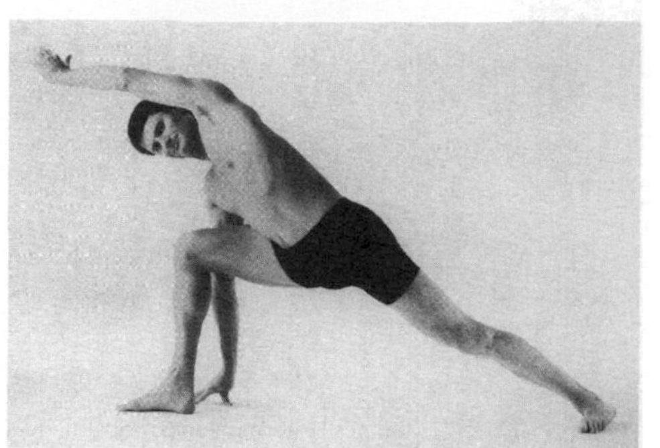
圖55　不正確姿勢

側角式最常見的錯誤是後腿垮掉，先是足內弓塌陷，接著膝部掉下。這使得後腿膝緊繃，造成骨盆、下背部往地板垮下去（圖55）。把後腳跟外側抵著牆角來解決這個問題。你的挑戰是，小腿骨要跟大腿骨校準。由於後腿和地板之間的角度很小，自然容易往下墜。用意念把後腿外側朝天花板提拉，讓整條腿從腳到臀形成一條力量線，來對抗這股下墜的力量。這樣做的時候，把骨盆底提起來，這麼一來，尾骨就指向後腳跟。然後讓身軀延續這條力量線，這樣後腿的力量就順暢地走到身軀和脊椎（圖17，77頁）。如果你的關節一向有塌陷的習慣，你會訝異自己的腿部肌肉竟然要花那麼大的力氣，才能做出這個順暢的身體結構排列。不過，假以時日你就會覺得輕鬆、不費力了。

進階變化式：

在上的手臂從背後去抓前腿的大腿根部，以增加脊椎的扭轉度。在上的肩膀背面放鬆，胸部進一步打開時，利用這隻手臂促進脊椎深度扭轉。

功效	強壯腿部，放鬆髖關節。打開胸部及肩膀。拉長整條脊柱。
誰不可以做	☺

給孕婦 練習時手肘放在大腿上，這樣腹部空間比較大。懷孕初期覺得疲累時，懷孕後期要避免過度伸展骨盆底，都可以在前腿的大腿下面放一張椅子（圖56）。戰士式 II 也可以用這個方式。

困難點 我的整個重量似乎都在前腿。

這樣試試 **後腿先屈膝，這樣最能感受把重量交給地、鬆沉到地的作用，把重量換到後腳。想像後腳踩在起跑磚上，準備發動對角伸展。後腿推出去、伸展開來，進入姿式。一旦後腳和地板失去連結，就重複屈膝鬆沉、推出去的動作，把根找回來。**

戰士式 II（Virabhadrasana II）

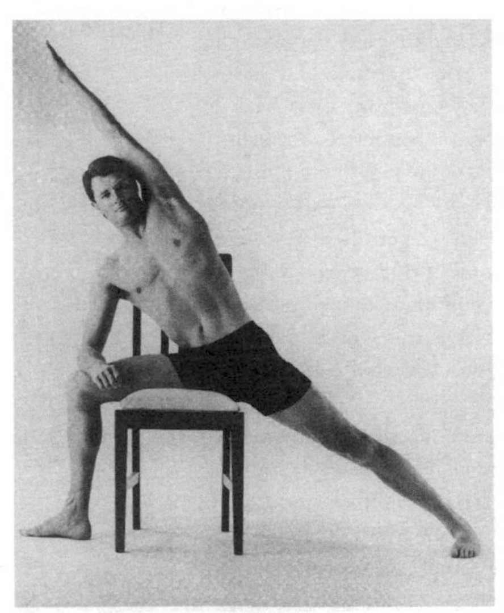

圖56

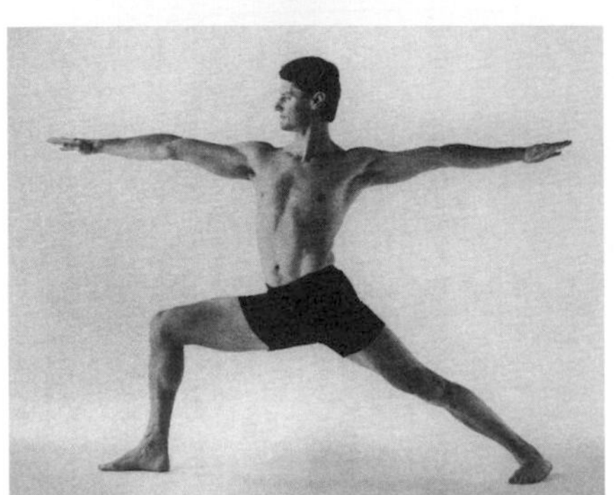

圖57

做法

以預備式 II（朝右）開始。戰士式 II 是前腿彎曲，但脊椎保持順暢的垂直線，矗立在兩腿之間。吸氣，兩臂有力地向兩側伸展開。讓呼吸打開心肺，使心肺能給伸出去的手臂提供活力支持。吐氣，右膝緩緩屈曲數公分。不要起身，右腿水平地推出去，直到能感覺重量到達後腳跟。剛進入姿式時，逐步增加膝部屈曲程度，在每一個高度測試一下，是不是兩腿平均維持重量。在完成的姿式裡，前腿大腿會和地板平行。

深深呼吸，因為這個姿式需要很多能量！吐氣時，想像自己從中心擴展開來，讓四肢從腹部發散出去。骨盆保持輕輕提起以離開大腿，這麼一來，髖關節是打開的，脊椎能順暢地拔升。視線轉向右手，並且越過右手，始終保持脊椎居中立於骨盆之上（圖57）。

功效	強壯腿部、增加髖關節及鼠蹊的彈性。暖身，增加耐力及毅力。
誰不可以做	有心臟問題及高血壓者做這個姿式應小心。手臂置於身體兩側、手放在腰間，這樣做會降低心臟的壓力。
給孕婦	如果覺得累，或是懷孕後期，可以像側角式一樣用椅子來支撐（圖56）。
困難點	我的脊椎會往前腿靠。
這樣試試	**延伸後面那隻手臂，讓手腕在腳踝之上。如果你保持這個位置關係，脊椎就會維持中正。**

戰士式 I （Virabhadrasana I）

做法

我們由幾個強度不同的變化式循序進入戰士式 I 。你可以依序做這幾個變化式，也可以在其他體位法的中間輪流加入這些變化式，等暖身之後，就漸漸進入比較強烈的變化式。或者你可以針對自己要加強的部位，選一個變化式單獨專心練。

以預備式 II（朝右）開始。整個身體轉向右腿，後腳跟提起外旋使腳朝前。後膝觸地（膝下可視需要加墊毯子），兩手置於前腳兩側。在這個起跑的姿勢裡，專注於讓髖關節往地板鬆沉下去，漸漸打開前腿鼠蹊，在這兒停留十個呼吸。現在把手放在前大腿上，小腹提起離開腿，這樣背部是挺直的。手壓大腿，提起胸部。鼠蹊和腹部應該有明顯打開的感覺（圖58）。停留十個呼吸。

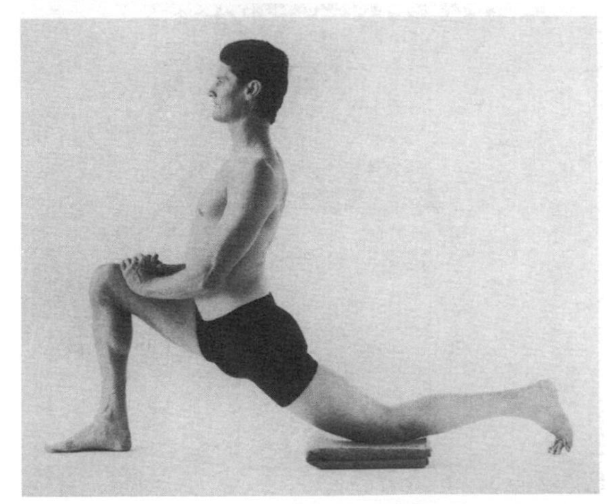

圖58

繼續從這個姿式往下做。吸氣，手臂伸展過頭，專注於脊椎往上拉長，背部漸漸拉出溫和的曲線。背部的曲線不要伸展得太深，以免下背部受到壓迫或覺得痛。停留五個呼吸，每一次呼吸都更往上伸展一點以深

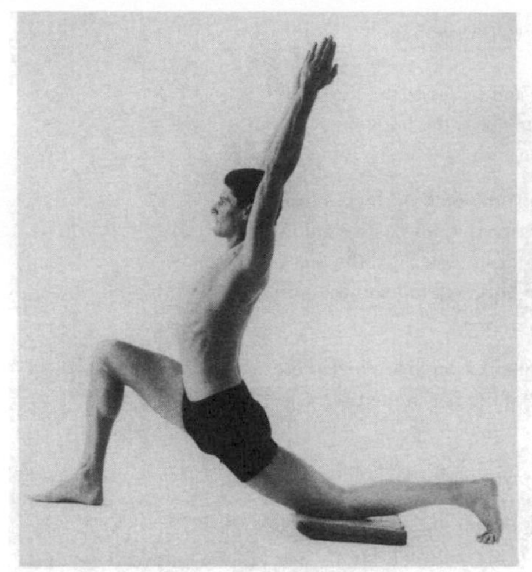
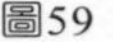
圖59

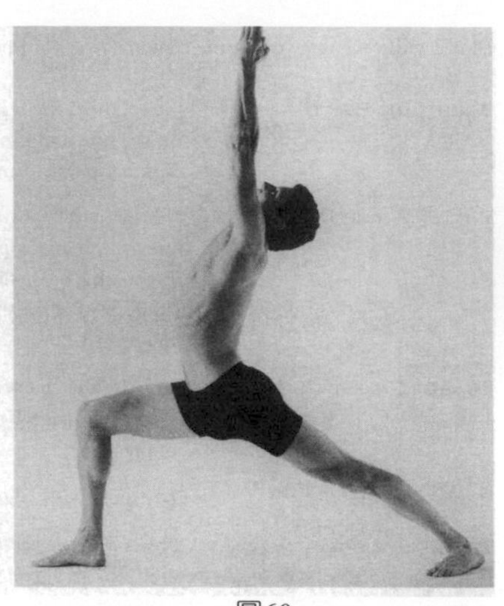
圖60

入姿式（圖59）。

現在做最終姿式。緩緩伸展後腳跟把腿打直，膝部提起離開地板。後腳跟現在是稍微內旋，如果覺得不穩，可以把後腳跟抵住牆角。大拇指相扣，合掌朝上，身體持續經由手臂往上提拉。延伸脊椎之際逐漸後彎，初時兩眼保持平視；覺得比較平衡了，頭往後放鬆，完成整個姿式（圖60）。

變化式

初學者：如果腿沒有力，或不能維持平衡，可以用面對牆、前腳趾碰壁、手臂與肩同高、手掌貼牆的方式來做最終姿式。

下背部敏感的人：如果你習慣擠壓下背部，試著把前腳提高放在椅子上做這個姿式。專注於脊椎往上提拉的動作，而不是後彎。

功效	打開鼠蹊前方，放鬆骨盆和背部深層肌肉。強壯大腿及上背部肌肉。暖身，讓身體充滿活力。
誰不可以做	心臟較弱或高血壓患者手臂不要伸展過頭。手放在臀部做後面兩個變化式，只要稍微停留一下就好。
給孕婦	在這個姿勢裡，孕婦腹部的重量使得背部緊繃，尤其是懷孕後期。
困難點	我覺得很容易搖晃而失去平衡。
這樣試試	**手離開大腿往上伸展之前，前腳往下踩，直到你能感覺重量傳到後腿。這個力量從前腿經由骨盆到達後腿，會成為支撐的基礎。保持雙眼平視。**

加強側伸展式（Parsvottanasana）

做法

這個體位法的預備式兩腳距離稍微窄一點（大約窄10公分），後腳內旋多一點，這樣骨盆可以轉向面對前腿。找到定點姿勢最簡單的方法是：以山式站立，兩腳與臀同寬，想像兩腳站在鐵軌上，左腳沿著鐵軌往後退一大步。如果後腳的定點在鐵軌之內，兩邊坐骨和兩個腳跟之間無法各自成一直線，這樣你會覺得不穩。

手置於髖關節，緩緩從髖關節往前彎，脊椎從頭部到尾骨保持長直。前彎之際，克制右邊臀部擺動而逸出鐵軌，這會讓坐骨與右腳跟之間的線歪掉，使得脊椎歪向右邊。唯有在脊椎維持拉長的狀態下才深入姿式。手放在椅座上做為支撐，每一邊停留十個呼吸（圖61）。專注於放寬腿部背面的肌肉。起身時，重量扎在兩腳，以臀部為支點抬起上身。換邊練習。

如果前面戰士式 I 的幾個變化式你都沒有問題，就可以試試標準的側伸展式了。以預備式 II（朝右）開始。吸氣，兩臂左右展開伸到背後，曲肘合掌成祈禱狀。如果你的手腕或肩膀不能這樣做，用手抓肘即可，用肘頂住手以放寬肩膀。緩緩從髖關節往前彎，前彎之際，保持脊椎中立姿勢直到背部成桌狀。到了最後階段才讓整個人放鬆在前腿之上，額頭或鼻子放在小腿上，背部輕柔地放圓（圖62）。唯有在最後階段才讓背部稍稍放圓。不管前彎到哪個階段，脊椎都要維持中正，大約停留十個呼吸。腳踩地起身，起身時前方的身體往

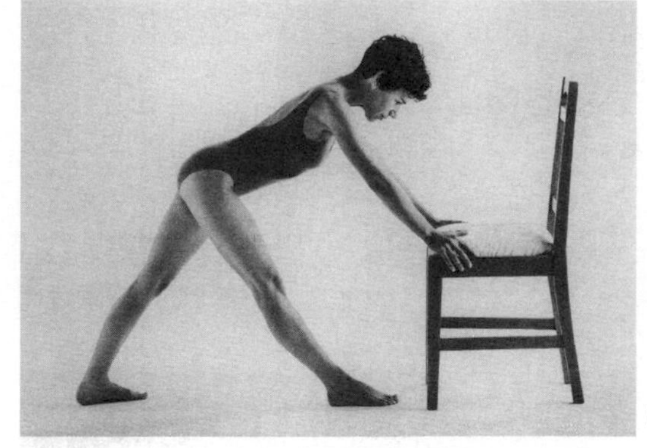

圖61

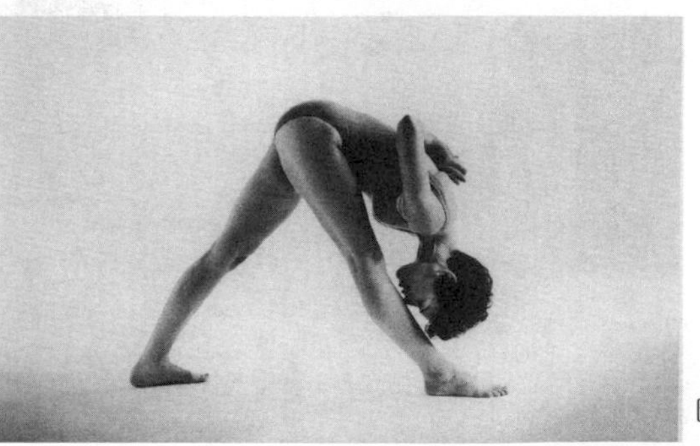

圖62

身體的後方收提，以防脊椎緊繃。

安全變換動作的要領

進入前彎及起身時，要小心背部，把柔軟的身體前部往脊椎收提以支撐背部。想像整個消化道，從嘴巴到肛門，跟脊椎形成一條平行線。進入前彎及起身之際，消化道和脊椎保持聯繫。前彎下去時，喉嚨、肚子往前推，起身時脊椎拖著內臟器官，都給背部多餘、不必要的負擔，讓背部肌肉過度工作。進入前彎及起身時，總是同心協力用上整個身體。

變化式

如果你只能前彎到45度，就把頭靠在牆上（頭和牆之間放一墊枕）。以頭為第六肢，用頭頂著牆壁以拉長脊椎。頭有支撐，背部肌肉因而輕鬆些，並且讓你清楚感覺從頭頂到後腳跟的力量線。

功效	深度放鬆髖關節及膕旁肌。保持手腕及肩膀的活動力。安定身心。
誰不可以做	膕旁肌拉傷及坐骨神經痛的人。
給孕婦	I II III
困難點	我的後腳會離地。
這樣試試	**剛開始比較沒有彈性，這是正常的事。不過，所有的學員都可以用器官支持力量，讓後腿扎得更穩。面向前腿站立時，腹部器官往脊椎收提。當腹部的器官朝後收提，自然而然感覺到重量扎到後腿了。前彎時，保持整條消化道和脊椎之間的平行連結。**

扭轉三角式（Parivrtta Trikonasana）

做法

以調整過的預備式 II 開始（和加強側伸展式的預備動作一樣）。扭轉三角式是三角式和側伸展式的混合體，脊椎在此式中有最大程度的扭轉。如果你沒有練習側伸展式，現在回頭做側伸展式，把側伸展式當做扭轉三角式的預備式。

面向前腿站立，吸氣，左手臂上舉過頭，往上、往後延伸，直到你覺得整個身體的左邊從手一路到腹部、鼠蹊都明顯展開（圖63）。髖關節前彎之際，整個身軀同時緩緩向右扭轉。保持坐骨和腳跟之間的連結，特別注意不要讓右邊的臀部歪出右腳跟的連結線。起初手很難直接下到地板，所以在前腳**內側**放一塊磚，以提高手的擺放位置（圖64）。

再次想像自己是海星，身體的核心是展開的，所以四肢可以自由伸展。首先把呼吸調整到順暢、有節奏的狀態，讓腹部展開。感覺腹部到頭部及尾骨的連結，因此脊椎隨著每一個吐氣而拉長。核心一旦打開了，手臂和腿自然而然輕鬆順暢地往外伸展。如果你覺得身軀很難扭轉，把上面的手放在腹部，吐氣時用手鼓勵核心發動扭轉。接著手移到身軀的中央，鼓勵中央扭轉，一路如此行之，直到你用手請心肺也這麼扭轉。最後幾個呼吸時，轉頭去看伸展上去的手臂，整個動作就完成了（圖65）。停留時，吸氣，兩腿扎根；吐氣，拉長並扭轉脊椎。

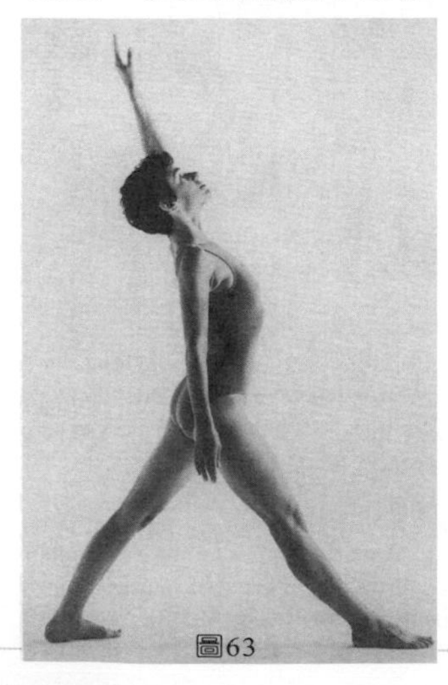
圖63

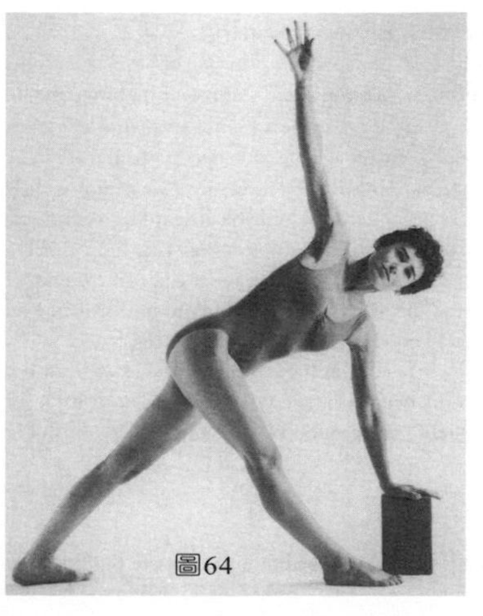
圖64

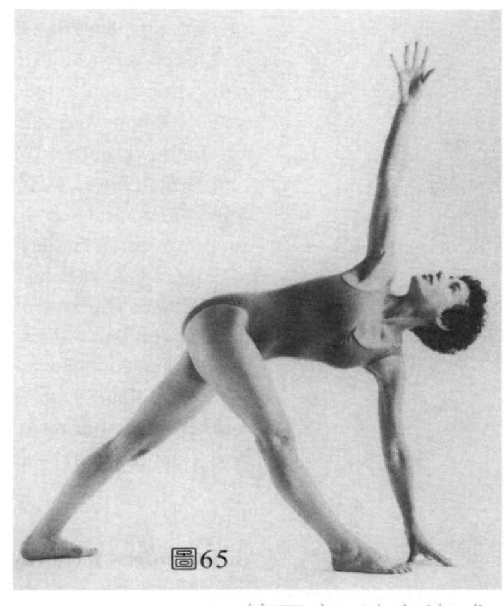
圖65

變化式

初學者：如果腳跟無法貼到地板，可以腳跟靠牆，用一塊楔子楔住腳跟，這樣腳跟就有了扎實的支撐。如果你覺得很難扭轉或是很容易失去平衡，可以與牆並立，右腳在前，扭轉之際，你的臉是面向牆壁的，用右手抵牆，一邊控制平衡，一邊引導脊椎進一步扭轉。

功效	深度展開髖關節及膕旁肌。徹底扭轉脊椎以放鬆背部的緊繃。激勵腎臟。
誰不可以做	背部劇烈疼痛的人。
給孕婦	
困難點	我好像不太能扭轉。
這樣試試	**你很可能拱背又憋氣。拉長胸骨底部到恥骨的空間，以放鬆橫隔膜並拉長背部，這樣就可以多扭轉一些了。**

半月式（Ardha Chandrasana）

做法

以預備式 II 站立，三角式是半月式的先行姿式，故以右邊的三角式開始。緩緩屈右膝，右手伸向右腳前面的磚（圖66），如果可以，手指直接放在地板上。重量換到支撐的腿時，後腿稍微沿著地板拖一下。深深吐氣，從支撐的腿起來，腳往下踩把力量扎下去，讓腹部在這個堅強結實的根基上擴展出去，六肢全都自由無礙地伸展到空間裡去（圖67）。

半月式是肚臍發散原則的絕佳範例。如果你的中心是緊縮的，並且摒住呼吸，那麼你的四肢和身軀會是切斷、沒有連結的。手臂放下來，把手放在腹部鼓勵腹部展開，從中心建立支持力量。如果你覺得不穩，可以把背部靠著牆。想把手臂重新伸展上去之前等待一下，直到你覺得自己的核心是展開的，呼吸也順暢，才動作。要在這個姿式找出核心支持力量，需要一點時間，因為在你想控制平

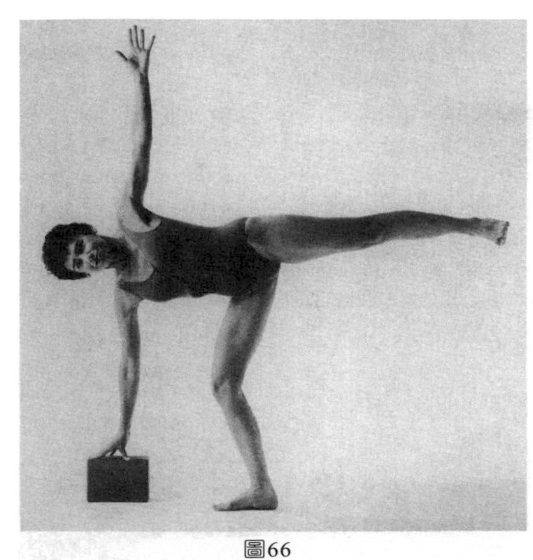
圖66

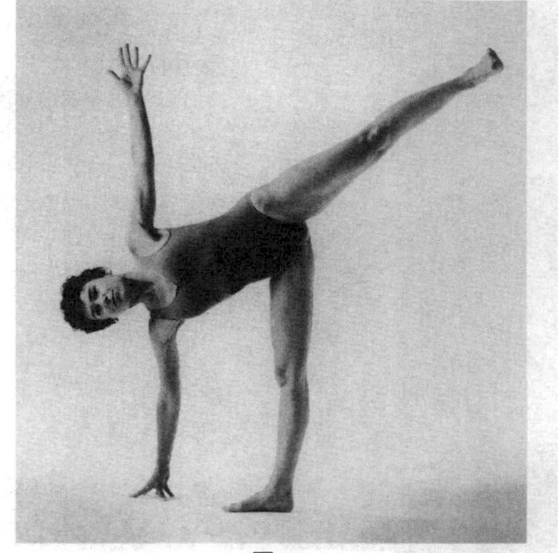
圖67

衡之際，太容易憋氣了。耐心一點，樂於反覆試驗，找出既能平衡又能呼吸的做法！這個能力對你將來做困難的體位法很有幫助。

要離開姿式時，站立的那條腿緩緩屈膝，後面的腿下到地板，回到最初的三角式。後腳碰到地板之際，身軀和地板保持平行，然後兩腿一起伸直。換邊練習。

變化式

初學者：許多初學者發現做這個姿式前腿髖關節會痙攣。如果你會這樣，很可能在開始起身時前腳內旋了，這使得髖關節內旋，而我們的老朋友坐骨就被推到後面去了。背對著牆壁做以下的修正：起身時，腳往下踩，修正所有改變重心的傾向。屈膝時，膝清楚明確地循著腳的方向在上面移動。起身、下去之際，膝完全保持在精確的路線上。一旦在這隻腿上平衡了，克制另一邊臀部賣力後轉而使得臀部肌肉緊縮的傾向。最後，想像你的骨盆愉快、輕盈地騎在兩腿之上，所以骨盆和大腿骨之間留有空間。

功效　增進平衡。強健大腿和脊椎的側邊肌肉。增加肝臟、脾臟、胃的血液循環。特別有助於肝炎、單核白血球增多症初癒者（練習時背部以牆支撐）。

誰不可以做　膕旁肌拉傷者應當小心。

給孕婦　靜脈曲張者不宜。

困難點　我不太能平衡。

這樣試試　**面對牆壁練習，手輕輕放在牆上。確認整個身體和牆壁平行，而不是一隻手臂懸在牆上，身體卻靠向牆或往後推。**

立姿劈腿前彎式（Prasaritta Padottanasana）

做法

立姿劈腿前彎和那些兩腳靠近而前彎的姿式比起來，這個前彎對脊椎及腿部後面比較輕鬆，非常適合膕旁肌、背部緊繃，想開展這些部位又覺得容易受傷的人。

以預備式 I 開始，**兩腳**拉得非常開，做這個體位法時，兩腳愈開，膕旁肌愈輕鬆。兩手置於臀側，吐氣，緩緩前彎。轉動髖關節前彎時，維持脊椎從頭到尾長長的線條。手在肩膀下方，手指觸地

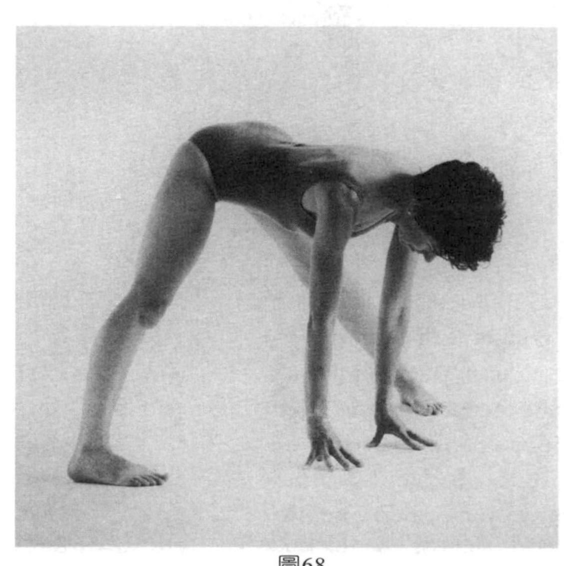
圖68

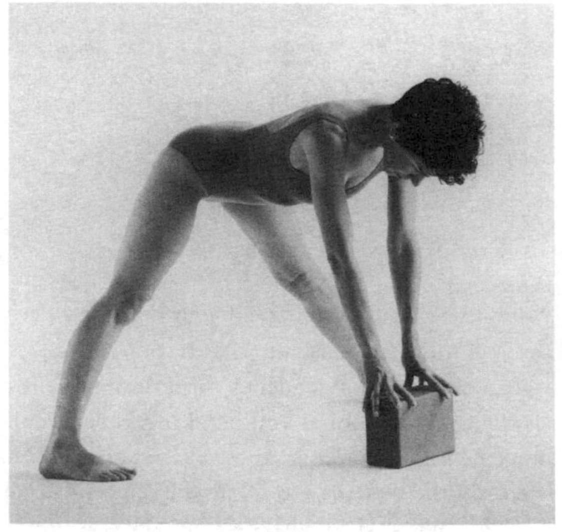
圖69

（圖68）。前彎時如果背部拱了起來，手放在磚上以提高手的位置（圖69）。維持脊椎拉長，以及維持橫隔膜展開的姿勢比手觸地更為重要。

保持重量集中於兩腳，緩緩放鬆，進一步彎下去，完全由髖關節動作。當你能夠加深前彎時，兩手往後移，讓手指與腳趾在同一條線上。緩緩屈肘，頭觸地時，肩膀放鬆離開耳朵。最終姿式是：手抓踝，下背部柔軟地放圓，頭觸地，完成這個體位法（圖70）。

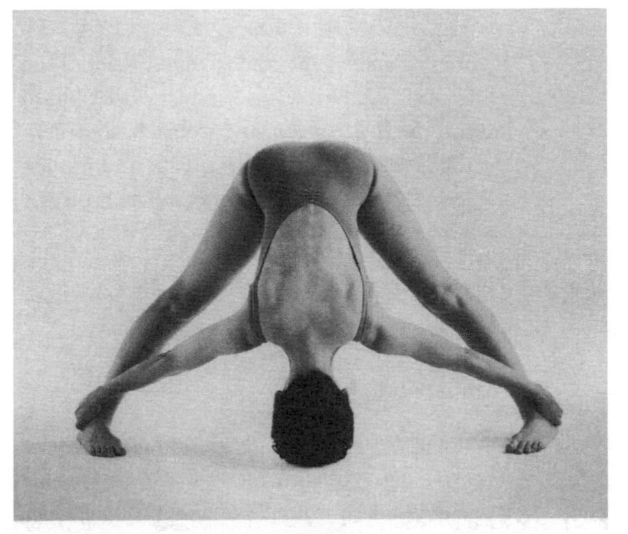

圖70

變化式

手放到背後成祈禱狀（如同加強側伸展式）是更強烈的做法。這個變化式只適合頭可以輕鬆觸地的人。

功效	放鬆膕旁肌。溫和地倒立——讓新鮮的血液流到頭部，讓心臟休息。安定、平穩精神。
誰不可以做	椎間盤突出的人應當小心。青光眼或視網膜剝離患者，頭的高度不應當低於心臟。
給孕婦	
困難點	我的兩腳似乎要滑開。
這樣試試	**兩腳內旋多一點、距離窄一點。**

立姿前彎式（Uttanasana）

做法

以山式站立，兩腳與臀同寬。從髖關節緩緩往前下去，彎的時候不吝於屈膝（圖71）。讓整條脊椎倒掛在腿上，溫和地展開腿部後側。大約停留十個呼吸，專注於放鬆頭、頸、手臂的重量，身軀因而拉長。起身時，吸氣，以髖關節為支點帶動身軀，手臂左右打開伸展過頭；吐氣，放下手臂回到山式。

如果你覺得這樣做還輕鬆，試著兩腿打直進入姿式，每一次吐氣時，從髖關節漸漸加深前彎的程度。當骨盆在大腿骨頂端深深轉動之際，想像坐骨和尾骨往上提。停留時，專注於放寬整條腿部後側肌肉，用放寬腳板的動作發起放寬腿部後側的肌肉。先放寬小腿後側肌肉，然後放寬大腿後側鼓起的部位。當你只伸展膕旁肌（膕旁肌的起點到終點，也就是坐骨到膝窩），會覺得這個伸展急劇又強烈。當你學習橫向放寬肌肉，會覺得這個伸展是擴散而結實的。

逐漸從手指觸地進展到手掌貼地置於腳前。待腿部更展開時，可以手掌貼地置於兩腳外側，頭部放鬆碰觸小腿脛（圖72）。

變化式

輔助立姿前彎（Salamba Uttanasana）。有些時候，到了午

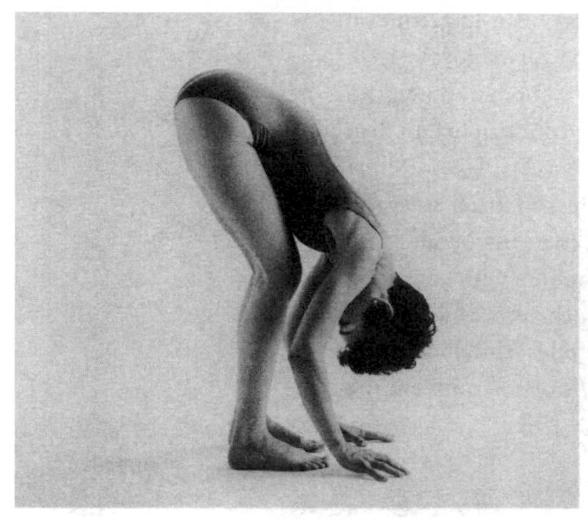

圖71

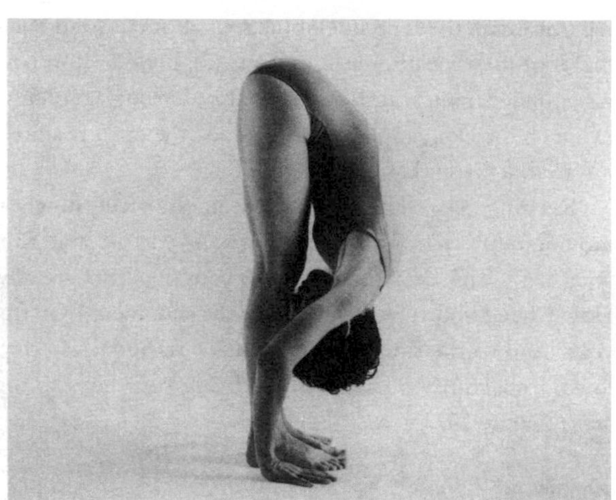

圖72

後，整個人一點勁也沒有，上背部累積了生活裡普遍常見的緊張壓力。拿一張椅子抵住牆壁，椅座面向自己，從站立的姿勢往前彎，屈肘兩手抱肘，額頭置於前臂上或椅座上（圖73）。如果椅子沒有軟墊，額頭下墊條毛巾。你可以屈膝或直著腿做這個變化式，依自己膕旁肌的彈性而定。每次吐氣時，整個背部、肩膀、頸部的肌肉放鬆、放柔。停留時間不拘，想起身時，先屈膝，腳往前走靠近頭再起身。

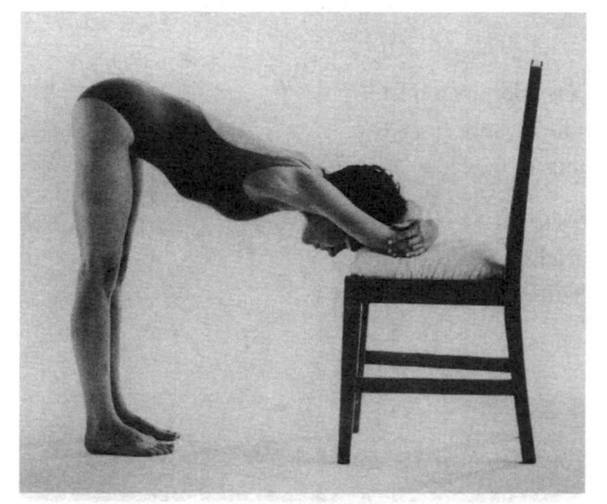
圖73

功效	深度打開膕旁肌，促進骨盆、背部靈活。溫和倒立促使血液流向腦子。安定神經系統。
誰不可以做？	有椎間盤突出的人應當小心。
給孕婦	懷孕第二、三期可以做輔助變化式，兩腳距離拉大以配合腹部。
困難點	我的膕旁肌太緊了，沒辦法放鬆！
這樣試試	**坐在椅子上練習「滾動脊椎」，或是練習半犬式。**

站立扭轉

做法

這是非常簡單、安全的扭轉動作，你可以一天當中多做幾次來放鬆背部。由於人是站著，膕旁肌對骨盆的牽扯相當小，容許脊椎不受限制地往上延伸，因此這個扭轉姿式對椎間盤的壓力還算小（不像坐姿扭轉），甚至椎間盤有毛病的人通常也能做。不過還是以自己的經驗為指導原則。如果扭轉讓你的背部不舒服，就不要執意做下去。

於牆邊側立，右肩碰牆，前方置一椅，椅背靠牆。右腳放在椅子上，左腳往下踩，頭頂往上延伸。想像脊椎像個螺旋狀的樓梯。

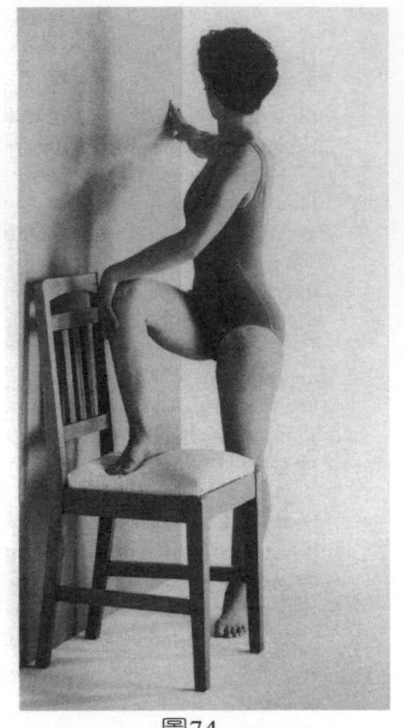
圖74

吸氣時，脊椎往上延伸彷彿上樓梯；吐氣時，脊椎螺旋扭轉轉向牆壁。右手順著牆壁伸展出去，左手抵著右膝外側引導脊椎扭轉（圖74）。注意，頭和頸不要過度扭轉，專注於以身軀做螺旋扭轉。

如果你的背部非常僵硬，扭轉的時間短一點（十到十五秒），然後兩邊分別重複做幾次。如果背部沒問題，則每一邊停留一分鐘。

變化式

側坐在椅子上，兩手置於椅背。每一次吐氣引導脊椎扭轉。這個變化式對長時間靜態工作的人很好。

功效 放鬆頑固的脊椎壓力。有助於矯正圓背，減低上背部的弧度。消除背部的疲勞及僵硬感。

誰不可以做 

給孕婦 

下犬式（Adho Mukha Svanasana）

做法

沒人敢說他把這個體位法練到極致了。下犬式是瑜伽裡的仙丹妙藥，顛倒、手臂平衡、前彎、修復姿式的好處它全含括了。

四肢著地，手稍微在肩膀前面一點，手指大大張開，重量平均分布於手（圖75a）。先活動一下肩膀及髖關節，腳趾抵地，

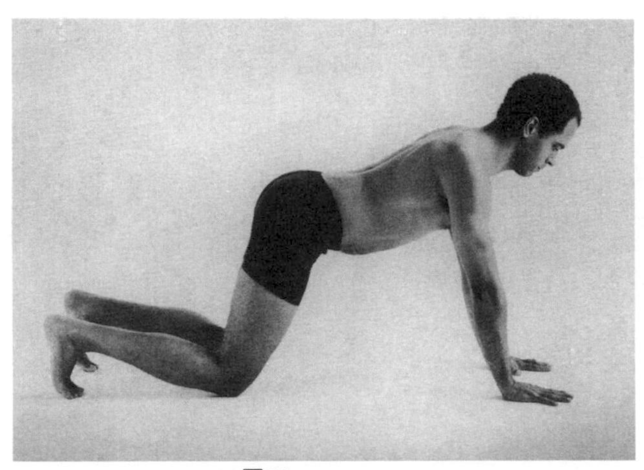
圖75a

腳往後推，使胸往前超過手，接著推手使身體往後，直到臀部朝腳跟壓下去（圖75b）。緩緩前後搖動放鬆肩膀及展開四肢。

吐氣，腳往地板踩下去，抬起膝部，坐骨及尾骨往後延伸。從手開始，經由身軀一直到尾骨，成一長條直線（圖76）。每次吐氣時，把手臂的重量鬆沉到地，同時骨盆往上、往後提離開脊椎。

深入姿式時，肩膀外旋，以放鬆頸部及上胸椎，並且讓力量往上通過手臂傳到身軀（圖77）。如果肩膀內旋，會約束到頸部及上胸椎，並且阻礙力量從手臂傳遞到肩胛骨（圖78）。

停留時，腳跟逐漸往地板放下。起身時，慢慢屈膝進入嬰兒式放鬆，手臂放在身體兩側。

變化式

有許多調整這個姿式的方式。

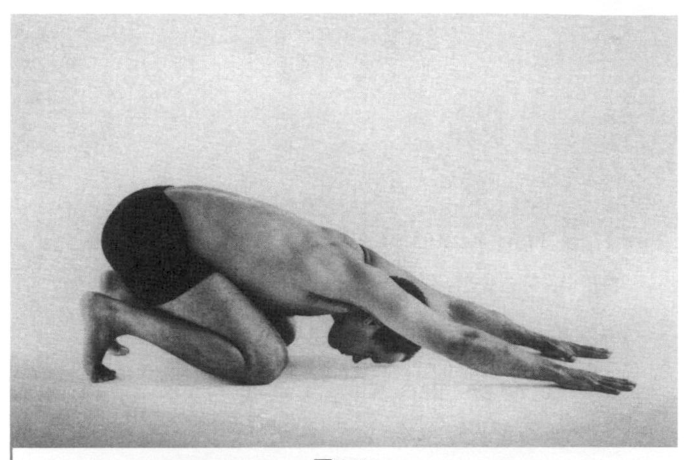

圖75b

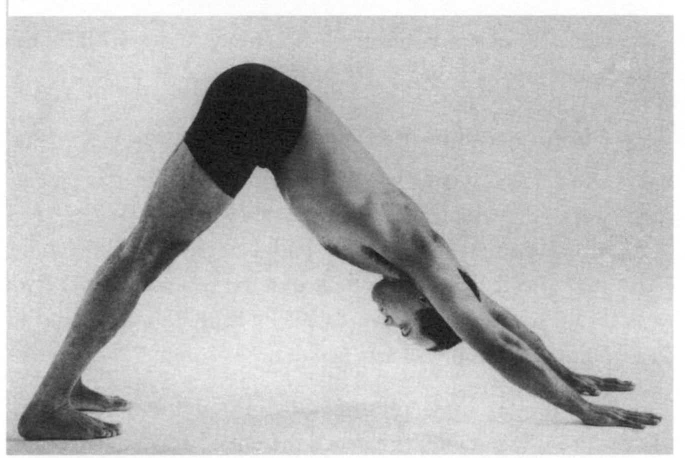

圖76

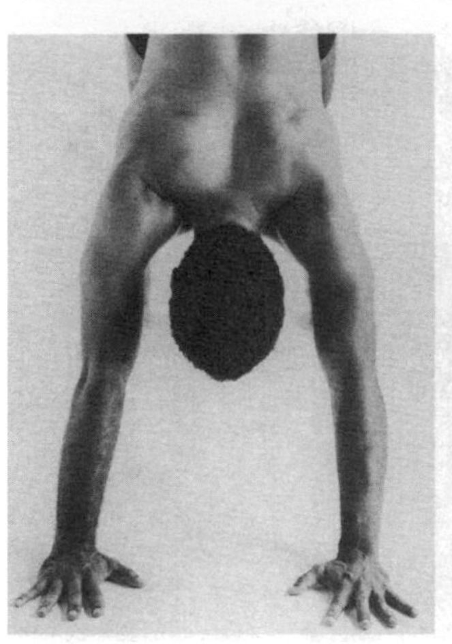

圖77　正確姿勢

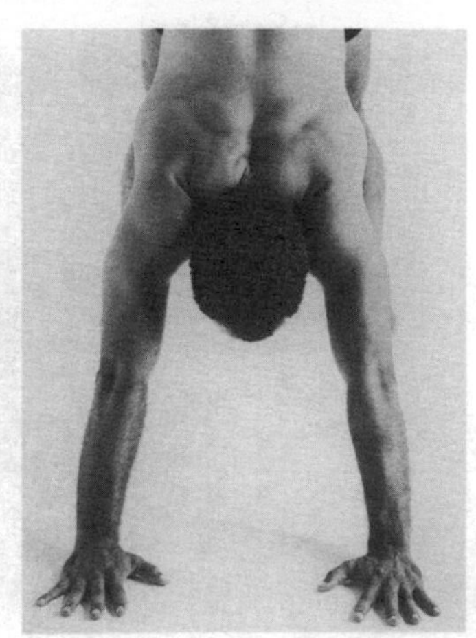

圖78　不正確姿勢

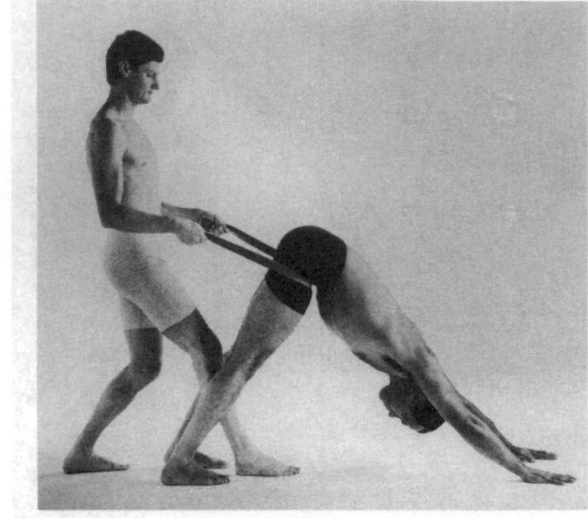
圖79

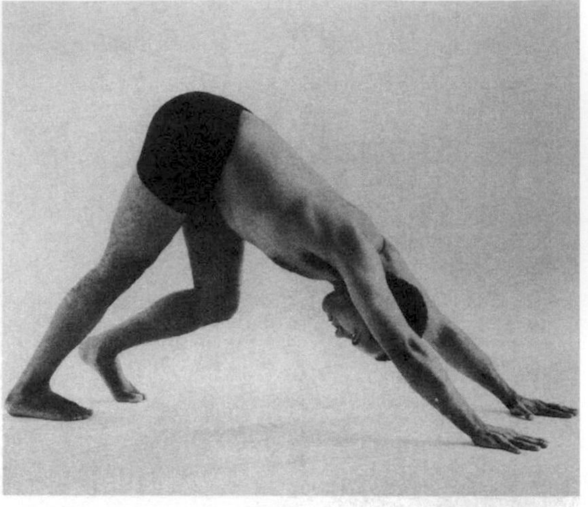
圖80

膕旁肌或跟腱緊繃

- 兩腳距離大一點，以及／或者稍微屈膝。
- 抬起腳跟抵住牆角。
- 兩個腳跟先抬起來，一腿緩緩屈膝，另一腿的腳跟往地板放下去。兩腿輪流做四、五次，然後試著兩個腳跟一起放下去。

頸部緊繃

- 額頭下放墊枕，讓頭部有支撐可以放鬆。

下背部緊繃或疲累

- 請朋友用一條瑜伽帶繞住你的大腿根部，抓住帶子兩端把大腿往後拉。這樣你會感覺手臂的重量減輕了，脊椎就溫和地伸展了（圖79）。你或許覺得腿後面也伸展得很強烈。你可以自己設計一個拖吊環：將門打開，瑜伽帶綁在門片前後兩個門把上，身體掛在環裡。
- 屈左膝，兩手往下壓以穩住身體。在這個穩固的基礎上，把尾骨往左上方延伸，這會伸展並放鬆整個右半邊的身體（圖80）。

功效 強壯手腕、手臂、肩膀。拉長並放鬆整條脊柱的緊繃。伸展腿的背面，打開髖關節。

誰不可以做 手腕有傷，有手腕隧道症者不宜。高血壓、青光眼或視網膜剝離者不宜。椎間盤不久前受傷的人從半犬式開始。

給孕婦

困難點 我覺得手腕底部有壓力。

這樣試試 **你把重量都壓在手腕底部了。捲一條毛巾放在前臂下面靠近手腕處，毛巾會稍稍碰到前臂內側。練習下犬式時，提高前臂避免壓到毛巾。這個往上提的動作，會把重量往前移到手掌的前緣及整個手指，解除了腕關節的壓力。**

上犬式（Urdhva Mukha Svanasana）

做法

通常由下犬式（144頁）進入上犬式，或者由伏地挺身式（150頁）進入。在上犬式裡，脊椎像條吊橋，架在兩端柱子似的臂、腿之間。如果上背部、鼠蹊、肩膀是緊的，下背部就很容易像蹺蹺板似地上下晃動，這時腰椎伸展太過，而脊椎的其餘部位則杵在那兒沒有動靜。這是做上犬式極常見的毛病，所以我們要分階段來練習上犬式。除非你把第一個變化式練到腰部覺得輕鬆、自在了，否則不要進到下一個變化式。不痛，才是你的收穫！

我們先試試手臂及腿不用負擔身體重量的姿勢。跪坐，兩手置於臀部兩側，手稍微朝外，這樣肩膀可以沒有束縛地轉動。肩胛骨底部往下拉，手臂強而有力地往地下扎根。這個往下的動作會促使脊椎上提。當脊椎往上伸拉，胸骨就往前推，胸彷彿是船頭從兩臂駛出來。在這個變化式裡，胸往上提時、下巴保持水平（圖81），這會教導你打開僵硬的上背部，而不是單單把頸部往後伸展。等你的胸骨成垂直或超過垂直線時，也只有到了這個時候，才緩緩把頭往後伸展成弧形，喉嚨往前放鬆。

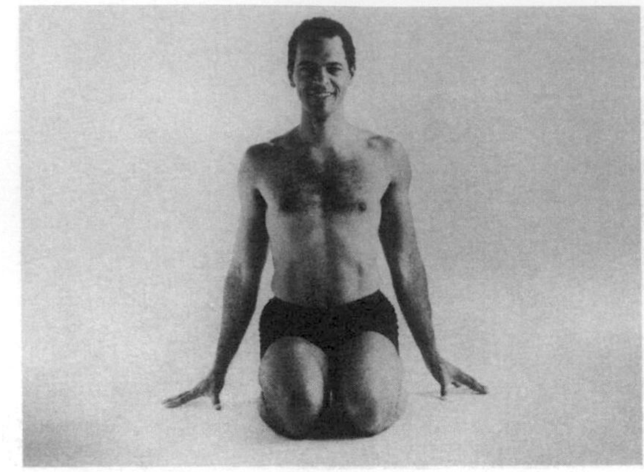
圖81

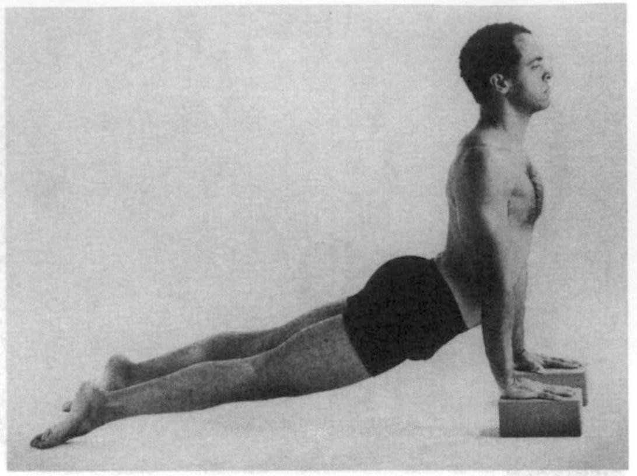
圖82

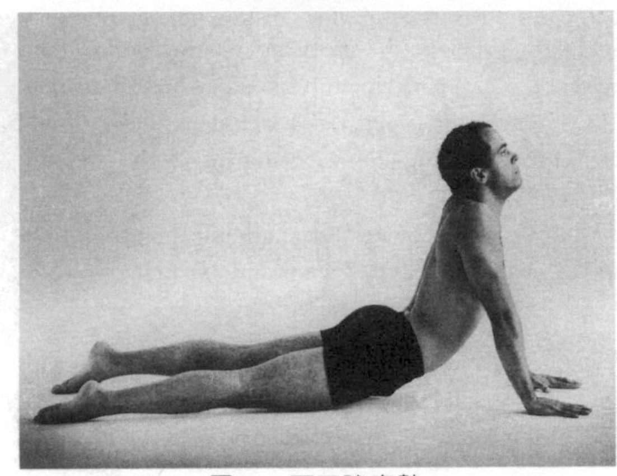
圖83　不正確姿勢

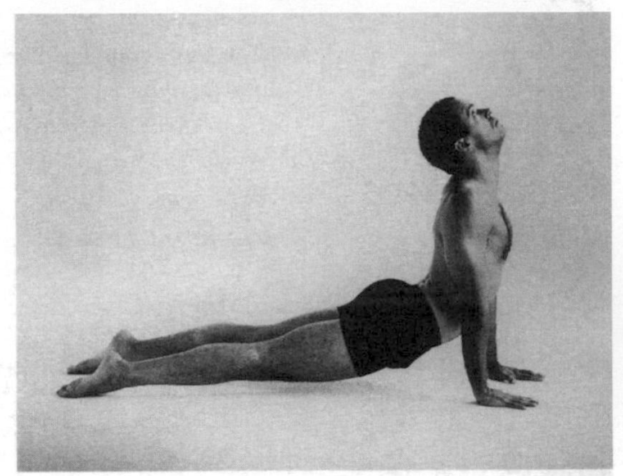
圖84　正確姿勢

接下來這個變化式，手要放在磚上練習。提高手的位置可以減緩下背部彎曲的角度，對初學者是比較安全的做法。從下犬式開始，兩手在磚上，重量慢慢往前移，用手臂的支撐力提起胸部（圖82）。如果胸在手臂的後面，就接不上手臂的支撐力量，這時兩臂往下壓力量會推到腰椎（圖83）。腳背貼地，膝和臀是離地的。再一次把自己當成海星人，頭、尾、兩臂、雙腿全部由展開的肚臍伸展出去。頭部保持水平，直到你能做到背部完全拉長、胸骨垂直，等到這個時候，可以簡短地把頭往後伸展下去，以完成整個體位法。做五個深長的呼吸，專注於延伸拉長整個身體，從頭頂順著流暢的背部曲線，經過腿，一直到腳趾尖。然後回到下犬式，稍做停留，讓背部以相反的方向放鬆一下。如果手在磚上做上犬式下背部不會難受，就可以手貼在地板上做標準的上犬式了（圖84）。

變化式

●手腕僵硬或痠痛

- 手放在椅座邊緣練習上犬式。手掌反抓椅座邊緣，手指在下，大拇指在上，這樣手腕的姿勢比較中立。或是在掌根放一塊斜板。

●手臂及腿沒力

- 練習時膝觸地。
- 練習下犬式及伏地挺身式來強壯手臂。

●下背部緊繃、疼痛

如果手提高置於磚上、積極延伸腿都無法消除這些問題，很可能你都靠背部靈活的部位（腰椎及頸椎）來動作，從來不碰僵硬的上背部。與其在上犬式解決下背部的問題，不如花幾個星期（或幾個月）練習深度起跑式來打開前方鼠蹊（133-135頁），或做被動的後彎動作（參考206-209頁）展開上背部。打開腰椎上面及下面的部位，會促使這些部位積極參與伸展動作，並解除下背部的壓力。當你感覺上背部鬆開了，再練習上犬式可能就不會痛了。

功效　大大強壯手臂及胸部。打開並擴展胸部。熱身、培養耐力。

誰不可以做　有手腕症候群、脊椎病症的人。

給孕婦　如果你覺得拉扯到腹直肌（腹部中央的肌肉，從胸骨底部到恥骨）就不要做這個姿式。懷孕期間不要在後彎動作當中過度伸展而傷到這條肌肉，造成肌肉分離或撕裂，使得腹部肌肉在產後更難恢復。

困難點　參考變化式部分。

伏地挺身式（Chaturanga Dandasana）

做法

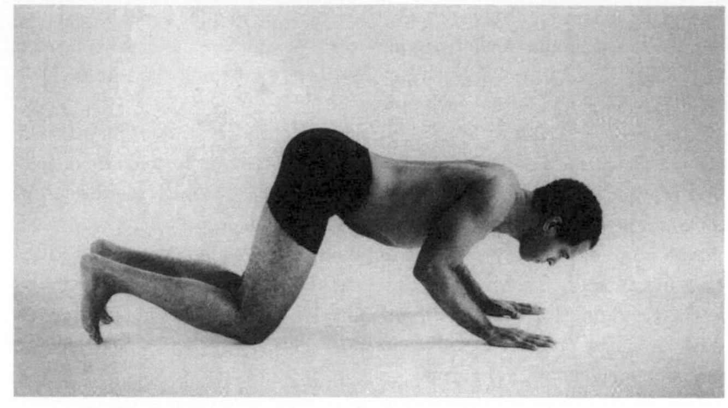

圖85

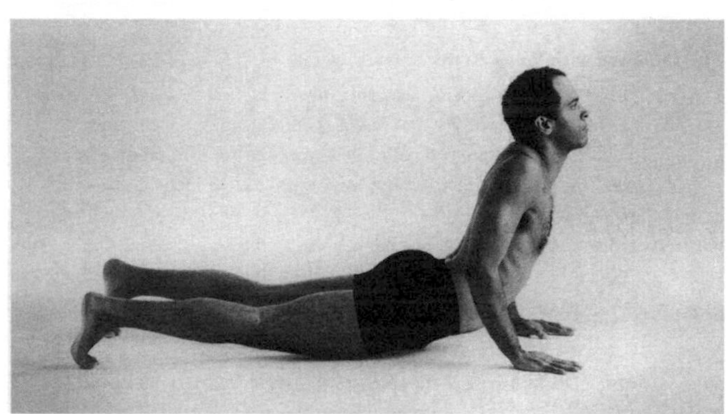

圖86 不正確姿勢

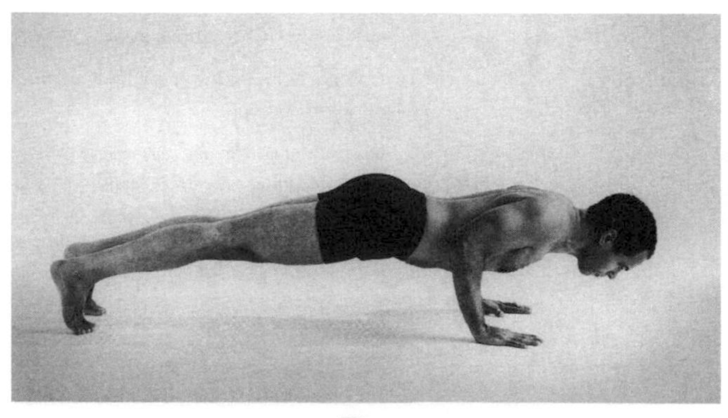

圖87

伏地挺身式不像許多瑜伽姿式著重在增加彈性，這個姿式完全是傾全身之力合成一氣做出動作。手腳在地，身體懸空成一橫棍，就像體操裡的伏地挺身。這個姿式和上犬式一樣，教你運用四肢來支撐脊椎。在拜日式一系列的姿式裡，伏地挺身式經常是下犬式進入上犬式的轉換姿式。

從下犬式開始，專注於由中央核心來連結頭部及尾骨。伏地挺身式第一階段的變化式是膝部降下來觸地。膝觸地之後，臀部放鬆往後碰腳跟，這時胸部要比腹部更接近地面。維持胸低腹高的姿勢腳往後推，把胸部往前送（圖85）。關鍵在於：胸比腹先往地板下去。另外一個訣竅是，重量開始前移之際即屈肘。如果你打直著手臂把胸和頭一路往前送，當身體下去時，你的兩臂必須撐住全身重量。在這種姿勢裡想把身體放下去，手臂相當吃力，而且上背部伸展時，腹部和下背部幾乎免不了會塌下去（圖86）。如果你在胸部前移之際同時屈肘，手臂在必須支撐身體重量的時候早就完全屈曲了，這樣可輕鬆多了！

第一階段（雙膝輕輕觸地）對還在訓練上身力量的人來說，可能就夠吃力了。完整的姿式是：膝離地，腳跟強力往後延伸，身軀就懸在強壯的手腿之上了（圖87）；停留一、兩個呼吸，然後提起腹部做為轉換姿式的發起動作，手臂用力一推回到下犬式。等你變得更強壯時，就可以雙腿一路打直從下犬式進入伏地挺身式。

變化式

●手臂力量不夠時

手臂打直，身體不往地板下去，胸部直接往前移進入「平板式」。從頭到腳跟保持清楚明確的線條。停留三到五個呼吸，然後往後推回到下犬式。

功效	強壯手腕、手臂、上半身，以及強健腹部肌肉。增進整體耐力。身心覺得輕盈、有活力。
誰不可以做	有手腕隧道症的人應當避免。
給孕婦	唯有在懷孕**之前**就能輕鬆做這個姿式的人才可以做。
困難點	再怎麼試，我身體一下去全身就癱成一堆。
這樣試試	**可能你讓內臟器官懸吊在脊椎下面而不是和背部維持平行。練習後彎的探索練習（201-204頁），然後再試試這個姿式，專注於保持裡面的「管子」（消化道）與外面的「棍子」（脊椎）之間的連結。**

拜日式（Suryanamaskar）

做法

拜日式是一串連續的流暢動作，交互伸展、收縮，象徵人跟賦予生命的天、地連結一氣。剛開始練習時，你可能覺得每一個姿式好像需要做一分鐘，或者更久來讓身體熱起來。循序做幾個循環之後，就可以漸漸減少每一個姿式的練習時間，直到一個動作接著一個動作流暢地做出整個循環。

拜日式有許多不同的版本，傳統上練習拜日式有預定的呼吸模式。我在這兒會根據動作建議何時吸氣、何時吐氣，不過這些只是建議，不是硬性的規定。觀察自己的呼吸模式如何自然而然改變以對應練習速度，注意呼吸如何配合動作的形式——上升與擴張，或者下沉與收縮。

你可以用拜日式做為瑜伽練習的暖身動作，促進身體循環。你也可以將拜日式和立姿交互練習，或者把立姿插入拜日式當中，形成流暢的動作組曲。

初級拜日式

（這一組變化式比較不那麼要求上身力量，對背部弱的人特別有益處。）

1.**山式**（圖88）：以山式站立，吐氣，稍微屈膝，重量沉到地下。吸氣，雙腿往下踩充分打開背部。兩手在胸前，手背相對，指尖朝下，手指輕觸（圖89），然後手臂往上打開，視線跟著手臂走（圖90）。

2.**立姿前彎**（圖91）：吐氣，兩手合掌往下經過臉、胸到地板。保持屈膝，脊椎倒掛在大腿上。利用吐氣來鬆沉，感覺重量通過脊椎從頭部掉下去。在比較高階的拜日式裡，立姿前彎是整個循環當中唯一的休息姿式。學習完全放掉，放鬆頭、頸，好好利用這個休息姿式的好處。

3.**起跑式**（圖92）：吸氣，右腳往後放，膝部輕輕觸地。往後放的這一隻腿待會兒要收回來，以完成整個循環。每一次循環時，換另外一隻腿往後放。

4.**下犬式**（圖93）：吐氣，左腿往後放，兩臂一推，臀部往上、往後伸展進入下犬式。如果腿非常緊，兩腳距離可以拉寬一點。抬起腳跟用腳掌來支撐，使下背部和膕旁肌輕鬆一點。停在這兒深深吸一口氣。

5.**伸展嬰兒式**（圖94）：吐氣，膝觸地，臀部往腳跟延伸，手掌牢牢壓進地板以打開肩膀。

6.**進入上犬式的轉換姿勢**（圖95）：吸氣，胸滑下來往前滑過手臂。這裡注意，下降時用手臂支撐背部，不是背部垮下去。

7.**上犬式變化式**（圖96）：重新擺放手臂，像個獅身人面像，在前臂支撐下稍事休息。從轉換姿勢到上犬式變化式的做法是：吸氣，胸部往前滑，手肘往腳的方向推，以助脊椎往前伸展。腳背貼地，腿往後延伸讓背部到頭頂拉出一條順暢的曲線。在這個變化式裡，頭不要後仰，而是著力於把胸部及胸骨伸展成垂直姿勢。

8.**回到下犬式**（圖97）：吐氣，手回到肩膀下面用力一推，進入下犬式。

9.**起跑式**（圖98）：吸氣，右腿往前放。

10.**立姿前彎**（圖99）：吐氣。

11.**山式**（圖90，然後回到圖88）：吸氣，兩臂左右張開往上伸展。吐氣，手臂回到身體兩側。就是這樣，你做完了一個循環的拜日式。

初級拜日式

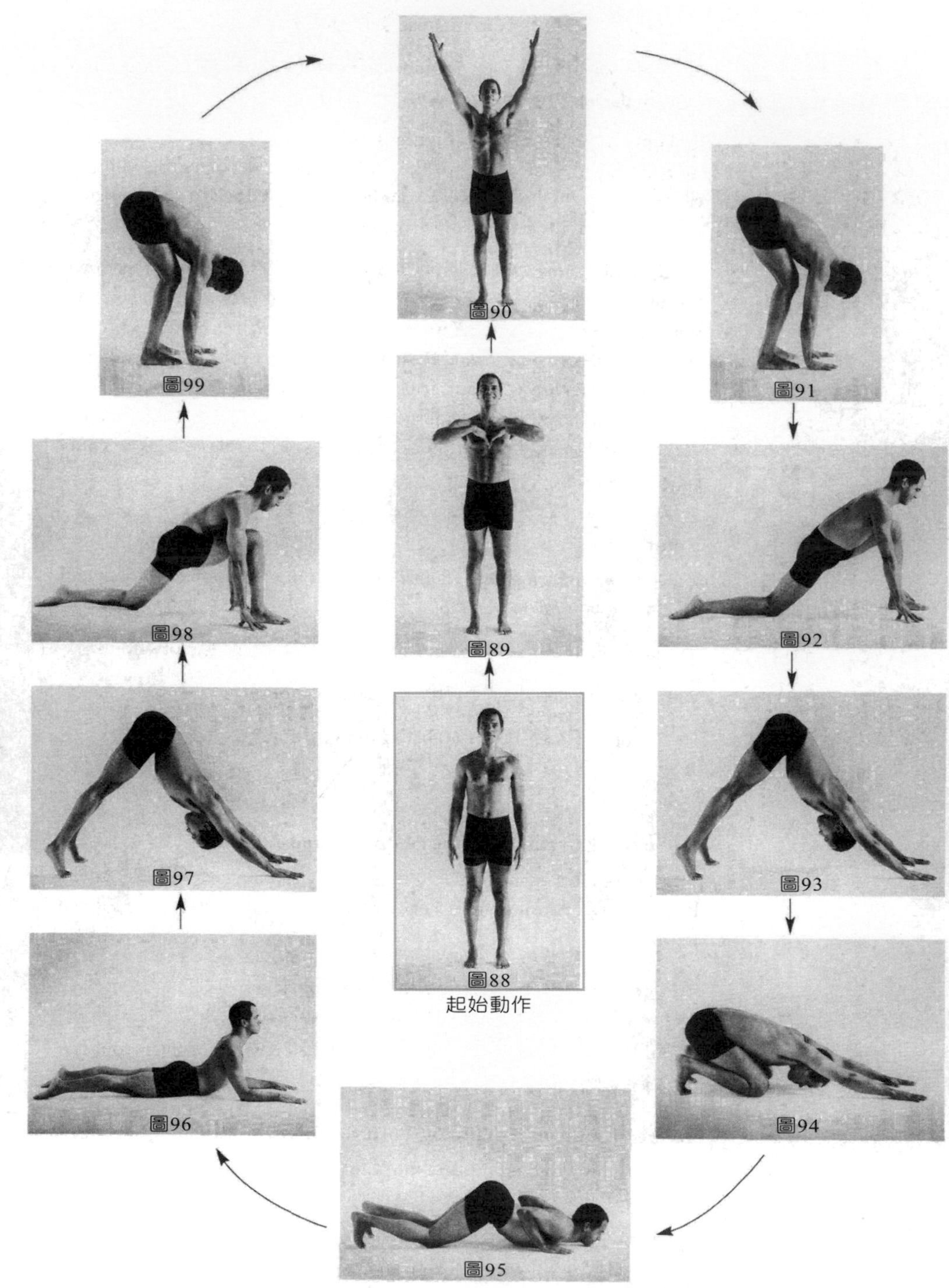

標準拜日式

1.**山式**（圖100）：吸氣。

2.**立姿前彎**（圖101）：吐氣，兩手在上合掌直接下來經過臉、胸前彎下去。在這個變化式裡，兩腿是打直的，以加強整個身體背面的伸展。

3.**起跑式**（圖102）：吸氣，右腿往後放。

4.**下犬式**（圖103）：吐氣，現在腳跟要往地板落下去。

5.**伏地挺身式**（圖104）：吐氣，腳往後推，胸同時往前潛下去滑過手臂，手肘向內收靠近肋骨。腳跟持續往後伸展，做出強大的抗衡力來拮抗胸部的前移動作。

6.**上犬式**（圖105）：深深吸一口氣，兩手往下壓，手肘打直，胸部往前、往上，超過手臂。上犬式是腳背貼地，動作轉換時，一次做一個腳的動作。手臂強而有力往下壓的同時，腳趾往後延伸，以創造脊椎往上拔升的契機。眼睛保持平視，直到你的胸能夠垂直，這時候，也只有在這個時候，頭才往後放鬆完成整個姿式。

7.**回到下犬式**（圖106）：吐氣，用力一推進入下犬式。

8.**起跑式**（圖107）：吸氣，右腿往前放。

9.**立姿前彎**（圖108）：吐氣。

10.**山式**（圖100）：吸氣。

變化式

●強壯、強健腹部及腿部

- 以幻椅式（127頁）做為拜日式的開始，停留一、兩個呼吸之後，兩臂放到地板，成為立姿前彎。

●打開髖關節、放鬆下背部（尤其可做為手臂平衡式的預備動作）

- 拜日式最後一個姿式是立姿前彎，在起跑式要進入立姿前彎之前，加入一個完全蹲下去的姿式。

●創造一系列流暢的立姿／拜日式動作組曲

- 在起跑式之後插入立姿。例如：

1.山式（圖100）。

2.立姿前彎（圖101）。

3.起跑式（圖102）。往後放的那一隻腿，就成為接下來要做的立姿的後腿。以髖關節為骨盆的移動支點，來練習你選的立姿（例如三角式、側角式、戰士式），停留三到十三個呼吸。

4.骨盆轉向前腿，屈膝，回到起跑式。

5.下犬式（圖103）。

6.伏地挺身式（圖104）。

7.上犬式（圖105）。

8.下犬式（圖106）。

9.起跑式（圖107）。

10.現在做立姿的另一邊。

11.回到起跑式。

12.立姿前彎（圖108）。

13.山式（圖100）。

進階練習

- 在拜日式的結尾回到山式之前，加入手立（237-238頁）或肘立（240-241頁）。你能在教室中間練習手立及肘立時，才做這個變化式。

功效	調節全身。潤滑並溫暖關節、肌肉。增進循環。提精神、抗消沉。
誰不可以做	長期疲倦的人。
給孕婦	
困難點	我做上犬式時背部會痛。
這樣試試	**完全省掉上犬式，從下犬式直接進入起跑式。**
困難點	我的手腕會痠痛！
這樣試試	**在手腕根部墊一塊斜板（52-53頁）。**

標準拜日式

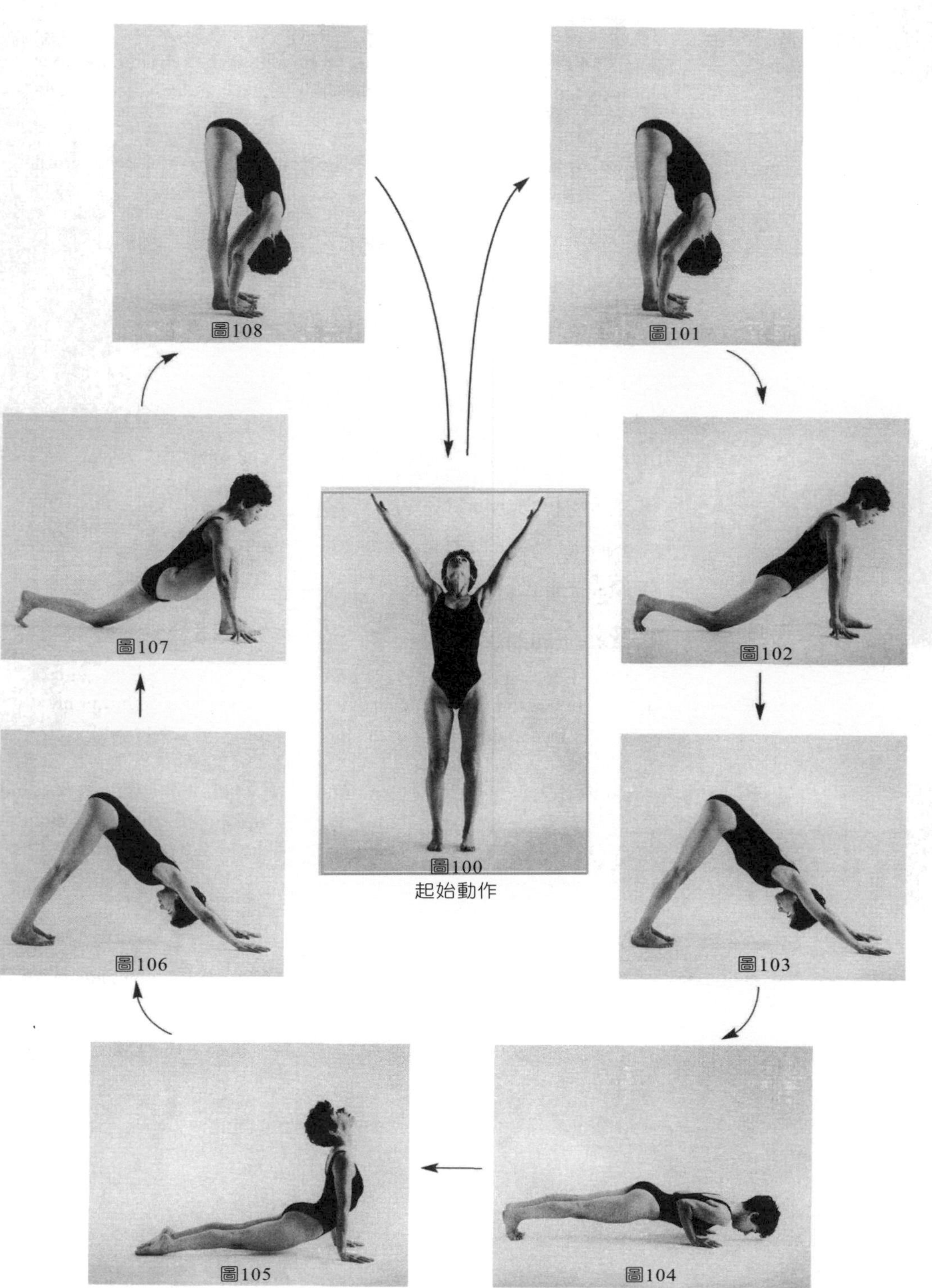

起始動作

4

坐姿
前彎與扭轉

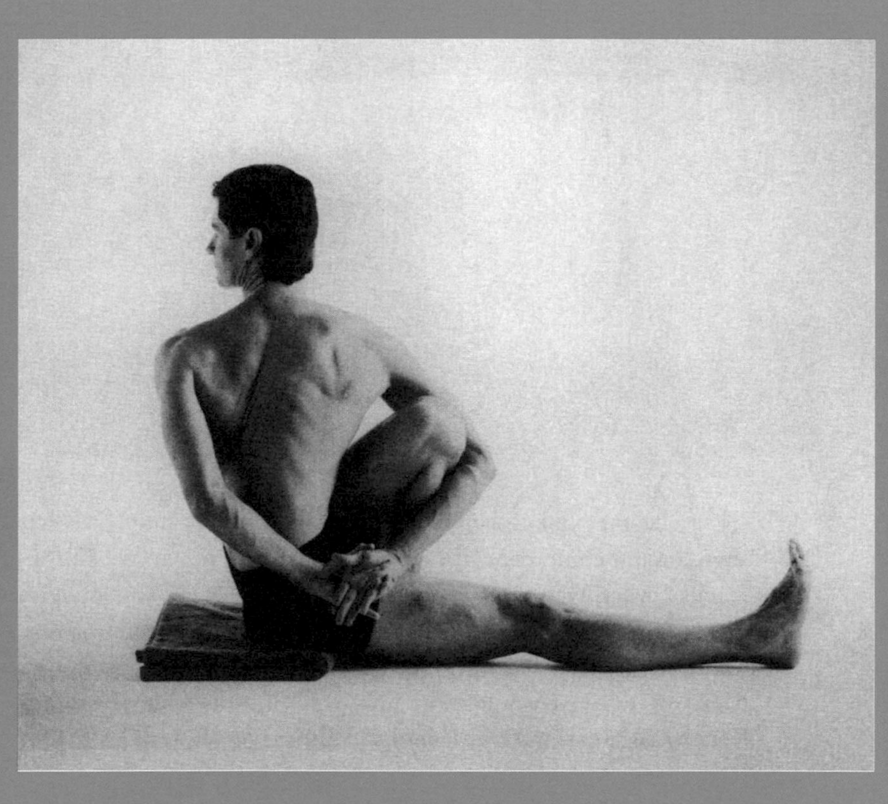

前言

螺旋運動在收縮最強的時刻開始擴張，靈性的旅程亦如是。當我們回歸自我的時候，目的地也就到了，或如《道德經》所謂的「逝曰遠，遠曰返」。這一章的練習姿式正代表所謂的回歸自我。我們在前彎或扭轉身體之際，把覺知收攏回來朝向自身，尋找內在中心的寧靜。當我們學習投入並沉浸於回歸自我，就可以從日常忙碌的外放活動收回來，在自我觀照中得到慰藉。這種向內的動作像是彈簧圈的回縮作用，是讓我們再次彈出去接著工作、活動、快速成長不可或缺的力量。少了這個，我們會像伸展太過的鬆緊帶，失去了功能，沒辦法回復原來的長度。

許多人在練習瑜伽之初都這麼想：有朝一日能前彎摸到腳趾頭，或做到某個困難的姿式，自己的瑜伽就算練得「不錯」，或是「練對了」。事實上，你能彎到什麼程度或扭得多厲害，都無關緊要，而是哪裡有阻力，那裡正是你學習和改變的絕佳契機。不管你是硬如鐵板，還是像運動員那樣柔軟靈活，都有這樣的機會。如果你能如實面對自己的程度，而非總是好高騖遠，抱著這種堅定的信念和慈悲，你會獲得瑜伽的果實。

前彎在生理的層次上能釋放整個身體背面的肌肉——難搞的膕旁肌，及附著於脊椎的肌肉。前彎能讓心臟休息以及安定身心。扭轉身體能展開脊椎到極致，釋放鎖在裡面的緊繃。無論何時做了大量的前彎或後彎，扭轉都能讓脊椎回到自然的曲線（即便只是簡單地扭轉一下）。透過內臟器官交互壓縮、放鬆所造成的「擠壓／放鬆」作用，能夠排掉器官裡面的毒和熱，讓新鮮的養分進入這些重要的生命組織。

前彎的關鍵原則

呼吸

讓呼吸帶動你

交給地

鬆沉到地：沉與浮

中心

維持脊椎中正：中央軸

要訣

坐挺：挺坐式（Dandasana）

找出支撐的根基——骨盆

所有的坐姿體位法都出於一個姿式——挺坐式。要坐得好，你得學習以坐骨為坐點。坐骨粗隆在臀部下面，當你以這個部位而不是脊椎為坐點，骨盆會成為非常有效的支撐基礎。當你把重量經由坐骨交出去，反作用力會上傳到骨盆及背部，使得姿勢直挺（圖110）。

膕旁肌附著在骨盆的底部，如果膕旁肌很緊，會拉扯住骨盆，使得坐骨的後部及薦椎成為坐點。這必然導致脊椎成圓弧形，給脆弱的椎間盤施加壓力，這種情形之下不可能坐得舒服（圖111）。

即便你的膕旁肌是緊的，還是有些方法可以改善坐姿。第一個方法是用毯子提高骨盆的高度，這個方法改變了身軀與骨盆之間的角度差異，可以讓你比較輕鬆地找到那個最佳坐點。此外，你可以稍微屈膝，這樣做會鬆開膕旁肌跟骨盆的緊張關係，容許骨盆往前轉成挺直的姿勢（圖112）。所有的坐姿體位法都可以用上這兩種策略，讓「坐」這件事輕鬆一點、愉快一點。

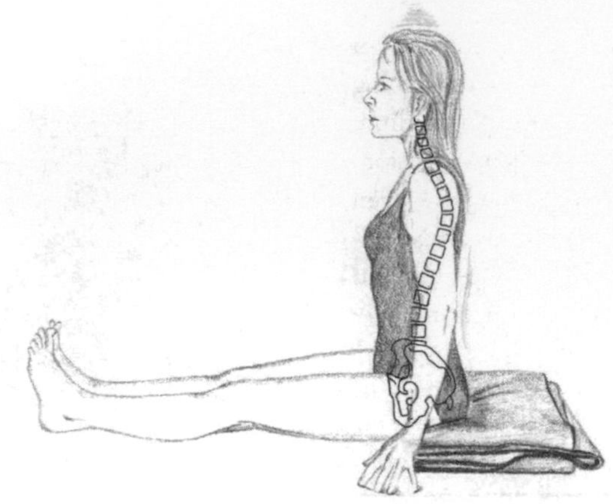

圖110　正確姿勢

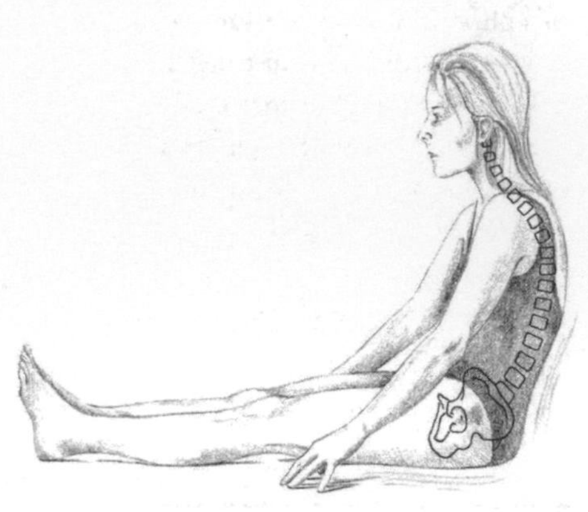

圖111　不正確姿勢

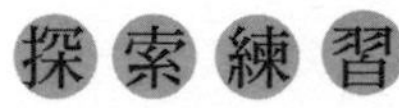

重量平均落到骨盆

坐在瑜伽墊上兩腿往前伸直，一手放在下背部，去感覺腰椎是向後拱還是稍微往前凸（參考68頁，圖14以了解脊椎曲線）。如果你的背是圓的，你的坐點肯定是在坐骨後面。放一條摺成小塊的毯子（或兩小塊）在臀部下，直到你覺得背部可以挺直起來。把手放在臀部下找出坐骨的位置，坐骨躲在層層脂肪、肌肉裡面；沒錯，就在那兒！把臀部的肉往後撥，這樣你可以感覺到坐骨頂著毯子，然後把重量平均落在兩邊坐骨。如果骨盆仍然往後傾，試著屈膝，這樣骨盆可以往前轉成直立姿勢。手放在臀部兩側，輕輕往地板壓下去做為輔助。這個穩定的姿勢是所有坐姿及扭轉姿式的預備式。

前彎：從髖關節動

前彎時動作應該由髖關節發動——骨盆繞著大腿骨轉動（圖113）。當骨盆能繞著大腿骨轉，腰椎在整個前彎過程當中幾乎都會保持自然的弧度，只有到最後階段，腰椎曲線才會反過來。當身軀前彎快合到兩腿時（或兩腿往胸靠近快合到胸時），這時腰椎曲線反過來是正常的；腰椎曲線在一開始前彎就反過來是不正常的。

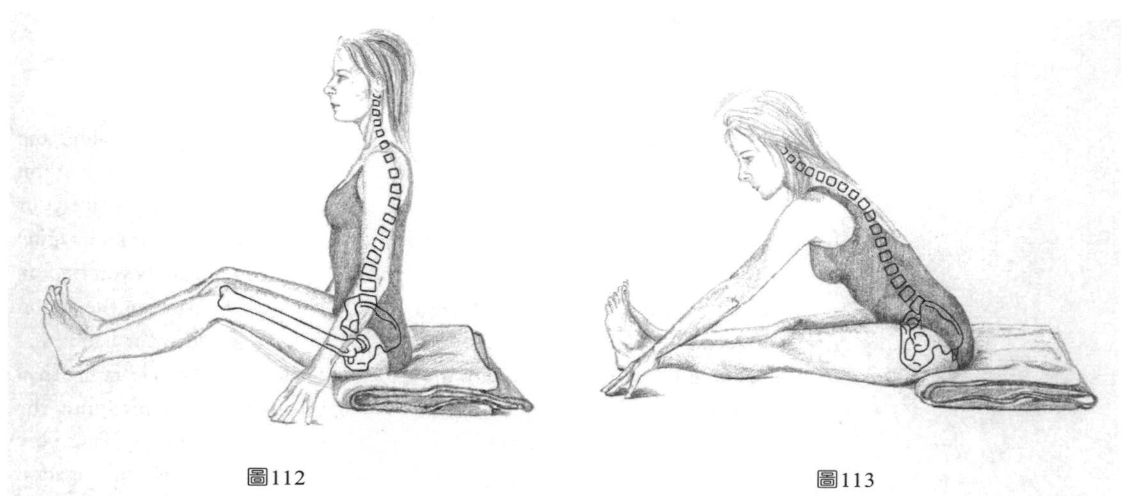

圖112　　圖113

如果你的膕旁肌非常緊，骨盆被膕旁肌扯住，這會限制前彎的動作，使得腰椎曲線在前彎動作**一開始**就反了過來，造成椎間盤受到極大的壓迫。

從頭部到尾骨延伸脊椎

還有一點同樣重要，就是前彎時必須維持脊椎的長度，往上從頭延伸出去，往下從背面一路延伸到尾骨。一般人很容易像蝸牛似地拱著背、下巴抬得高高地往下彎，這種做法對脊椎是有損害的，而且從來沒有真正動到身體有限制的部位。拉長意味著空間；空間意味著關節自由、肌肉拉長，以及最要緊的是——可以呼吸。維持這種有助於順暢呼吸的狀態，是要讓呼吸來做展開身體的工作。

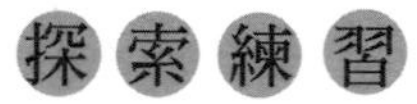

輕鬆自在地前彎

坐在椅子上，兩手插腰，四指在前貼著髖骨，大拇指在後。兩腳分開比臀略寬。重量放在坐骨，頭頂往上延伸。想像身軀是指針，骨盆是軸心。往前傾時，維持脊椎的長度，讓來自於骨盆的動作繞著大腿骨轉動。用手確定骨盆是首要的驅動部位，脊椎順勢跟著動，而不是背部硬壓下去。盡量往前傾，維持背部的長度。初期你可能沒辦法在背部不拱起的狀況下前屈太多。在你覺得背部拱起之前，停住動作。注意觀察來自於髖關節及腿的伸展感，而非脊椎。起身時，尾骨往下、往後延伸，重量扎進坐骨。

現在固定骨盆的姿勢，然後從脊椎處往前彎（如果你的背部原先就有傷，不要做這個試驗）。注意觀察，用這種方式前彎，就只能拱著背下去。觀察一下，在這種受壓迫的姿勢裡，多快就感覺呼吸困難，同時所有的感受都跑到背部了。回到中立姿勢，再試著從髖關節處往前彎下去。比較這兩種做法的不同。

降低股骨

髖臼（髖關節窩）能順利前彎的一部分因素是：股骨和骨盆之間確實有空間。無論是身軀朝腿下去的頭觸膝式（171頁），還是腿往胸靠近的臥姿抬腿（166頁），動作完全一樣。只要是前彎，大腿骨的頂端都應該往肩膀**相反**的方向拉開。你可以從圖114看到，儘管腿是往胸部拉近，但股骨是往骨盆相反的方向伸展。這個動作讓髖關節多了很大的空間，能使姿勢深入不少。圖115則是把股骨往上拉進髖臼，造成髖關節緊迫；這時腿能夠拉近胸部不是因為髖關節放鬆了，而是靠整個骨盆往這一邊的肩膀推擠上去，以及脊椎向這一邊彎曲。如果你的髖關節和腿是緊的，身體總是會找出最方便的做法——用彎曲腰椎的方式解決髖關節的限制。在大多數的前彎姿式裡，都可以把大拇指放在髖關節的溝縫用力往下壓，促使股骨降低。

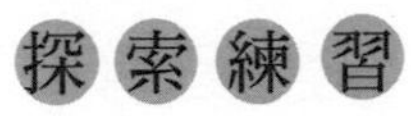

降低股骨

練習下面一系列的姿勢，來學習降低股骨的技巧。

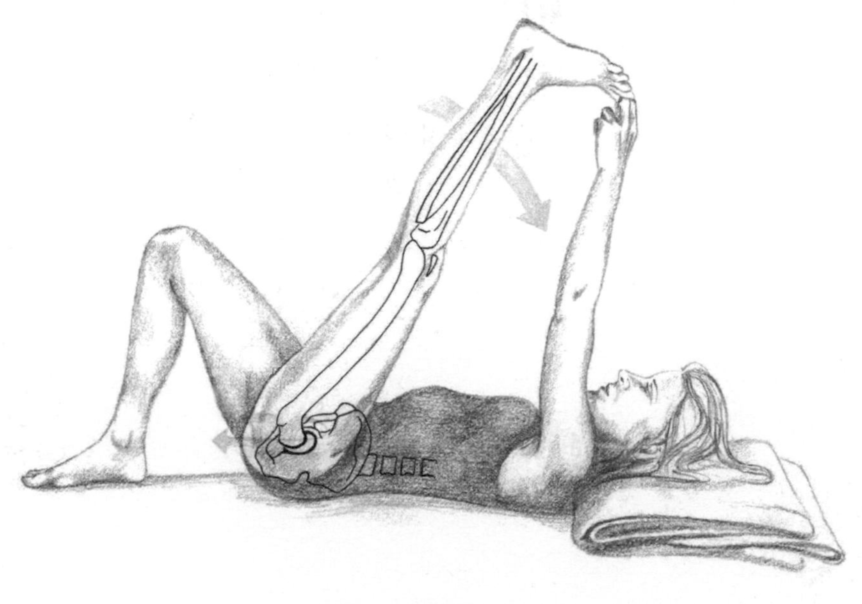

圖114　正確姿勢

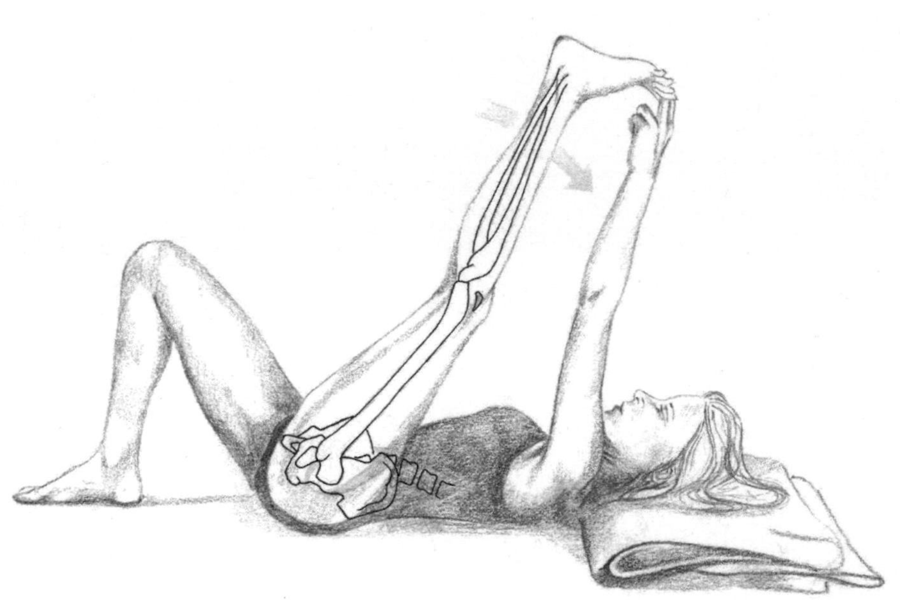

圖115　不正確姿勢

前彎姿式篇

（除非另有建議，否則這一章所有的姿式都需要一些毯子和瑜伽帶做輔助。）

臥姿抬腿（Supta Padangusthasana）

做法（需要一面牆）

臥姿抬腿是哈達瑜伽練習裡的要角。由於身體躺著，脊椎的弧度相當自然，容許你拉長膕旁肌而不犯到背部。下列幾個變化式有難易之別，要依序練習。

變化式A

平躺屈膝，腳對著牆。如果頸部拱起，可在頭頸之下、肩膀邊緣墊毛巾或毯子，使前額略高於下巴。右腿抬起靠近胸部，兩手

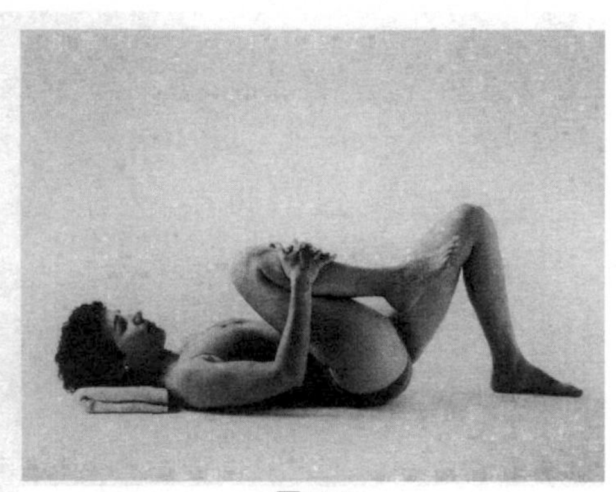

圖116

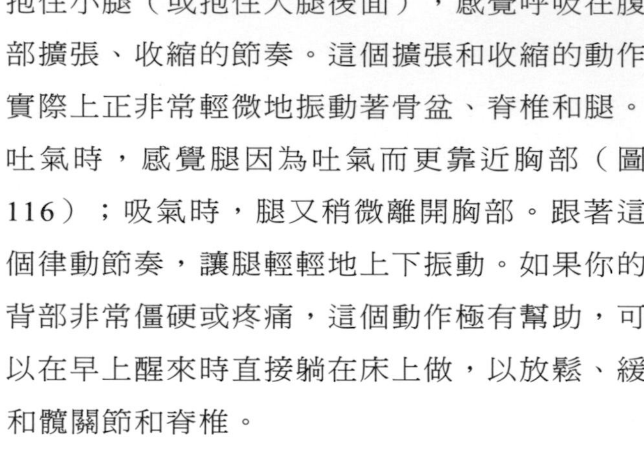

抱住小腿（或抱住大腿後面），感覺呼吸在腹部擴張、收縮的節奏。這個擴張和收縮的動作實際上正非常輕微地振動著骨盆、脊椎和腿。吐氣時，感覺腿因為吐氣而更靠近胸部（圖116）；吸氣時，腿又稍微離開胸部。跟著這個律動節奏，讓腿輕輕地上下振動。如果你的背部非常僵硬或疼痛，這個動作極有幫助，可以在早上醒來時直接躺在床上做，以放鬆、緩和髖關節和脊椎。

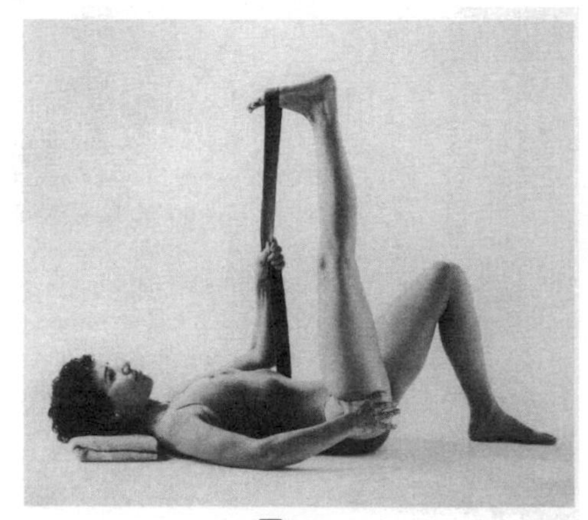

圖117

變化式B

帶子放在右腳掌，右腿慢慢伸直。腿伸直時，確認股骨往肩膀相反的方向拉出去。右手大拇指放在腹股溝促使股骨降低。這樣做會鬆開髖關節。現在每次吐氣時，把腿往胸的方向拉近（圖117）。如果你的腿抬不到九十度，

髖關節容易往上擠壓；如果你會這樣，仍然把腿往胸的方向拉近，但是稍微屈膝。如果你的腿能抬到九十度或更靠近胸，就可以進入下一個變化式。

變化式C

左腿沿著地板慢慢伸展，腳板碰到牆之後牢牢貼著牆。腳板抵著牆能讓力量經由腿到達身軀，拉長整個身體，並強力展開左邊鼠蹊及大腿。繼續促使右邊股骨降低，如果有需要，仍然可以用右手。如果腿能抬到九十度或更靠近胸部，手就可能抓住大腳趾了。唯有在手抓趾而肩膀又能放鬆的狀況下才這麼做（圖118）。停留至少一分鐘，每次吐氣都把腿更往胸部拉近一點。

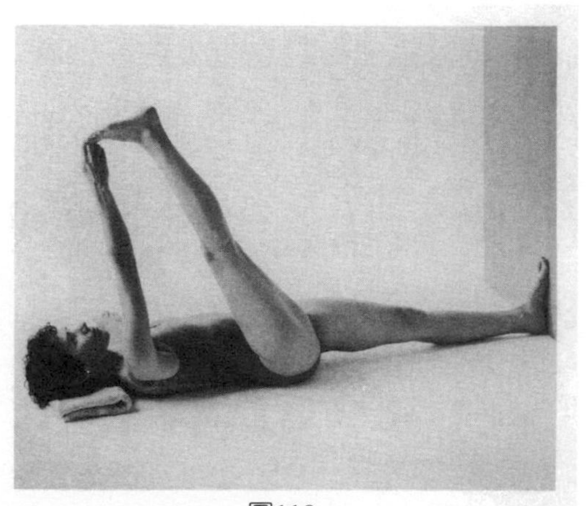

圖118

變化式D

肚臍對著正上方，右腿往右側拉開伸展出去。如果骨盆向右傾，無法保持中正，可以屈左膝往左邊拉開，這樣兩腿就像一本翻開的書。左臂與肩同高沿著地板伸展，讓自己多一分穩定。最終，你能用手抓住大腳趾做出這個動作。在這之前，用帶子做輔助（圖119）。停留一分鐘，然後回到中立姿勢。

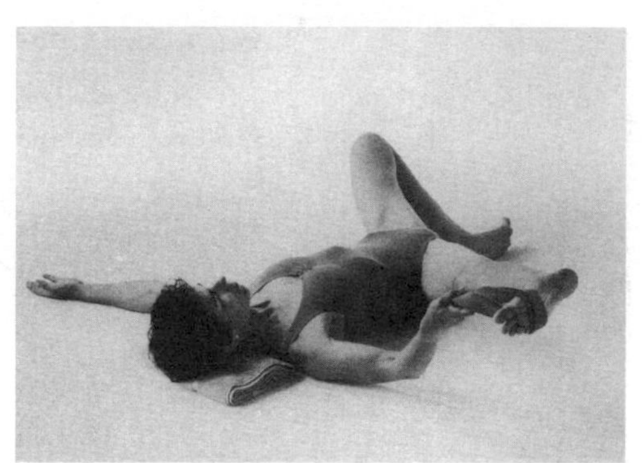

圖119

變化式E

最後這個變化式讓髖關節做深度的內部伸展，並且讓身軀形成強力的對角線伸展。吐氣時，帶子移到右手（或用手抓住大腳趾），左腿伸展上去慢慢往右邊下去，讓身體轉向右側（圖

120）。如果這樣對你太強烈了，可以屈右膝。伸展左腿時，確定髖臼裡的股骨仍然是降下來的，確定髖關節沒有往肩膀推擠。左臂往外延伸，使身軀強力斜角扭轉。肩膀及上背部往地板放鬆，兩邊的肩胛骨分別向外「走」離開脊椎，這樣重量盡可能落在肩胛骨的內緣。停留一分鐘，低沉、緩慢地呼吸到腹部。現在換邊做所有的變化式。

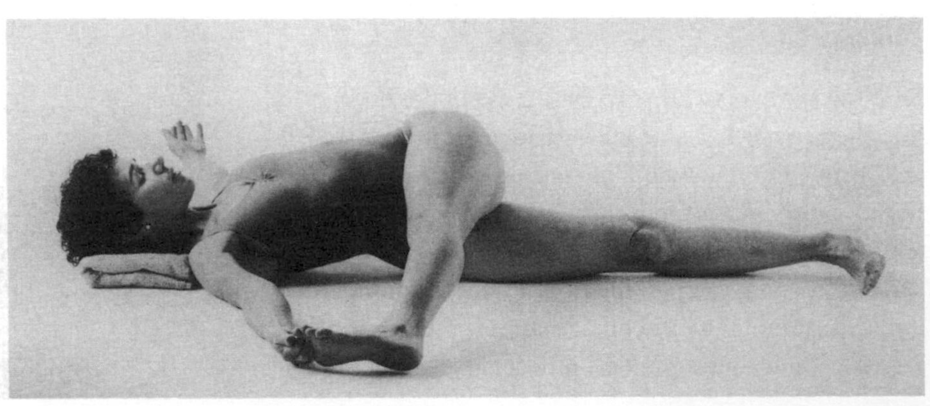

圖120

功效 拉長並放鬆膕旁肌、下背部。全身扭轉，促進脊柱及器官的代謝。

誰不可以做 椎間盤突出或坐骨神經有毛病的人應當小心。

給孕婦 懷孕三個月之後不宜平躺（參考115頁），你可以用站姿做這些動作：一腿抬起放在椅子或矮架子上，然後慢慢往前彎。

困難點 我的膝窩會痛。

這樣試試 **試著屈膝做，當你確實伸直腿時，想像腿部肌肉最鼓的部位隨著動作放寬。**

簡易坐姿

輕鬆、自在、直挺挺地坐著，是現代文明不復存在的能力。身體跟承載萬物的大地以及跟地心引力校準的能力，讓我們能相當長時間維持輕鬆、端莊的不動姿勢。無論你是打電腦還是打坐，都少不了這個能力。

除了標準的蓮花坐（雙盤）之外，還有許多坐的方式。兩腿交叉而坐，脊椎會稍微偏向一邊，因此不論你練習哪一種坐法，記得兩腿要輪流擺放，這樣髖關節和脊椎才會平衡。

裁縫坐 （Sukhasana）

西方人多半坐椅子，要他們兩腿交叉坐在地上是件困難的事。坐得舒服的關鍵是：利用毯子或蒲團抬高骨盆，直到膝部稍稍低於髖關節。當大腿從骨盆放鬆，以及腹部放鬆了，你就知道毯子的高度、位置對不對了（圖121，譯註：從前印度的裁縫都是這樣坐著工作，故有此名）。

智者坐 （Siddhasana）

這個坐法是一腳拉近會陰，另一隻腳放在它的腳踝和小腿上。在上的腳舒服地夾在大、小腿之間（圖122，譯者註：不論是裁縫坐或智者坐，中文都稱為「散盤」）。許多人認為「智者坐」比「裁縫坐」容易些。兩種都試試，看哪一種適合你。

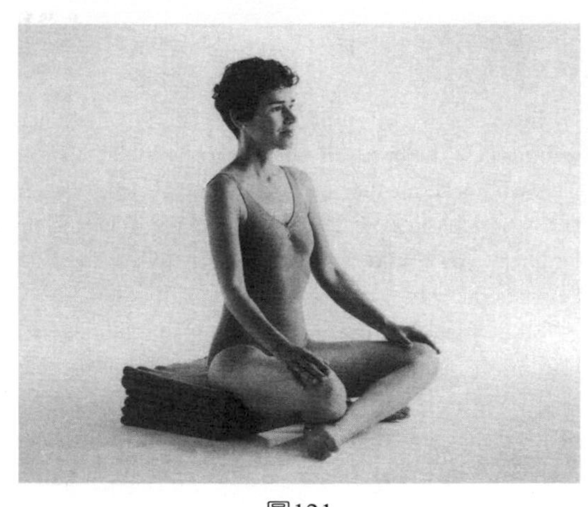

圖121

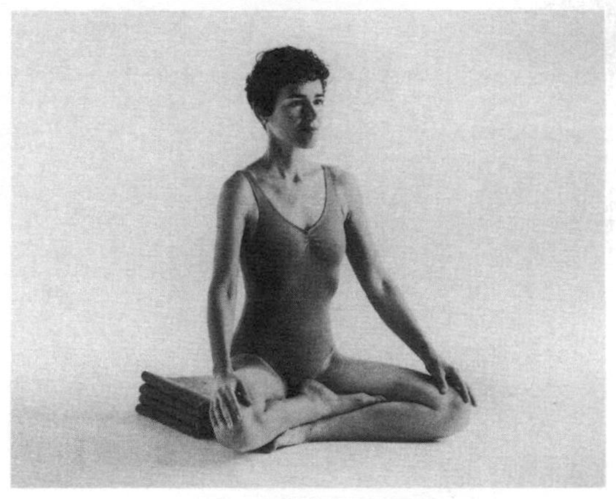

圖122

功效 打開髖關節，強壯背部。是打坐的穩定姿勢。平靜、穩定心。

誰不可以做 坐的時候椎間盤受力相當大，因此腰部和髖關節有傷或有狀況的人應當先練習臥姿抬腿、立姿體位法及立姿前彎，直到做這些體位法都舒服、沒問題了，才練習坐姿。

給孕婦 如果覺得累，可以利用背靠牆壁做為額外的支撐。

困難點 我坐了幾分鐘上背部就緊繃。

這樣試試 **專注於把坐骨的重量往地板鬆沉下去以穩住姿勢，這股鬆沉下去的重量會產生一股自然的反作用力通過背部，而不是「提起」背部挺直身子。你也可以背部靠著牆壁，等到背部肌肉比較強壯之後再離開牆。**

牛面式（Gomukasana）

牛面式是增進坐姿的極佳練習，因為牛面式可以深度打開髖關節，同時大大解放肩膀。最好每一邊練習數次，尤其適合當做開場練習。

做法

第一次做牛面式時，你的臀部可能需要抬高（可以用一條摺成長條狀的毯子墊在臀部下），這樣髖關節及膝部會輕鬆一點。再次練習時，試著降低毯子的高度，或者直接坐在地板上。

以挺坐式開始，左腿屈膝貼地，左腳在右臀外側。屈右腿，右膝在左膝之上，右腳在左臀外側。這時臀部居於兩腳之間。雙手置於右膝上，溫和地往下壓，進一步打開髖關節。呼吸！當你第一次做，體驗到髖關節拉開的強烈感受時，這會是激烈的姿勢。現在右臂往側邊伸展，屈肘置於背後，左手可以幫忙右手往脊椎、頭的方向推移。接著左臂伸展過頭，屈肘，左右兩手抓在一起（圖123）。如果兩隻手抓不到，左肩掛一條瑜伽帶，兩手去抓帶子。抓住帶子之後，兩手往相反的方向伸展。至少停留一分鐘，呼吸到髖關節及肩膀裡去。然後換邊做。如果有

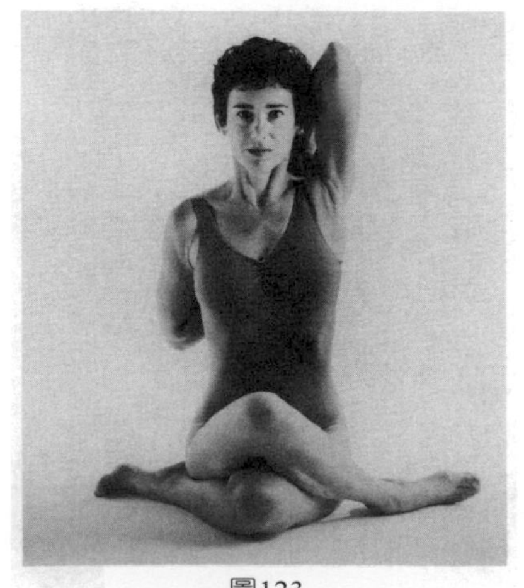

圖123

時間，每一邊至少再做一次。

功效	減少肩膀及髖關節的僵硬感。打開胸部，減少肺部阻塞。
誰不可以做	☺
給孕婦	隨著孕期的增加墊高臀部，這樣腹部及鼠蹊才不會太緊。
困難點	我覺得肩膀關節裡面會痛。
這樣試試	**如果肩膀非常緊，建議你使用彈力帶代替瑜伽帶。彈力帶比一般的帶子更能幫助你。可以跟復健師買，有些運動中心也買得到。如果疼痛持續不止，去看醫師。**

頭觸膝式（Janu Sirsasana）

這個名稱不是那麼貼切，因為頭其實要靠到小腿脛，而不是膝蓋。往前彎時，記住這一點。

做法（準備一個墊枕或摺疊椅）

以挺坐式開始，重量端正地落在坐骨上，若有需要可抬高臀部。右腿屈膝貼地，膝部向後、向外拉開，右腳在左大腿內側，兩腿之間會形成九十度到一百三十度的角（依個人髖關節的柔軟度而定）。如果右膝翹起不能貼地，膝下墊個襪子或毛巾做為支撐。吸一口氣，吐氣時從髖關節開始緩緩向前傾。如果骨盆轉不動，就屈左膝。頭頂延伸出去，保持脊椎的長度，雙手輕輕放在左腿兩側地板做為支撐（圖124）。這是頭觸膝式的第一個階段，這時背部的肌肉正賣力頂著重力。最多停留一分鐘。保持胸骨提起，這樣才有呼吸的空間。如果這就是你能舒服屈曲的程度，就把額頭靠在椅子邊緣（261頁），或者靠在墊枕上（墊枕橫放在直腿的小腿

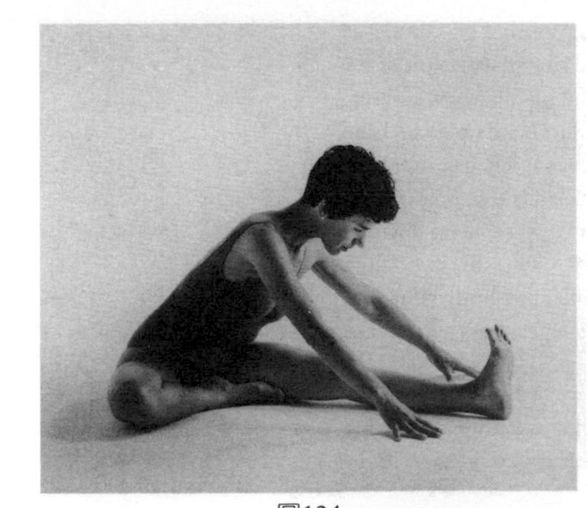
圖124

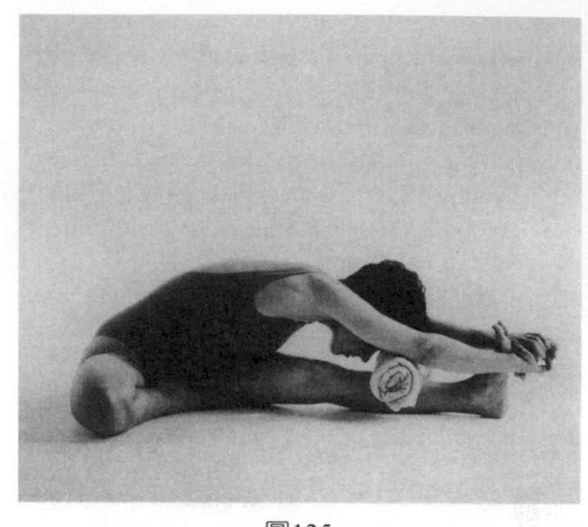
圖125

上），你就完成了這個姿式。

如果你能維持腹部、脊椎的長度繼續前屈，就把兩手伸展過腳掌，左手握住右手腕的背面，掌心朝外。讓呼吸振動脊椎，使脊椎隨著每一個呼吸載浮載沉。跟隨這個起伏的律動，鼓勵脊椎在左腿之上伸展。最後，額頭放在小腿脛上。如果你無法伸展得那麼深入，在小腿脛上放一卷毛巾或墊子來支撐額頭，這樣你就能享受最終姿式的放鬆與寧靜了（圖125）。

功效	打開髖關節和脊椎。強壯、激勵腹部器官及性腺。安定身心。
誰不可以做	椎間盤有問題的人應當小心。
給孕婦	隨著孕期增加，只做脊椎挺直的第一個階段練習。
困難點	我屈曲那條腿的膝部會痛。
這樣試試	**膝部扭曲通常是髖關節緊繃造成的。挺坐，右腳背屈曲，右腿外旋（像芭蕾舞的第一個姿勢），右腳跟對著左腳踝內側，膝部會稍微彎曲。這個姿勢在頭觸膝式時，能讓髖關節打開而不壓迫到膝。**

扭轉頭觸膝式（Parivrtta Janu Sirsasana）

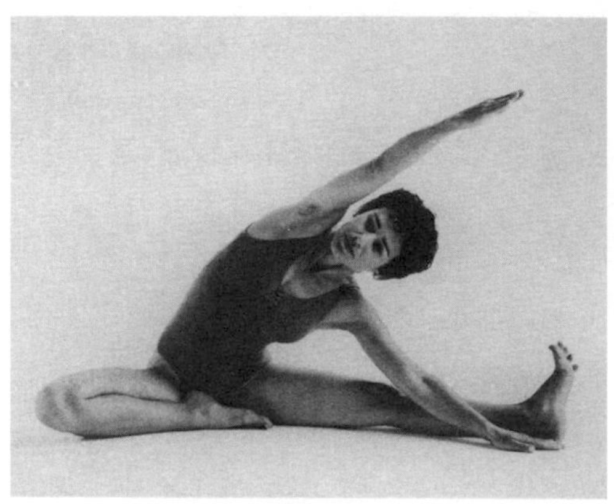
圖126

做法

變化式。屈右腿，左腿往外伸直，以頭觸膝式的預備式開始。身軀轉向右膝，打開胸部，從脊椎放寬。吸氣，右臂上舉過頭，開始往左腳延伸，左手沿著左腿滑出去（圖126）。專注於擴張及拉長左邊的肺部，每次吐氣讓右邊身體朝右腿放鬆。想像你正在用呼吸鬆開右臂根部四周的「泥土」）。大約停留一分鐘，然後換邊做。

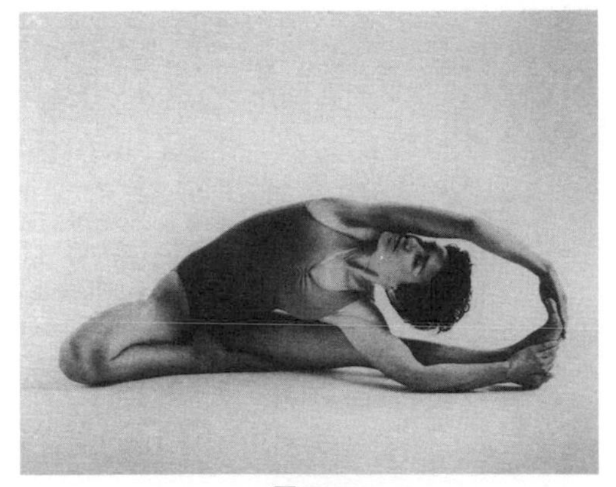
圖127

最終姿式。屈右腿，左腿往外伸直，以頭觸膝式的預備式開始。身軀轉向右膝，這次左臂沿著兩腿之間的地板往前滑，直到左肩外側靠在地板上。左臂彎成弧形，手臂背面沿著地板緩緩往左腿伸展，整個手臂內側轉向天花板抓住左腳跟。當右臂伸展過頭之際，拉長身體的兩側，右手抓住左腳尖。人在腿上放鬆時，右臀往地板扎根，右膝往後延伸。每次吐氣時整個身軀朝天扭轉。最終你能在右臂下往上望（圖127）。最多停留一分鐘，然後慢慢放開姿式。

等你更熟練扭轉頭觸膝式時，可以把肩膀穩固在直腿的膝下。做法是這樣：屈左膝，左肩滑到膝下面，然後慢慢伸直左腿，其他三肢同時向外伸展。肩膀穩固住，能讓脊椎更有效地扭轉。頭下放一個小枕頭會有幫助，停留時能放鬆頸部。

功效	伸展身體側邊所有的肌肉。放鬆肋間肌——改善呼吸。使全身充滿活力。
誰不可以做	椎間盤有問題的人應當小心。
給孕婦	I II III
困難點	我覺得整個側邊肩膀、身體拉得很緊。
這樣試試	**拿一張椅子放在直腿那一邊，椅子靠在身體旁邊。在下的那隻手臂在椅座上延伸，另一隻手臂伸展過頭。椅座上的手臂外旋朝向天花板，專注於兩隻手臂往上、往外延伸，而不是想著要把身體彎向側邊。**

坐姿劈腿前彎式 I、II（Upavistha Konasana I and II）

做法

挺坐式，重量鬆沉到坐骨。若有需要，可以兩臂往下伸展以

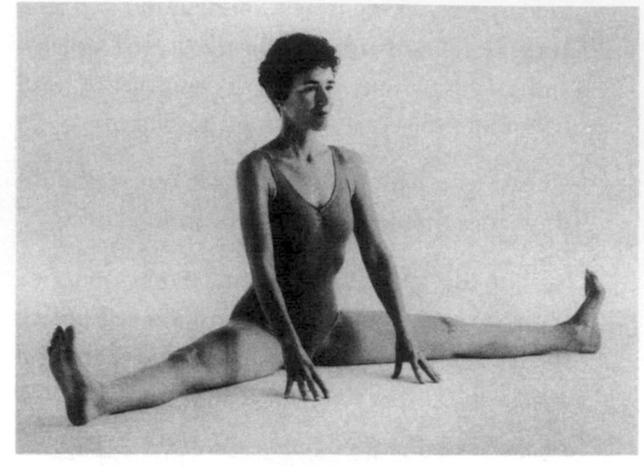
圖128a

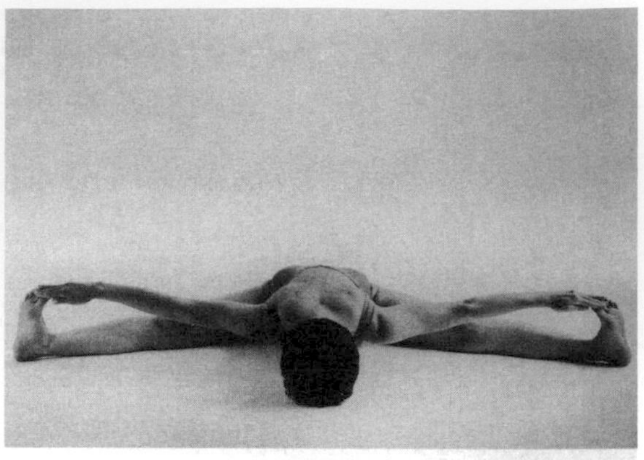
圖128b

輔助脊椎挺直。兩腿慢慢拉開，盡量拉開，但是不要後傾而使坐點掉到坐骨後面。膝蓋朝上，整條腿的背面往下壓以穩住姿勢（圖128a）。

如果你能輕鬆坐得筆直，表示可以前彎了。從髖關節轉動，頭部到尾骨維持一條長長的直線慢慢往前彎。兩手輔助支撐。初時或許只能下去幾公分。不管你下到哪裡，在持續動作的過程中專注於：吸氣，用腿扎根；吐氣，往前下去。最終，你的胸會一路下到地板（圖128b）。

變化式

●坐姿劈腿前彎式 II

這個變化式非常像扭轉頭觸膝式，差別在於身軀轉向一腿往前屈曲，而不是胸部向上扭轉。腰和胸轉向右腿，兩手置於右腿兩側，然後從髖關節開始前彎，頭部往前延伸，尾骨往後延伸。當你在右腿上面伸展之際，左腿往下壓，大腿往下扎根，這樣骨盆能自由移動。只有在脊椎不失去長度的狀態下才往下彎。最終，你的手能超過腳掌，右手抓住左手腕的背面做出完整的姿式（圖129）。頭放在小腿上，停留一分鐘，然後換邊做。

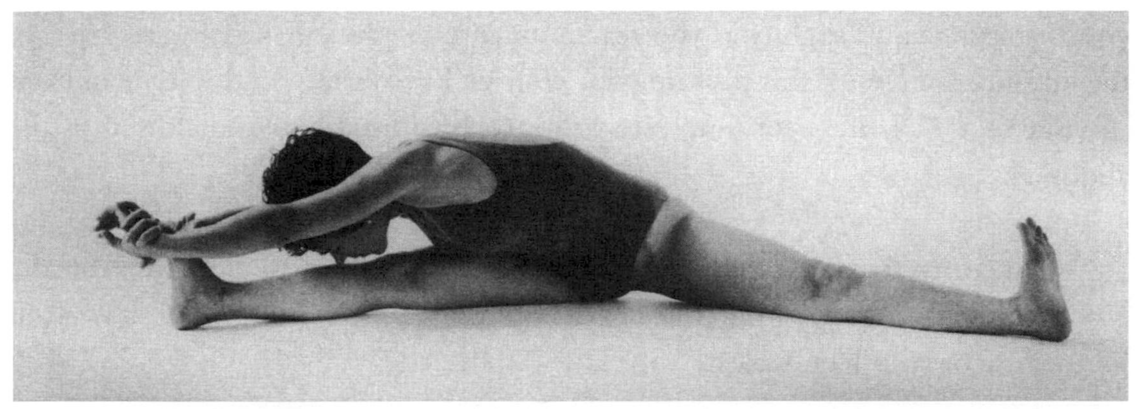

圖129

功效	深度放鬆鼠蹊及腿部的內部。增加骨盆、性器官及腺體的循環。把頭部的能量往下運行到核心——有安定作用。
誰不可以做	膕旁肌、內收肌或鼠蹊拉傷的人應當小心，坐骨神經有問題的人尤其要注意。
給孕婦	懷孕後期只做背部挺直的姿勢。背部靠牆，或是在前面放一張椅子，手放在椅子上做為支撐。
困難點	我覺得兩腿的膝窩拉得非常緊。
這樣試試	**你的膕旁肌發出異議呢。用屈膝的方式練習劈腿挺坐及劈腿前彎這兩個姿式，保持稍微屈膝，或兩腿膝下各墊一個毛巾捲。**

合蹠式（Baddha Konasana）

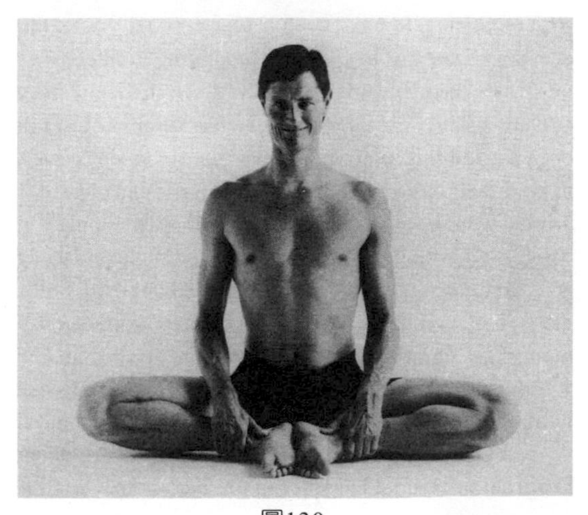

圖130

做法（準備一個瑜伽磚或幾本厚書）

挺坐，兩腿屈膝貼地，兩腳合蹠收進來腳跟朝鼠蹊。背部維持挺直，兩手握足（覺得緊繃可握腳踝），兩膝積極往外拉、往下壓（圖130）。在這裡停留幾分鐘，膝部會漸漸放鬆更貼向地板。

從髖關節動作，慢慢前彎，維持恥

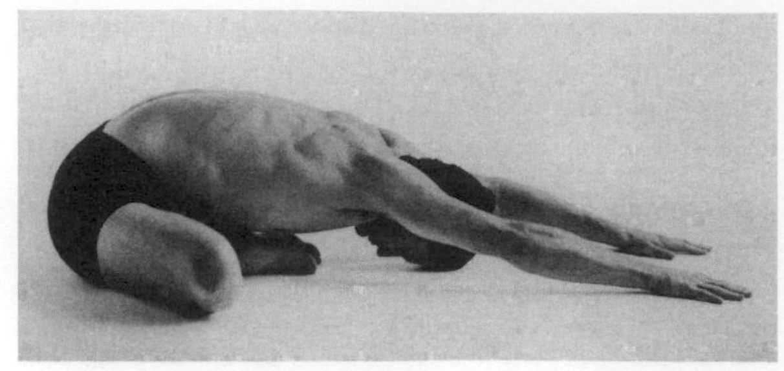

圖131

骨和胸骨之間的距離，以保持呼吸順暢。一旦前彎到一半，你會發現腰椎的曲線自然而然反了過來。頭部延伸之際，讓背部稍微放圓（圖131）。這個姿勢的進階做法是：下巴放在兩腳前面的地板上。停留一分鐘或更久，深沉、緩慢呼吸到腹部。

變化式

把腳抬高放在磚上，用不同的角度打開髖關節。兩手放在身後的地板上做為支撐，鼠蹊靠近兩腳，膝向兩側放鬆。

功效 放鬆髖關節、鼠蹊、後腰。大大增進骨盆裡所有器官的循環。這個姿勢對經前、月經期間、更年期及前列腺相關症狀有強大的預防、修復功能。

誰不可以做 腳踝扭傷的人。

給孕婦 這個姿式對孕婦非常好，除非子宮頸或骨盆底的功能有問題，否則可以每天練習。

蓮花式（雙盤）預備動作

蓮花式要坐得舒服有賴於一個條件——髖關節要能鬆開。西方人不像印度人，從來沒有坐地板的習慣，因此髖關節發展成適應坐椅子的模式。此外，髖關節是個極深的「球－洞」關節，四周有人體最強壯的肌肉、韌帶支撐著。至於膝部，是人體最脆弱的關節之一。腿伸直的時候，膝關節不會扭轉。屈膝的時候（例如蓮花式），膝部確實會稍微扭轉，這個扭轉對膝部是有損的。同樣地，踝關節和髖關節比起來算是不穩定的。穩固的髖關節和結構脆弱的膝、踝關節組合在一起，這就是那麼多人做蓮花式會受傷的原因。如果不致力於鬆開髖關節，而是強迫膝、踝硬扳出蓮花式，早在你瞥見蓮花之前膝部就受傷了。任何的不舒服，尤其是膝部尖銳強烈的感受，都是訊號，表示你的方法不對，需要調整姿勢。如果不知道怎麼調整，去請教有經驗的老師。

以下是鬆開髖關節做蓮花式的預備動作。最適宜做完立姿身體暖活之後練習。身體緊的人應當在下午練習，因為身體在下午比較柔軟。剛開始，每個預備動作練習一分鐘，逐漸停留到三分鐘之久。記住，改變髖關節結構需要長時間謹慎、堅持的練習。如果能安全、正確地練習，最終會做到蓮花式，屆時你會有一副健康的膝關節來祝賀你的成就。

培養你的蓮花

● **天鵝** 這個姿勢伸展屈腿的外轉肌以及直腿的鼠蹊和腰髂肌（腰髂肌負責抬起大腿，例如走路。）

坐著，右腿屈膝橫放，腳跟對著恥骨。左腿往後伸直，膝蓋面向地板，左邊臀部拉近地板。胸部保持上提，使骨盆的重量不落在股骨上（圖132）。停留一分鐘，然後換邊。想加強伸展可以前腳往前移離開大腿，直到大腿和小腿形成直角。

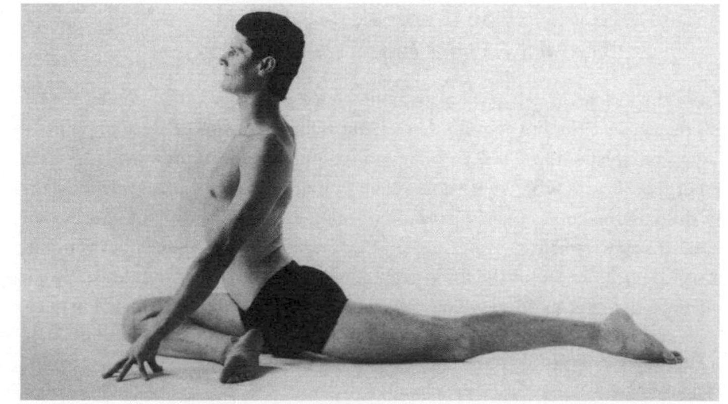

圖132

● **穿針** （伸展髖關節的外轉肌）

平躺屈膝。右腳踝放在左大腿上，右臂穿過兩腿中間，兩手抱住左大腿（或小腿）。左大腿拉近身體之際，右邊髖關節外轉、

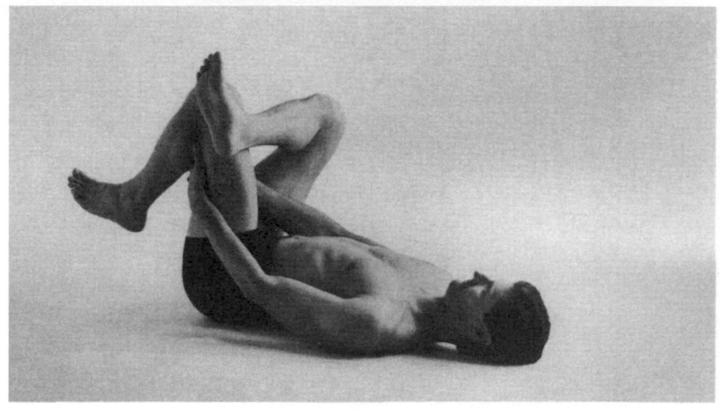

圖133

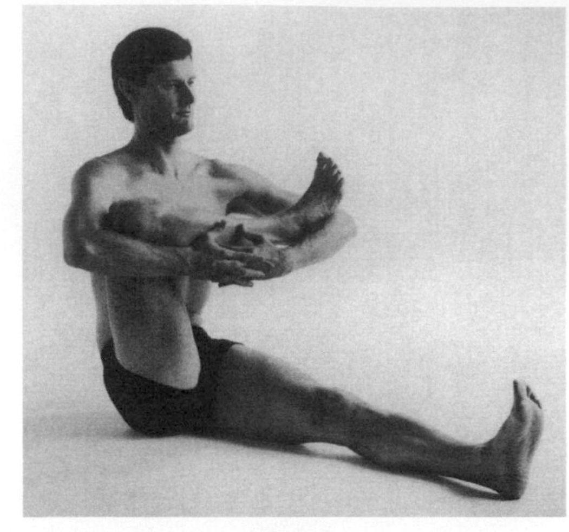
圖134

膝朝外移，以打開髖關節。這是蓮花式的腿部動作。右腳腳背保持屈曲，因此自己看不到腳板。這一點非常重要（圖133）。特意把腳踝固定住，是強迫鬆開的動作只發生在髖關節部位，防止你的踝或膝硬扳出扭轉動作。

●**搖嬰兒**　（伸展側邊的外轉肌及內收肌）

挺坐式，右腿屈膝貼地。抬起右腿，腳板放在左手肘，大腿放在右手肘，十指相扣。溫和地前後移動髖關節，移動時髖關節外旋。右腳抬高，直到大腿、小腿成直角，這樣可以增加伸展的強度（圖134）。這是半蓮花坐姿前彎式的預備式。

半蓮花坐姿前彎式
（Ardha Baddha Padma Paschimottanasana）

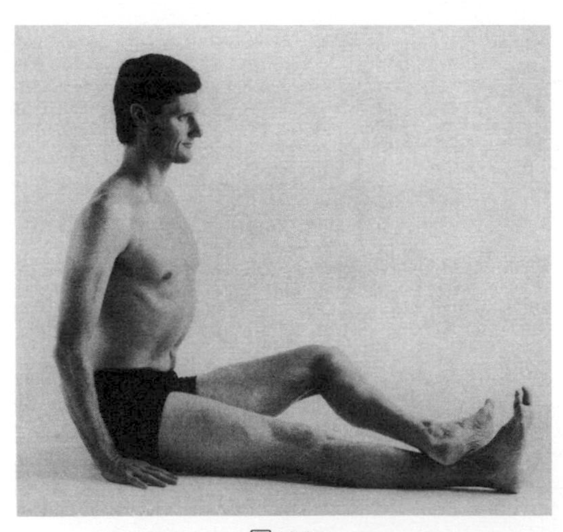
圖135

從搖嬰兒的姿勢開始，右腳踝放在左大腿頂端，腳跟因而壓進下腹。如果你的右膝離地一大截，把腳架在左腳踝上會更適合（圖135）。為了清楚顯示姿勢，照片是左腳架在右腳踝上。你可以在這個姿勢裡練習安全地打開髖關節而不傷到膝。如果你能把腳跟抬上來放在下腹上，但膝仍然離地三到五公分，可以在膝下墊個毛巾捲。膝部有了這樣的支撐，髖關節的肌肉才可能漸漸放鬆。膝部往地板下去的動作是靠髖臼深度旋轉而達成的，不是靠扭踝轉膝。動作要慢，如果你覺得膝部痛，就不要繼續做下面的變化式了——膝一旦受傷，很難復原。

總有一天，你的額頭能停在小腿脛上，而那半朵蓮花的腳跟壓在反射點上，正在給你的結腸做深度按摩呢（圖136）。

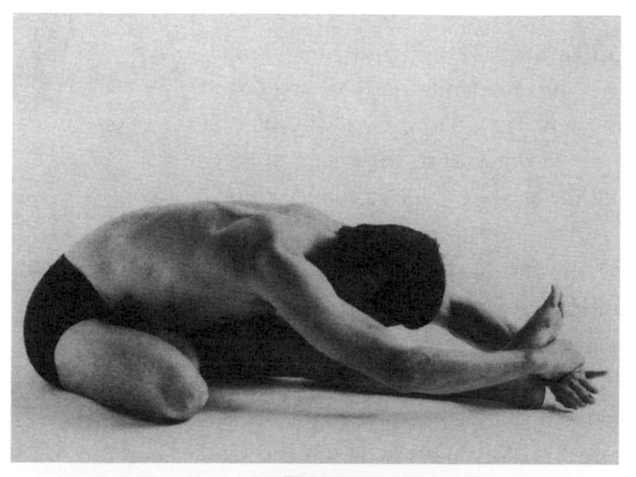

圖136

以下姿式也是蓮花式的暖身動作：

- 坐姿劈腿前彎式 I（174頁）
- 合蹠式（兩腳放在磚上，176頁）
- 頭觸膝式（171頁）
- 牛面式（170頁）
- 巴拉瓦伽式 II（191頁）

做蓮花式時，**兩手在下**，一手捧著腳踝、一手捧著小腿把腿抬拉上來放到另一腿的大腿頂端，這樣你是以髖關節必須要轉的方向來轉動小腿和大腿。絕對不要兩手在上抓著腿往裡抬拉。腳背保持屈曲，小趾朝向膝外側，以防踝或膝扭轉（圖137）。腳踝一旦放到大腿上，腳就可以放鬆了。腳板翻轉，或是扭轉腳踝使得腳板對著你，讓原本就嬌弱的腳踝更脆弱，並且拉扯到膝外側的韌帶、軟骨，有可能造成這些細緻的結構受傷（圖138）。

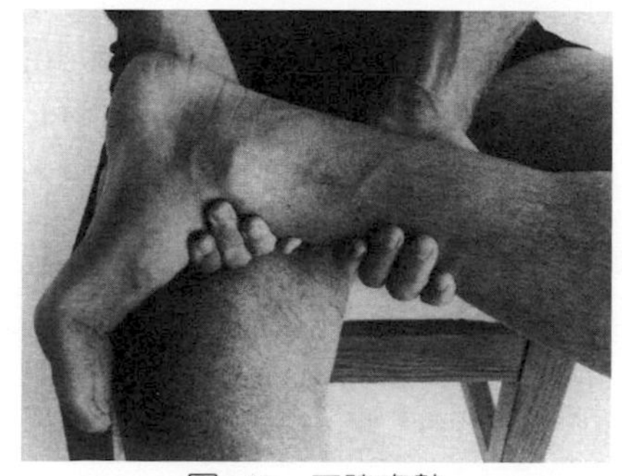

圖137　正確姿勢

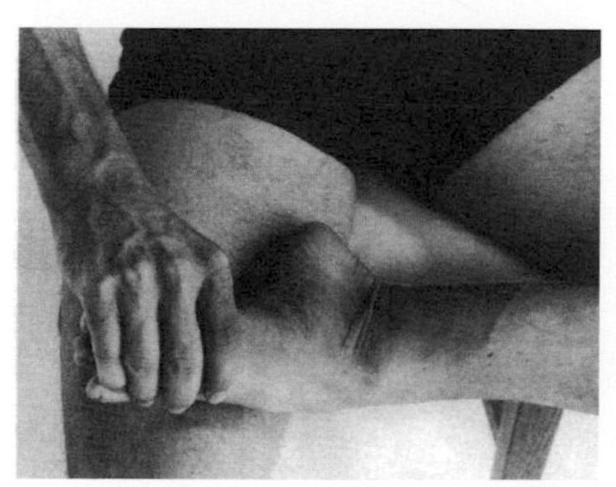

圖138　不正確姿勢

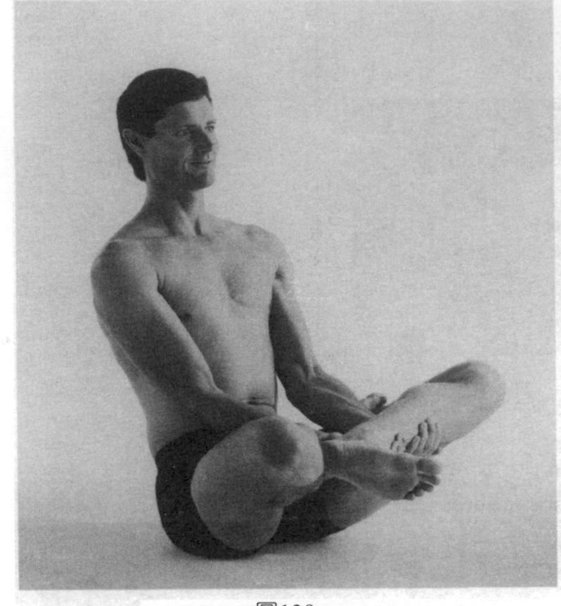
圖139

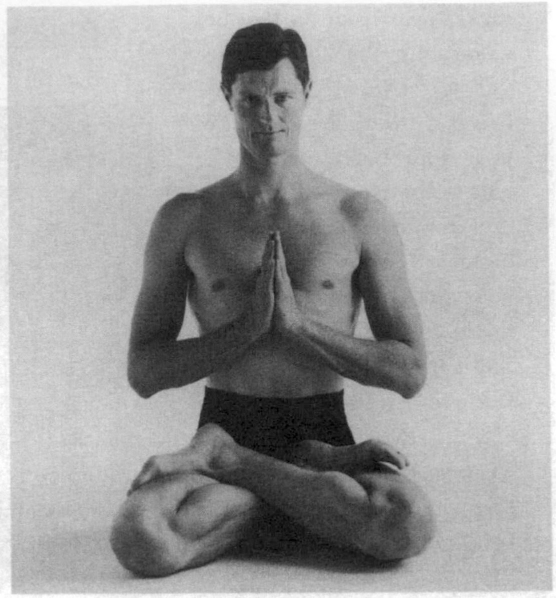
圖140

蓮花式（Padmasana）

做法（準備一條毛巾）

這個方法是瑜伽大師霍曼（Dona Hollman）教我的。這比一般使勁把第二隻腳抬上來盤成蓮花要安全太多了。如果你做半蓮花坐姿前彎式時，那半朵蓮花的膝部很靠近地面或者碰到地，就可以試試完整的蓮花式了。從半蓮花坐姿前彎式開始，右腿盤成蓮花，左腳踝放在右膝**下面**。你現在是半蓮花坐姿（單盤）。身子往後傾，傾到以坐骨後面的部位支撐身體平衡，這時右腿是翹起來離開地面的。雙手在下捧著左腿小腿脛和外側腳踝慢慢抬起離開地板，左腿完全放鬆。不要把左腿拉起來放到右腿上，而是專注於把**右**腿膝部及大腿朝地板放鬆下去（圖139）。一口氣接著一口氣，讓右腿進一步往外旋。等到右腿與左腿齊平或低於左腿之際，左腿就可以溫和輕柔地滑到右腿的頂端。同此之時，你可以把兩隻腿都放到地板上（圖140）。

蓮花式上面那隻腿的膝稍微離地是正常的。如果離地二、三公分以上，可以捲一條毛巾或襪子墊在膝下。蓮花式是不對稱姿式，脊椎會稍微扭轉，所以要謹記，練習時兩腿要互換，並維持同樣的時間。如果你有一邊無法雙盤（這是常有的事），就要持續練習所有的預備動作，練習時每個動作要盡可能符合最終姿式，這點很重要。

功效　打開並放鬆髖關節。穩固的打坐姿勢。減低腳及小腿的水腫。

誰不可以做　腳踝扭傷，膝部最近受傷的人要特別小心。

給孕婦

困難點　腳踝壓在大腿頂端非常痛！

這樣試試　**如果腳抬拉得夠貼近大腿根部，會剛好落在兩條肌肉的溝槽裡。如果腿的柔軟度不夠，腳放不到這個理想的位置，就會落在大腿肌肉隆起的部位，那麼腳踝和大腿都會不舒服。這個痛，不太會造成傷害，卻是邁向蓮花必受的苦。**

西面伸展式（Paschimottanasana）

做法

傳統上拜日式是於黎明時分，面向東方升起的朝陽練習，因此身體的前方稱為「東面」，身體的背面則稱為「西面」。在這個姿式裡，整個西面深深地展開。

以挺坐式開始。將股骨的重量沉到地板，同時讓脊椎上浮。如果你是初學者，可以屈膝來練習這個姿式，直到你能感覺骨盆順暢地循著大腿骨轉動。一旦骨盆能靈活地在腿上動作，就可以打直兩腿，身軀往前伸展。兩手置於脊椎兩側

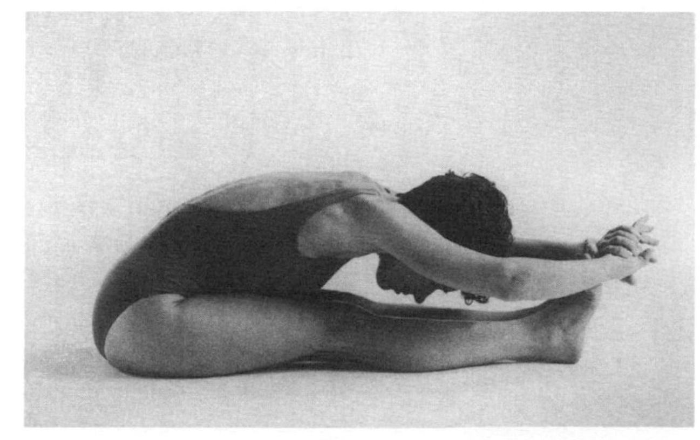

圖141

做為支撐，只有在腹部能保持拉長、放鬆、呼吸順暢的狀況下，往前屈曲伸展。比起挺坐式的垂直九十度，或許你只下去了幾度，或者你可以做到如圖所示的最終姿式（圖141）。無論你下到哪裡，容許脊椎隨著呼吸振動，確定自己尊重姿式裡的起起伏伏：吸氣時微微提起的收縮動作，以及吐氣時深入放鬆的動作。停留一至三分鐘。

功效	放鬆身體背部所有的肌肉。增加骨盆內器官及性腺的循環。安定沉穩、消除焦慮、靜心。
誰不可以做	椎間盤受傷的人應當非常小心。
給孕婦	
困難點	我覺得膝窩拉得很緊。
這樣試試	**屈膝，或者捲一條毛巾墊在膝窩下。專注於放寬大腿肌肉及小腿肌肉最厚的部位，而不是伸展腳跟。**

船式（Navasana）

做法

船式既不是前彎也不是扭轉，是挺坐式的衍生姿勢。幾乎所有的瑜伽練習都可以加入船式，但是應當做了強壯背部的立姿、練習背部挺直的坐姿，以及像蝗式這類簡單的後彎之後再做船式。

●拉長並強壯腹部肌肉的練習

傳統的仰臥起坐姿勢是腹肌往外鼓起突出，既不利於腹部，也不利於背部。船式的預備動作專注於拉長腹部肌肉，以及在「起坐」時讓腹肌往內、往脊椎收拉。平躺屈膝，兩手往腳的方向延伸，想像自己的腋窩各夾著一顆柳丁（這個動作會穩固肩胛骨）。慢慢地一次捲起一節脊椎骨抬起身體，頭頂往上延伸，彷彿身體正順著一顆大球的弧度在屈曲。兩臂延伸，身體上來要成坐姿之際，眼睛注視大腿兩側（圖142）。若有需要，手抓著腿部外側；下來時，以相反的動作順序慢慢下來。

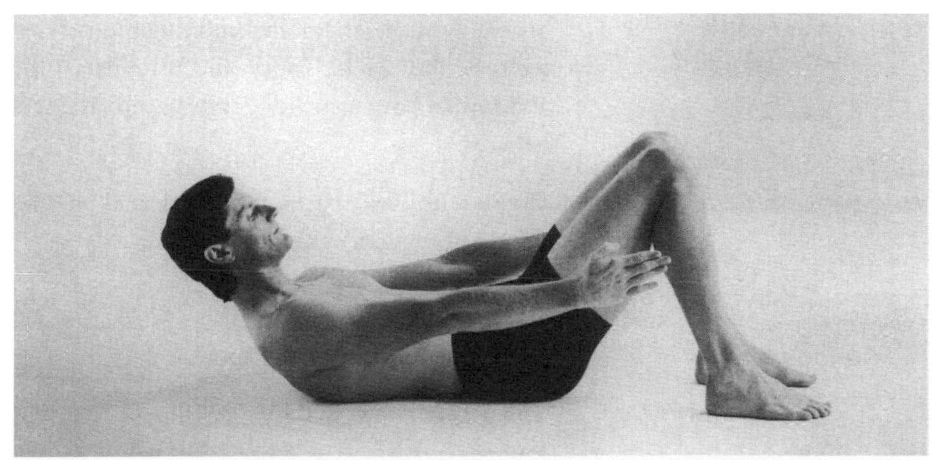

圖142

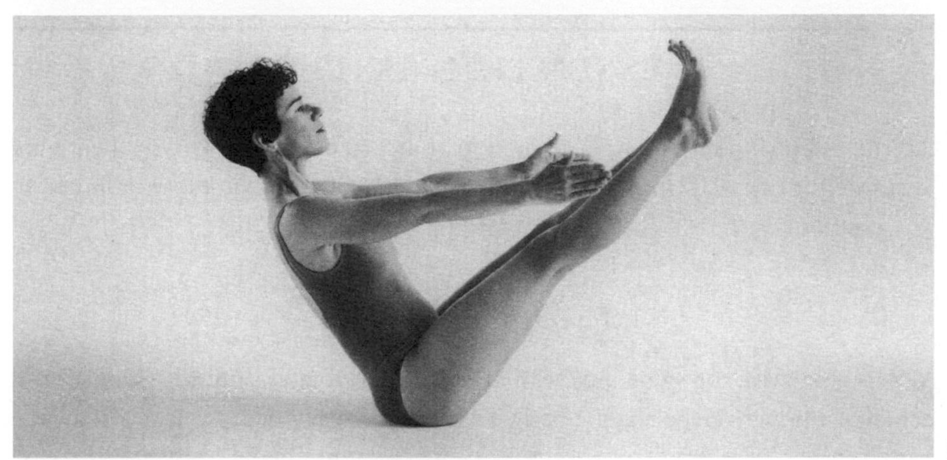

圖143

船式

等你能輕鬆連續做五次拉長並強壯腹部的預備動作時，就可以試船式了。上身起來，兩手抱住大腿後面，直到以坐骨為坐點來平衡全身。維持平衡，兩腿緩緩朝前、朝上伸直。視線稍微高於腳趾，覺得有把握了，兩手放開大腿，兩臂努力往腿伸展（圖143）。至少停留三個呼吸，然後兩腳放回地面，背部緩緩躺下。

你可以反覆練習這兩個姿式，或是在每一個姿式裡停留久一點。

功效 強壯腹部、大腿及背部的肌肉。強化、激勵腹部器官。增加活力、消除昏沉。

誰不可以做 背部、腹部肌肉弱的人不應當練習此式。

給孕婦 不適合做。

困難點 我好像沒辦法平衡。

這樣試試 **可能是身體比例的關係——例如，腿長身子短會讓這個姿式比較不穩。試著背部離牆十五公分練習船式。**

扭轉的關鍵原則

呼吸

讓呼吸帶動你

交出去／鬆沉

交給地／鬆沉到地：沉與浮

中心

維持脊椎中正：中央軸

參與

用上整個身體：複習器官系統

要訣

所有在前彎學到的能力都適用於扭轉。先回頭溫習一下那些能力，再繼續往下。

螺旋梯

扭轉時，脊椎必須在旋轉之前先拉長，這個拉長是這樣來的：身體往下扎根（通常是腿和坐骨），同時放鬆脊椎跟隨頭部的延伸而往上。想像身體裡的中央軸是個螺旋梯，每一次扭轉就是一次盤升。正如攀爬螺旋梯，你得往上走：吸氣時，背部往上拉長；吐氣時，扭轉。繼續下一個動作循環之前，在吸與呼之間停頓一下（圖144）。

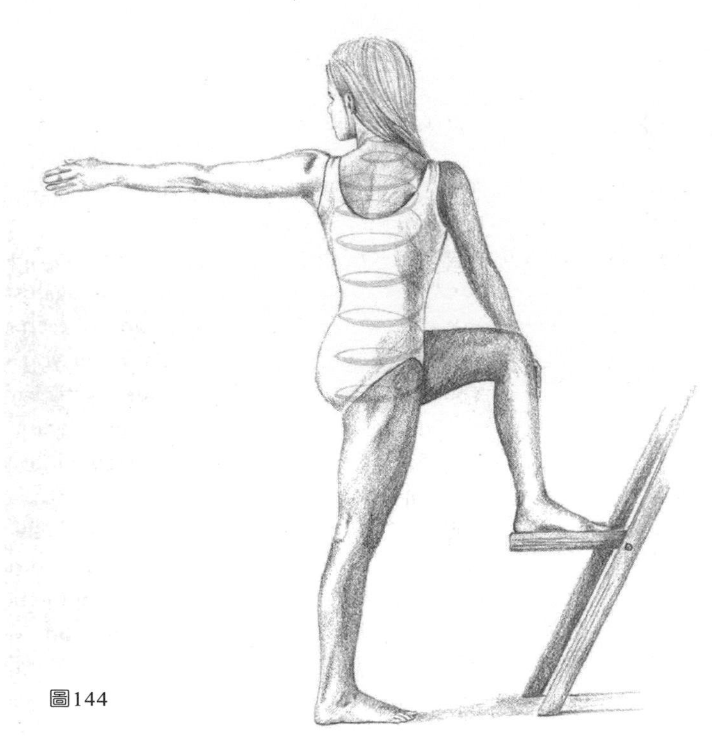
圖144

由內而外扭轉

扭轉的第二個要訣是：學習從身體內部發起扭轉動作——那就是，運用器官扭轉。複習前面的器官系統以加深印象，幫助你精準地觀想內部身體。練瑜伽的人最常見的傷害是：肌肉骨骼系統的動作超過內部器官所能支撐的程度。如果你的中心僵硬不動，卻蠻橫地用手臂或腿做為使力桿來扭轉身體（圖145），那麼你的器官和外在身體會彼此衝突——一個這樣轉，一個那樣轉。如果內層和外層沒有朝相同的方向動，隨之而來的扭力會造成關節和脊椎嚴重的拉傷。在所有扭轉動作裡，肌肉及骨骼支持、**引導**柔軟的內部器官生出意念、發起動作。你可以從圖146看到，這個人從開放的、轉動的中心發起扭轉動作。她的整個身體都加入這個扭轉。每當你扭轉時，要去感覺身體的內部和外部是不是都同意要扭轉這麼多。如果是，你的外在動作跟內在知覺是一致的。

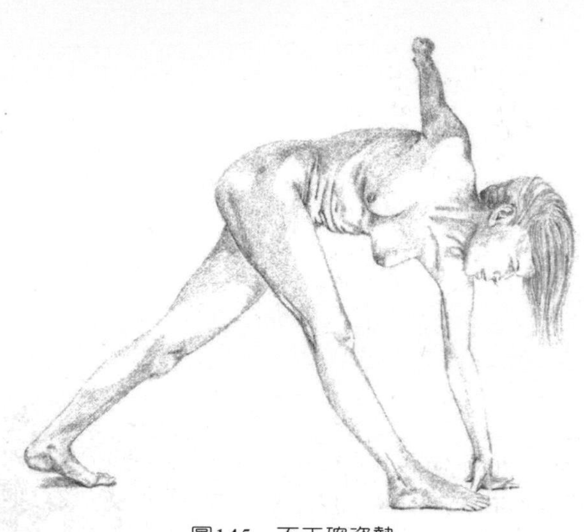

圖145　不正確姿勢

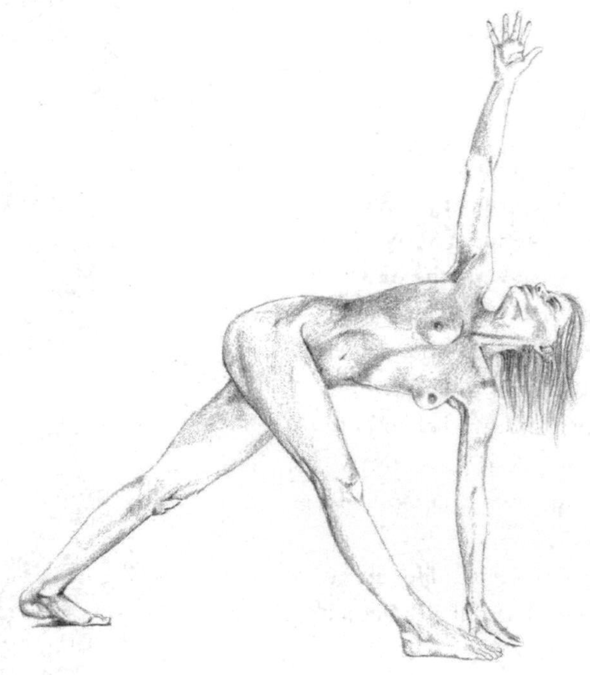

圖146　正確姿勢

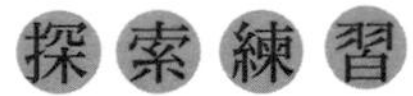

由內而外扭轉

側坐在椅子上，閉起眼睛，想像身體純粹是一副骨架子，肌肉如拉繩似地繫在骨架上。開始扭轉，手臂抵著椅背把身子扭轉過去。張開眼睛，記住單單運用肌肉骨骼系統身體扭轉的程度。回到中立姿勢。再閉起眼睛，觀想自己的內部器官。吸氣到核心，把器官向外擴張。擴張腹部，像跳肚皮舞似地在吐氣時扭轉肚子。擴張胃、肝、脾，吐氣時扭轉胃、肝、脾。一路往上這麼做。吸氣，擴張心和肺；吐氣，扭轉心和肺。最後，觀想柔軟的骨髓，調整髓管四周的椎骨，這樣一來背部覺得輕鬆，沒有束縛。用手臂和腿的堅實引導來支持內在扭轉的意念。現在張開眼睛，看看這一次扭轉到什麼程度。注意觀察，由外往內扭轉跟由內往外扭轉，在身體及心理上有什麼不同的感覺。

注意事項

經醫師診斷有椎間盤突出的人練習扭轉時應當特別小心。你應當要能做立姿（不包括立姿扭轉）、背部伸展及溫和的後彎都不會疼痛了，才來試扭轉。這些動作做起來都不會疼痛時，就可以開始練習立姿扭轉，然後進展到臥姿扭轉，只有在這些扭轉動作都做得很舒服時，才嘗試坐姿扭轉。有個簡單實用的安全原則，就是只使出一半的能力，然後觀察二十四小時，看看身體有沒有什麼反應。如果沒問題，就再增加一成，總是給自己一天的時間去觀察有沒有遲來的反應，如此漸進，直到完全施展能力。總之，即使兩個人椎間盤突出的程度一樣，對一些特定動作的反應卻會不同，有人發現扭轉很能紓解他的疼痛，有人卻是稍微扭轉一下就覺得痛。最好不要臆測哪個動做對自己好或不好，而是小心謹慎地進行，專心聆聽，跟隨每一次呼吸時身體給你的指引。

i ii iii iv v vi vii viii

站立扭轉篇（參考143-144頁）

站立扭轉是最安全的扭轉入門姿勢，尤其是背傷癒後。站立時，膕旁肌不像坐的時候那樣限制住骨盆，因此背部的拉力比較小，也就比較容易找到脊椎的中立姿勢。一天當中，你可以在大大小小的緊繃累積之前，三不五時做做這個輕鬆的站立扭轉姿勢來放鬆背部。

散盤扭轉（Parivrtta Siddhasana）

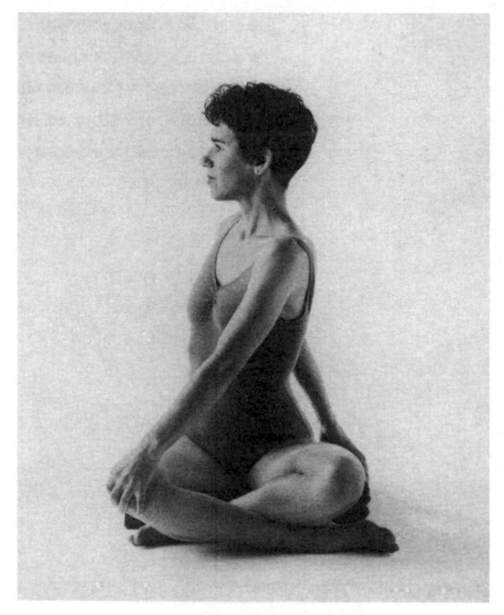

圖147

做法

這個扭轉姿式非常簡單，是放鬆背部的好法子。不只在練習瑜伽的時候做，一天當中只要覺得背部緊繃了就可以做。你可以在工作時直接坐在椅子上練習，手放在椅把的外側或自己的大腿上。我做完強烈的後彎或前彎之後，會馬上接著做這個扭轉姿式來放鬆背部。

簡單盤腿而坐，若有需要可墊高臀部。以腹部為主導轉向右邊，左手放在右膝外側。每逢吸氣，拉長身軀；每逢吐氣，慢慢扭轉，就用這種方式從脊椎的底部一路往上到頭部（圖147）。停留三十秒至一分鐘，接著做另一邊。然後換腿，左右各扭轉一次。

功效	溫和地放鬆下背部。
誰不可以做	參考前面的「注意事項」。
給孕婦	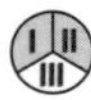

臥姿扭轉（Jathara Parivartanasana）

做法

臥姿扭轉是瑜伽練習裡的台柱，最常用在練習的結尾，在大休息之前放鬆脊椎及按摩內臟器官。下面三個變化式依序由易入難。

變化式A（有輔助）

這個變化式對背傷癒後或整個背部僵硬的人饒有益處。平躺屈膝，膝抬起靠近胸部（一次抬一隻）。吐氣時膝轉向右側放在墊枕上（圖148）。兩臂伸展出去，打開兩邊肩胛骨之間的空間。

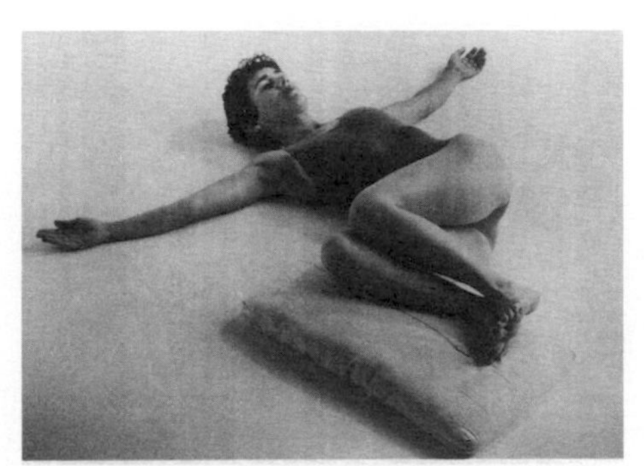
圖148

臥姿扭轉是個完全不用力而有良效的姿勢。你愈放鬆愈能呼吸到腹部，內部器官愈能得到按摩和擠壓。停留三十秒至一分鐘。轉到另一邊時，先把左膝抬起來回到中間並往另一邊拉開，直到你覺得左腿的重量把右腿帶上來離開了地面，這時才繼續做另一邊。如果你覺得非常僵硬，可以先簡短地左右來回扭動十次，再做停留式的扭轉。這樣會放鬆身體，覺得比較舒服。

變化式B

同變化式A，平躺屈膝，兩臂伸展、掌心朝上。一側肩膀內旋，故掌心朝下；另一側肩膀外旋，故掌心朝上。用非常放鬆的方式輪流旋轉肩膀及手臂，手肘微屈，這樣肩膀比較轉得動。

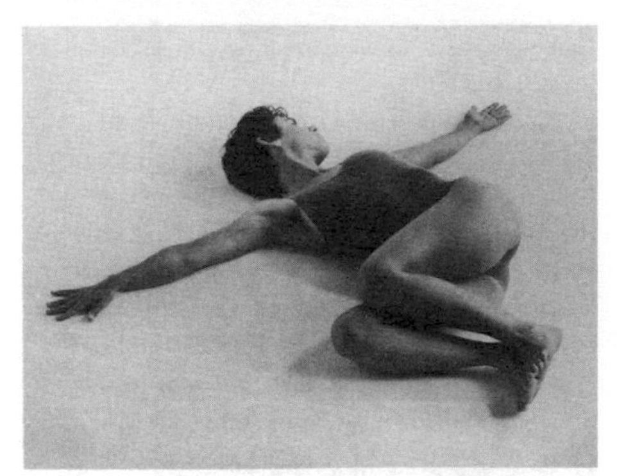
圖149

大約轉個十次之後，膝抬起靠近胸部（一次抬一腿）。吐氣時，兩膝扭向掌心貼地的那一邊（圖149）。當你改變手臂姿勢時，兩膝扭向另一邊。

兩邊繼續輪流扭，每一邊大約十次。你可能發現自己的頭很自然地轉向掌心朝上的那一邊。讓這個動作盡量在放鬆不使力的狀態下出來。注意觀察，這個動作是如何由骨骼帶動而器官跟隨在後完成的。你可以把骨頭想像成洗衣機裡的攪拌棒，柔軟的器官就像浸濕、軟滑的衣服，在骨頭的作用下移動、扭轉、翻滾。就這樣來回扭轉，身體暖了之後，每一邊停留大約一分鐘。

最終姿式

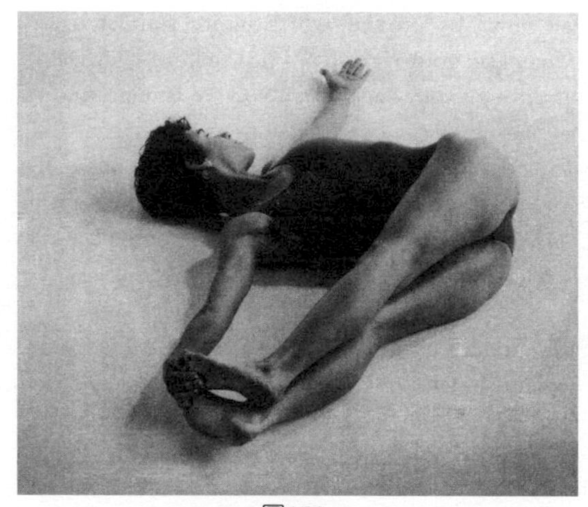

圖150

平躺屈膝。臀部抬起往左邊挪一點（大約十五公分），這個小小的調整動作有助於兩腿往右側扭轉時脊椎仍保持中立姿勢。兩腿抬起近胸，緩緩伸直兩腿。如果兩腿無法伸展在九十度以內，應當繼續做屈膝的變化式。長長吐一口氣，兩腿在控制之下往右邊下去，試著把腳放到右手裡。髖關節放鬆遠離肩膀，兩臂努力向外伸展以放寬肩胛骨（圖150）。停留一分鐘或更久。如果你的腹部、背部肌肉很強壯，可以在吐氣時兩腿直接換到另一側。否則，你可以先屈膝，分次把膝拉近胸部，再把骨盆往右調整幾公分，然後換邊做。

功效	強化並激勵大腸，幫助排泄。釋放脊柱、髖關節、肩膀的緊繃。解除腰椎因久坐、前彎或後彎引起的一些小疼痛或不適。
誰不可以做	參考之前的「注意事項」。髖關節移位或做過髖關節更換手術的人練習時應當注意。
給孕婦	

巴拉瓦伽式 I、II（Bharadvajasana I and II）

做法

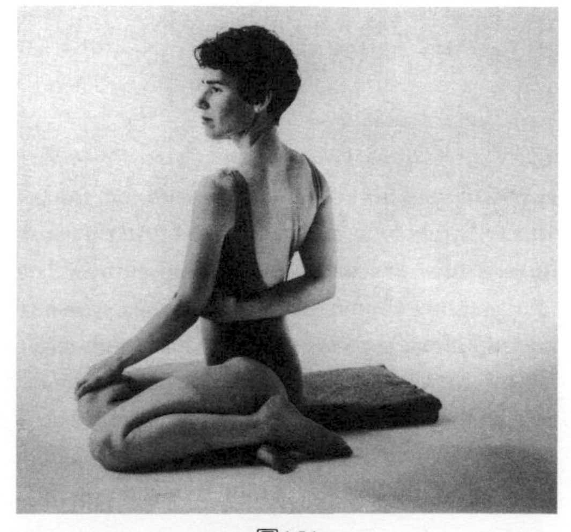

圖151

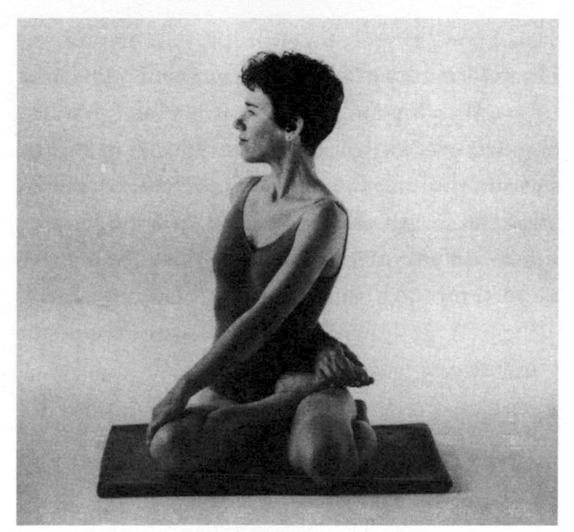

圖152

巴拉瓦伽式 I。跪坐在毯子上，臀部慢慢滑離腳跟，直到臀部坐在兩腳右側地板上。右邊臀部用毯子墊高，使兩邊骨盆高度一致。吸氣時，把重量經由身體與地板接觸的部位往下扎根；吐氣時，緩緩右轉，左手放到右膝外側。右手放在右邊臀部正後方，幫助背部保持上提。如果你比較強壯、比較柔軟，右手可以繞到背後去抓左手的上臂（就在手肘之上），以增加扭轉的程度（圖151）。扭轉之前，先握好手臂比較容易。扭轉之際，兩邊肩膀分別向外擴展，以維持胸部的開闊。停留一分鐘，然後慢慢放開姿勢，換邊做。

巴拉瓦伽式 II。在這個變化式裡，一腿屈曲成勇士坐（211頁），另外一腿盤成半蓮花式（178頁）。左腿戰士坐，右腿半蓮花，身體轉向右，右手繞到背後去抓右腳。如果抓不到腳，可以用帶子。和巴拉瓦伽式 I 一樣，左手放到右膝外側（圖 152）。如果左手抓著右膝對著右邊髖關節，你會覺得特別好。然後，每次吐氣時扭轉，用手把右邊髖關節拉離髖臼，這個動作讓髖關節和下背部有美妙的鬆開感覺。停留一分鐘，然後換邊做。如果想要特別深入鬆開髖關節，可以在完成扭轉動作之後，轉回來面向前方，腿部姿勢不變，然後屈曲前彎，兩臂往前伸展。

功效	放鬆髖關節和下背部。打開肩膀、胸部、肺部。激勵大腸、小腸。
誰不可以做	參考之前的「注意事項」。
給孕婦	做的時候覺得舒服才做。

聖瑪里琪式 I、III

做法

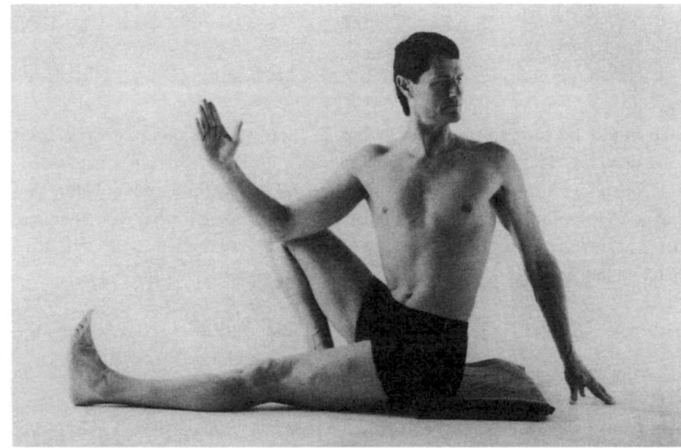

圖153

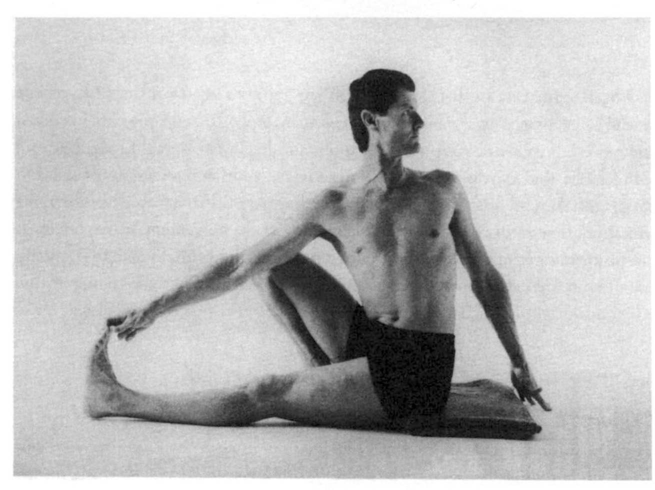

圖154

聖瑪里琪式 I。以挺坐式開始，若有需要可墊高臀部。屈右膝，腳跟靠近坐骨。吐氣時腹部向左轉，右手肘放在右膝內側，手掌豎起，掌心朝內。手臂不要去頂膝，這樣容易造成肩膀和背部緊繃，而是用膝和大腿去壓手臂。溫和地引導脊椎由背部依序往上扭轉，直到胸部也轉過去（圖153）。這是扭轉的第一個階段。下一個階段是右臂伸直去抓左腳。這個動作讓你能多使一點力去扭轉，不過，唯有在前彎但不拱背的狀態下才進入這個姿式。頭也轉過去，胸部打開（圖154）。

如果你的胸部能扭轉到背對著屈腿的程度，就可以嘗試兩手交握的最終姿式了。右手臂往外環住膝外側，左手從背後去抓右手指。坐骨往下扎根，直腿往下壓以拉長脊椎，維持這個長度促使背部更深入扭轉一些。

兩臂往後、往下遠離耳朵以放鬆肩膀。頭扭回來注視著直腿製造反扭轉力，放鬆頸部和上背部（圖155，為了清楚顯示姿式，此圖以另一邊肢體示範），停留一分鐘，然後放開姿式。

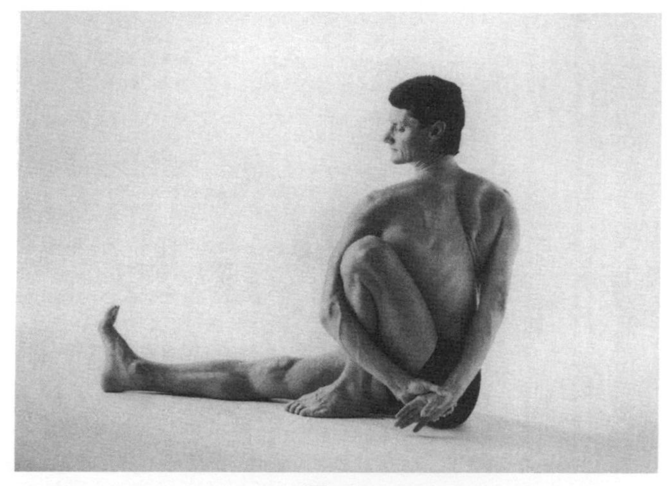
圖155

聖瑪里琪式 III。這個姿式的做法和聖瑪里琪式 I 完全一樣，差別只是左手肘放在右膝外側，然後往右膝外側的方向扭轉。這個姿式稍微難一點，因為扭轉的程度更大。

變化式

初學者：在這個變化式裡，右腿屈膝腳踩地，但左腿不伸直，而是屈膝貼地，左腳放在臀部和右腳跟之間。由於兩腿皆屈曲，有效地解除了膕旁肌的牽制，所以比較容易坐直。左手臂環住右小腿外側，在這兒下功夫直到整個身體加入這個動作。當你覺得膝部到位了，手肘就可以頂在膝外側，另一隻手撐在身體正後方，幫助身體維持挺直、平衡（圖156）。

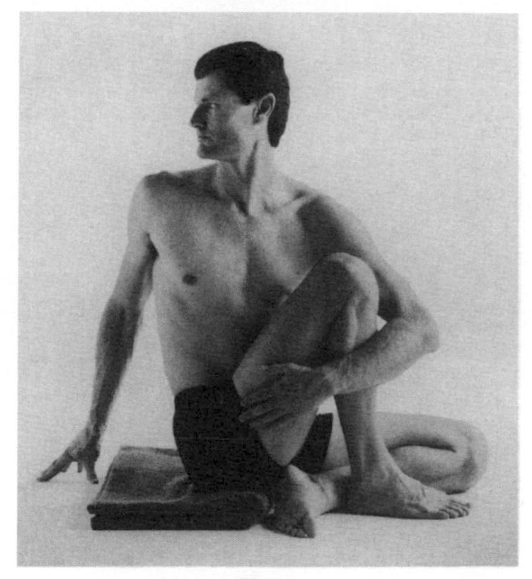
圖156

最終姿式

如果上一個變化式兩邊做起來都覺得舒服，就可以伸直左腿做標準的聖瑪里琪式 III。還是從左手肘放到右膝外側開始，右手撐在後面的地板上，一旦整個腹部轉向屈腿，並且背部能夠維持挺直，左手臂就可以伸到右小腿外側，右手從後面去抓住左手指，如果辦得到，抓住左手腕，這樣兩隻手臂就

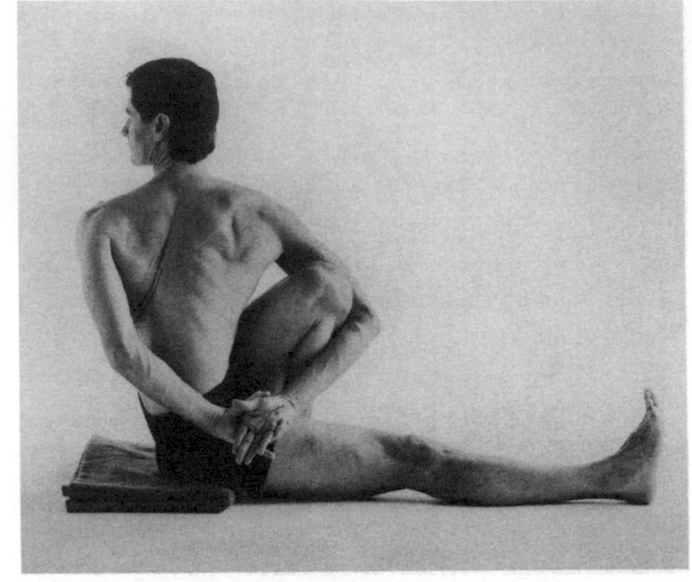
圖157

把右腿緊緊鎖住了。吐氣，兩手往下拉遠離肩膀，脊椎強力往上拉長（圖157，為了清楚顯示姿式，此圖以另一邊肢體示範）。

如果「臂鎖」壓迫前方腹部並拖垮脊椎，表示你的骨骼扭轉程度超過器官所能負荷。慢慢來，要扭轉時，吸氣擴張器官，吐氣引導器官扭轉，吸吐之間的停頓就靜靜休息。回頭注視左腳，讓頸部和上背部產生反扭轉力，整個動作完成。停留數個呼吸，然後放開姿式，換邊做。

功效	激勵內臟器官的循環、力度、功能，尤其是肝、肺、脾。消除背部、頸部、肩膀頑強的緊繃。有助於排除積存在肌肉、器官組織裡的毒素。
誰不可以做	參考之前的「注意事項」（187頁）。
給孕婦	不適合孕婦練習。
困難點	扭轉時，我的背部容易拱起、縮起來。
這樣試試	**背對著牆壁（大約一隻手臂的距離）練習。一隻手臂放在屈腿的膝部以幫助扭轉，另一隻手臂抵著牆壁幫助背部往上延伸。臀部與牆壁的距離要夠遠，這樣手臂才能伸直，肩膀才能放鬆。**

半魚王式（Ardha Matsyendrasana）

做法

左腿屈膝貼地，臀部坐在左腳上。理想姿勢是左臀坐在腳跟上，右臀坐在腳掌上。用手幫忙把右腿抬拉過來交疊在左腿之上，右腳靠近左臂。吸氣，脊椎拉長；吐氣，整個身軀轉向右邊，左臂在右膝外側。藉著從核心吸氣來擴張器官，吐氣時，促使腹部到胸部的柔軟器官逐漸扭轉。一旦身體扭轉的程度夠了，手肘就能放到右大腿外側。右大腿緊緊抵著手臂促使脊椎進一步扭轉。當胸部轉到面向右腿時，就可以試著兩手相扣。左臂繞住右大腿及小腿，繞著腿往後面去抓另一隻手（圖158）。背部為了兩手相扣容易垮下來，所以頭幾個呼吸要專注於往上拉長。放鬆肩膀遠離耳朵，盡可能充分呼吸。停留三十秒至一分鐘，然後放開姿式。享受放開動作身體裡的鮮血、體液奔流的感受。

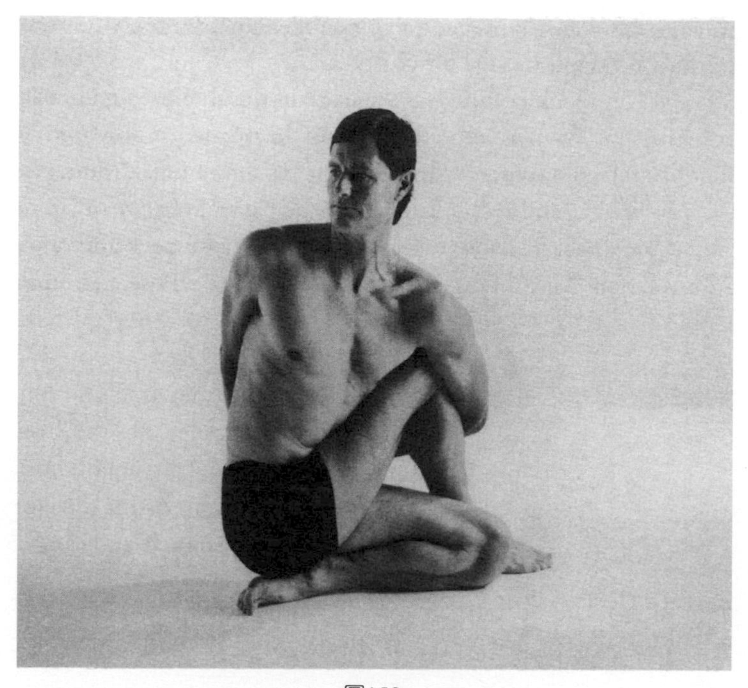

圖158

功效	強力打開肩膀、上背部、頸部。激勵肝、脾、心、肺。釋放器官及組織裡積存的熱與毒。
誰不可以做	參考之前的「注意事項」。
給孕婦	不適合做。
困難點	臀部坐在腳上腳很痛。
這樣試試	**在腳和踝變得柔軟之前，試著在臀部和腳之間加個墊子。臀部墊高，直到骨盆稍微高於下面的膝，這會讓脊椎順利伸展。**

5

後彎

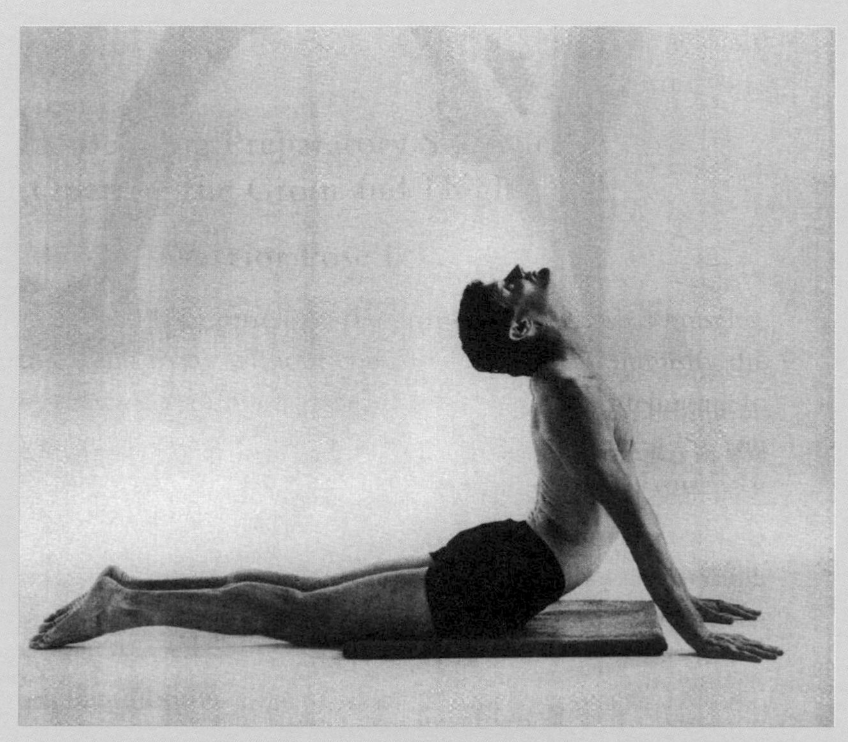

前言

後彎動作強調打開心、肺、胸，因而使人興奮，甚至可以擊退無可救藥的昏沉或沮喪。不論是洗碗、蒔花弄草、開車、打電腦，日常生活所有的活動身體幾乎都是往前彎的。經年累月下來，脊椎開始拱起，造成駝背、肺部塌縮，背部肌肉為了要竭力維持這個蜷縮的結構不讓它垮下去，而變得像緊繃的電線。人老了不是非得如此老化不可，當我們把脊椎往後彎，就是在對抗這種每下愈況的態勢，練習後彎能讓我們以更積極的觀點面對生命。

我們在日常生活裡極少伸展脊椎，因此開始練習後彎時要循序漸進，讓身體有機會逐漸適應這種新動作，這點很重要。尤其小心不要傷到下背部和頸部，或是太急著做費力的姿式而壓榨虛弱的背部肌肉。後彎動作很可能對身體有強效，如果練習不當很可能傷到身體（就像所有強效藥物）。由於後彎姿式如此吸引人，我們很容易陷入貪著，把所有警告當成耳邊風，不顧一切去做更深入、更困難的姿式。所以與其用「後彎多少」來測量自己的進步，不如以日常生活中坐、立、行走時背部能不能穩固、輕鬆地挺直，來做為練習進步的判準。這種直挺的舉止、體態會讓整個人看起來優雅端莊。

後彎的關鍵原則

發散

由內往外動：海星人

中心

維持脊椎中正：中央軸

參與

用上整個身體：複習器官和腺體系統

要訣

後彎之前先拉長

用上整條脊椎：發動上背部

後彎時，要整個背部盡可能平均分配這個伸展動作。如果脊椎上所有的部位都有同等的伸展能力，那麼這個動作做起來就很輕鬆。慘的是，容易變得最僵硬、最圓駝的胸椎，也正是最不能伸展的部位。可是身體會按照自己的意思選擇最方便的做法，所以當你後彎時，整個動作都集中在下背部和頸部——正好是背部最脆弱的部位。你在第一節會明白身體為什麼會這樣，並且學到保護背部的方法：打開比較緊繃的部位（也是容易堆積壓力的部位），同時強壯脊椎比較脆弱的部位。

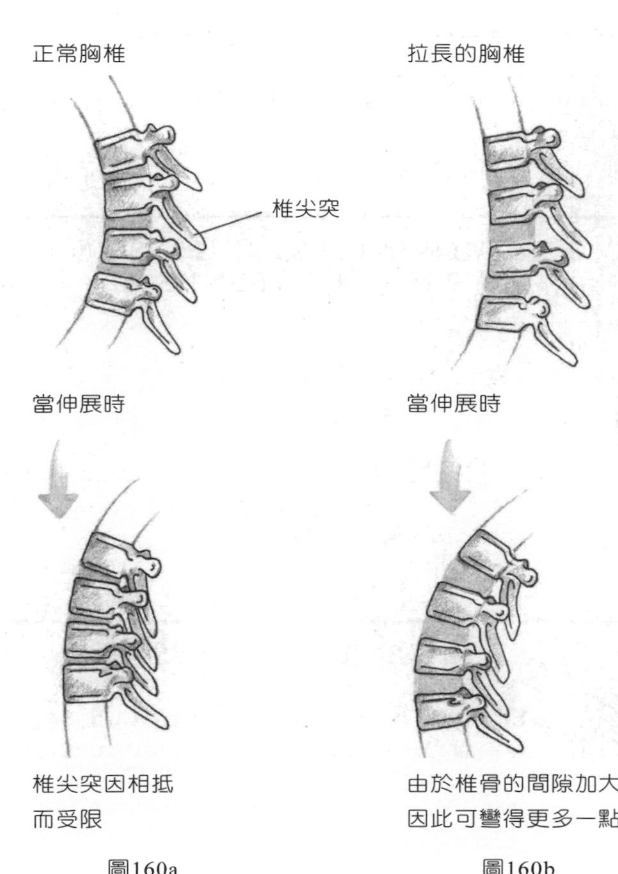

圖160a 圖160b

胸椎有肋骨夾著，又因為椎節關節面的形狀及角度，使得伸展動作受到限制，胸椎在整個背部天生就比上面的頸椎和下面的腰椎來得僵硬。相形之下，頸椎和腰椎的椎尖突粗而短，容許極大範圍的前彎和後彎動作。拉長，是脊椎所有動作的前行動作，這點對胸椎尤其重要，因為胸椎的椎尖突非常長。你可以看見這些椎尖突一個抵住一個，不太能有向後的動作，沒辦法多動一點（圖160a）。不過，如果你先拉長背部，椎尖突之間就多了一點空間，少了一些束縛，比較可以往後多彎一點（圖160b）。

探索練習

伸展之前先拉長脊椎

坐在椅子上，試驗頭頸伸展的動作，單單專注於後彎的動作。在沒有不舒服的情況下盡量往後彎，利用視線落在牆或天花板的位置來記住自己最大的伸展程度。

回到中立姿勢。這一次先把坐骨、兩腿往下扎根，頭頂往上延伸。專注於往上拉長的動作，就好像你正循著一顆大球的弧度往後彎，而且希望不要碰到球。不要讓頸部往後垮下去，而是藉著保持視線低垂以維持頸部向上提升。每逢吸氣，往上延伸；每逢吐氣，微微往後彎曲，但是背部依然保持延伸的動作。同樣地，在沒有不舒服的狀態下盡量往後彎。注意觀察，當整個後彎過程中都用往上延伸的動作來幫助後彎時，是不是可以多彎一些。覺得第二次後彎比較舒服嗎？

發動背部僵硬的部位——用整個身體來平衡動作

打開胸椎是後彎的重點，以整個身體支持後彎伸展動作也同等重要。練習後彎之前，特別要活動、鬆開肩膀和鼠蹊。肩膀、頸部及上背部這三個部位是同聲一氣的，如果肩膀緊，會影響其他部位活動的能力。此外，後彎時如果前方鼠蹊及大腿上端沒有伸展開，下背部容易成為重力的拉鋸點，造成這個部位的擠壓（圖161）。注意觀察，鼠蹊、肩膀展開讓這個人整個身體能夠伸展成順暢的

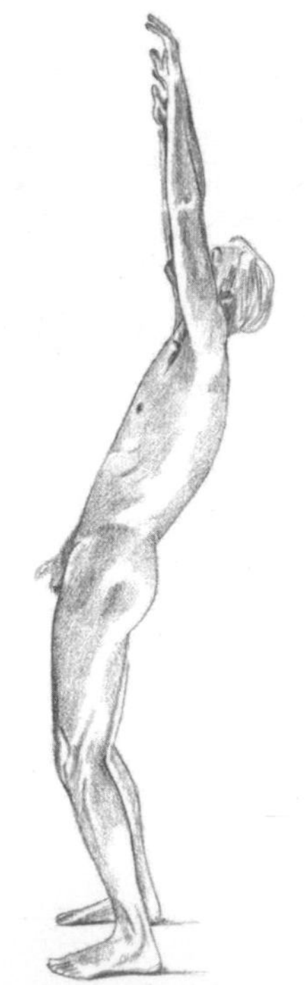

圖161　不正確姿勢

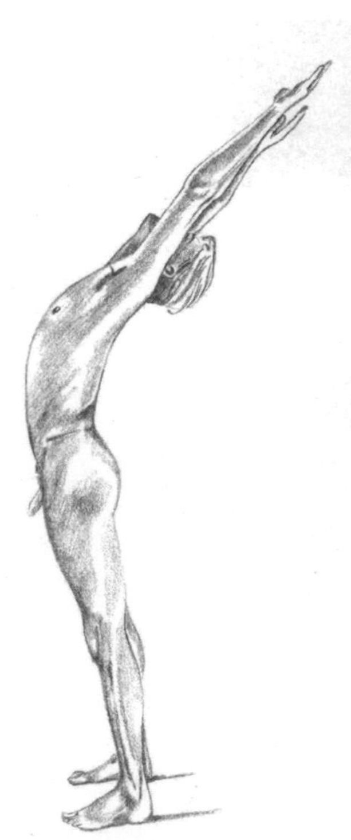

圖162　正確姿勢

弧形（圖162）；當這些部位沒有彈性時，所有後彎伸展的動作都集中在下背部。205頁開始的伸展練習，都是打開這些部位的好動作，不僅是後彎的預備動作，也可以是平日瑜伽練習的例行功課。仔細研究這一節，你會學到在保持頸部及下背部健康的狀態下，鬆開背部比較緊繃的部位。

用前方來支援背部

舌骨：挺直的關鍵

在人類發展的過程裡，消化道的發生和作用要比脊柱早。如果你認為脊椎完全是由肌肉作用支撐的，那麼乍聽這個說法可能難以理解。嬰兒在吃母乳這一長段時間裡，不僅得到滋養，也讓口腔到肛門這整條消化道變得強壯，為將來連結頭和尾的脊椎系統做好準備。在吸吮和吞嚥之中，整個長長的消化道日漸「結實」，而這一條柔軟的垂直軸會成為脊椎的前方支柱。我們在坐、立、行動之際，背部都要對抗重力（如抬起上身進入蛇式），身體的前面和背面都必須參與動作。大多數的人都忘了怎麼用上內部器官來支持身體。要找到這股背部的支持力量，必須重新喚醒神經連結系統，這個系統提供有效的整體運動模式。這個方法在對治背部病痛時和現代的做法（通常無效）大不相同。現代用簡化策略，單獨增強某些肌肉群，例如腹肌或大腿肌肉，而不是協力運用整體的功能。

讓脊椎得到支持力量的最大關鍵，在於一塊藏在身體裡面的骨頭——舌骨（圖163）。整個消化系統和呼吸系統就懸吊在這個骨頭上。[註1]猶如腰肌連結並整合下端脊椎、骨盆及腿，舌骨也是頭、頸及軀幹上部的橋樑（圖164）。

要理解舌骨在身體裡的作用，就要明白與舌骨極相關的一些生理結構特點。舌骨位於頸部的前上方，這個小小的U形骨是口腔及舌頭底部肌肉的附著點，也是舌骨下方肌肉的附著點。舌骨由顳骨的莖突韌帶吊著，是全身唯一沒有和其他骨頭連結（形成關節）的骨頭，這點非常奇特。

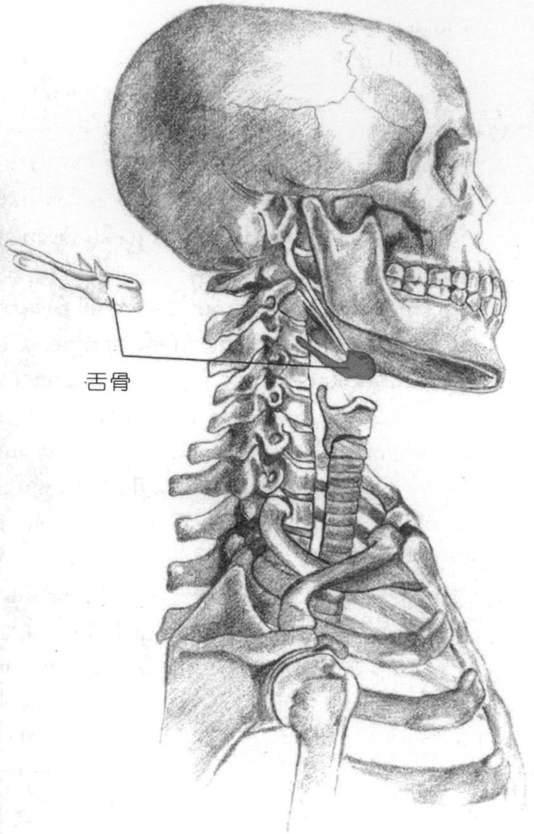

舌骨

圖163

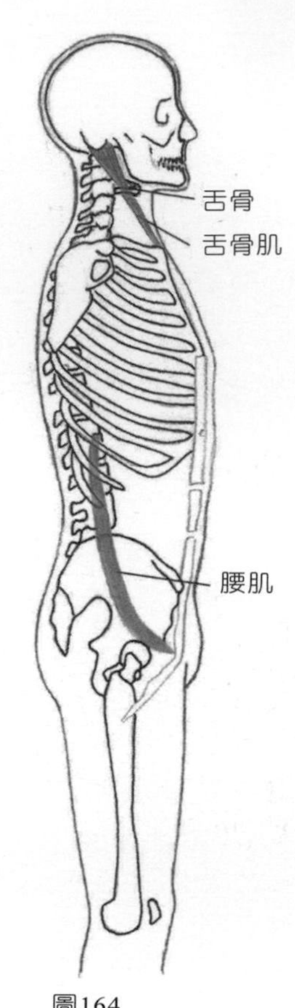

圖164

如同腰肌的走向，舌骨肌肉亦縱貫舌骨形成一座橋樑，連結了頭骨底部、口腔底、身體前方的胸骨及背部肩胛骨的頂端。它的結構非常複雜，為了單純起見，我們把焦點放在功能上。

當舌骨往後、往上、往頸椎移動時（就像吸吮、吞嚥的動作），這個動作引發了整條消化道的反應，使得消化道變長、變結實，與脊椎平行。同此之時，腹部肌肉往內、往上移動。舌骨也會自動提起胸骨對著下巴，因為胸骨舌骨肌的落點附著在胸骨頂端的內側。心和肺提起，腹部器官變結實，相當神奇的現象出現了：現在身體前方分擔了支撐脊椎的工作。當舌骨往下、往前掉，下巴就往上、往外頂，頸椎和腰椎隨即垮下來並往前送，腹部肌肉變得鬆弛。現在你可以明白用上舌骨所引發的支持作用對整個身體挺直的貢獻了吧。更要緊的是，你感覺得到這個作用。試試下面的探索練習。

探索練習

用上舌骨

舒服地坐在椅子上，一手放在腹部，一手放在胸骨。手放在這兩個部位可以測量舌骨位置對身體的影響。喉嚨往前推垮下去，下巴突出去往上翹（圖165a）。注意觀察，這時腹部往下垮、往外突出去，胸骨、心、肺陷進胸腔，消化道變得鬆弛。注意，一旦舌骨垮下去、頭往後掉，胸部幾乎不可能挺起來。現在吸氣，把前方喉嚨往頸部收，並且提起胸骨。收下巴，靠近胸部，拉長頸背（圖165b）。注意觀察，當你積極用上舌骨時，腹部變長、變結實，胸部是輕盈的。如果你把頭往後伸展，這時胸椎有支援這個動作，你會覺得這個動作是舒服的，因為這個動作是由整個上端的脊椎及頸部合力完成的。如果你的胸骨是垂直的，試著把頭往後彎；比較一下這樣的做法和單單把頭頸往後彎的不同。

有個方法頗有助益，就是把胸部想成一顆球，頭和頸是另外一顆球，兩顆球像雪人似的上下堆在一起。在「垮」的動作裡，兩顆球朝相反的方向滾開；在「提」的動作裡，兩顆球彼此滾近。

現在在這兩個極端裡找出中庸之道，讓舌骨稍微往內、往上、往頸部提起，喉嚨不要太緊繃。頭顱底部輕輕往上鬆開之際，兩眼是平視的（圖165c）。感覺一下，加上舌骨的動作剛好讓脊椎需要支持的部位——下背部和頸部，得到了支援。在許多比較高階的後彎動作裡，應當先做好這個準備動作才把頭往後彎。

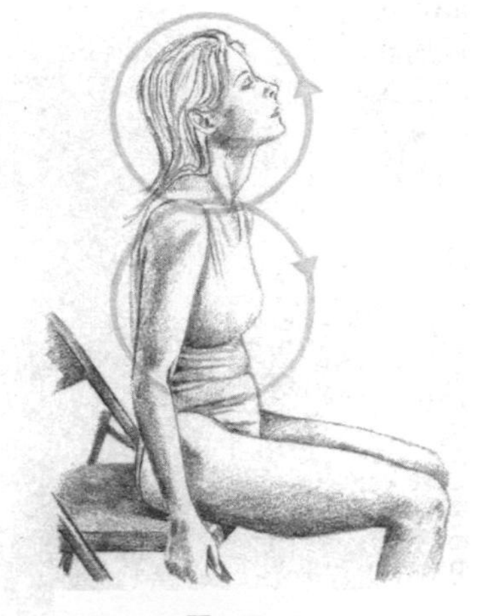

圖165a

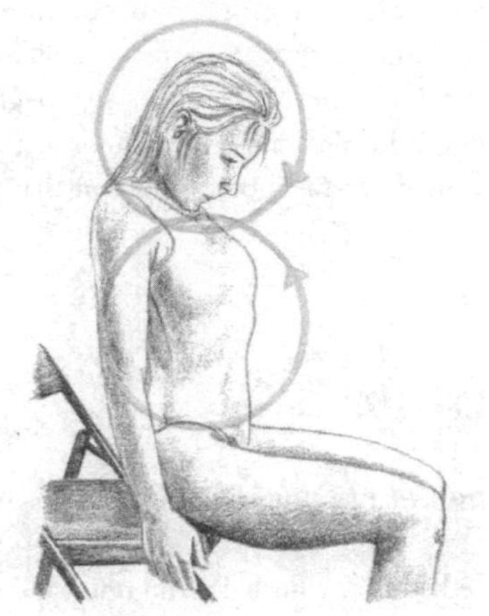

圖165b

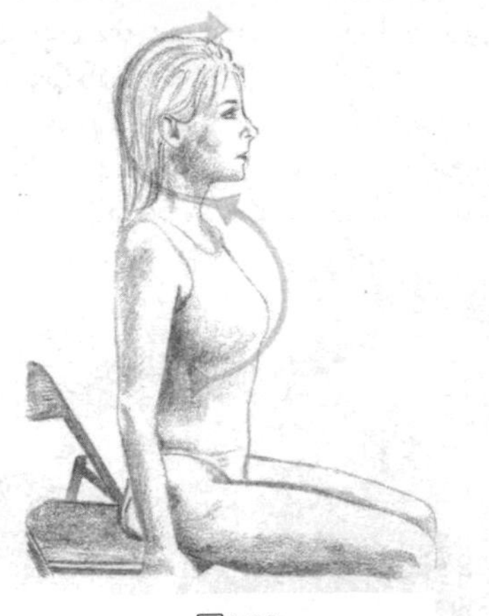

圖165c

現在要來看看如何把這個動作整合到後彎裡去！大多數的人開始後彎時，都是下巴翹起、往前推，從頸部往後彎下去。這個動作是要身體裡的器官通通往前垮、離開脊椎，這麼一來，器官不但幫不了脊椎的忙，還沉沉地吊在那兒，讓已經不勝負荷的背部肌肉雪上加霜。想把這個覺知帶進後彎，試試下面簡單的練習。如果你的背部原本就有傷，就不要做探索練習的前半部（錯誤方式），做後半部的練習就可以了。

探索練習

有前方支援的後彎

俯臥，臀部下墊個毯子，兩臂置於身側。知覺並感受你的內部器官，想像長長的消化道與脊椎平行並列。先把喉嚨往前推抬起下巴，然後進入後彎。試著從推出喉嚨、頸部發起動作抬起上身離開地板。注意觀察，舌骨往前的姿勢如何引起連鎖效應，使得器官塌垮、離開脊柱。感覺頸部和下背部的緊縮，還有胸骨也掉下去了。

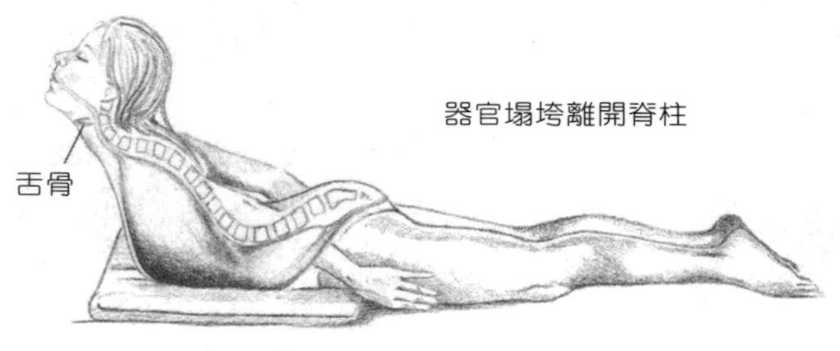

圖166a　不正確姿勢

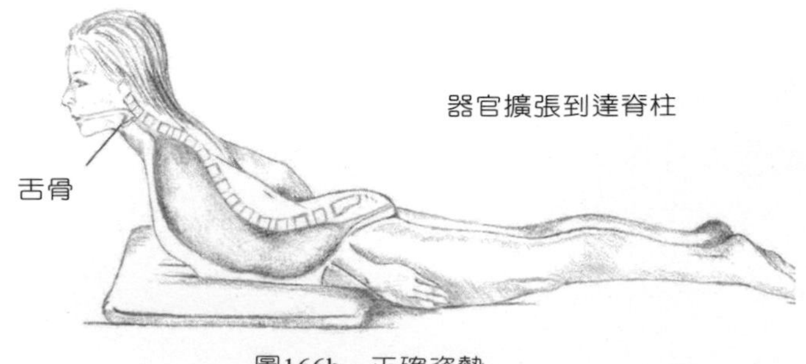

圖166b　正確姿勢

當你用這種方式抬起上身，胸骨不可能提得起來，胸椎也不可能加入動作，所有的動作都在頸部和下背部（圖166a）。放下身子，休息一下。現在，保持下巴水平，兩眼垂視，想像內部器官向上擴張到達脊椎，吐氣時，舌骨往內、往上提，頭、頸、胸抬起離開地板之際，感受內部器官的支持（圖166b）。當你用上了身體的前方來支援脊椎，是不是能抬得比較高？很妙吧。現在你可以開始練習下面這些有意思的動作了。

後彎預備練習：打開肩膀

肩膀時鐘

做法

右側身體對著牆壁站立，兩腳與臀同寬，這樣就會有個穩固的根基。距離牆壁大約二十公分遠，可依自己的柔軟度來調整遠近：離牆近一點，伸展比較強烈；遠一點，做起來比較輕鬆。手臂像指針一樣往牆上伸展停在十二點的位置。在這兒停留一下，腳跟往下踩，頸部和下顎放鬆。幾個呼吸之後，手臂往後伸展到一點鐘的位置。手臂盡量沿著牆往上延伸。依然停留幾個呼吸，繼續順著鐘點伸展下去，直到三點鐘（圖167）。到達三點鐘的時候，胸部稍微前傾，胸骨向外轉。你會感覺到前方的胸部和肩膀強力打開，這些部位由於經年累月窩著而長期緊繃。在這兒停留幾個呼吸，然後手臂滑下來置於身側。站一會兒，感覺兩隻手臂的不同。如果你對著鏡子，可能發現一隻手臂比較長。多出來的長度就表示你的手臂從肩窩放鬆的程度。換邊做。如果你有時間，可以稍微靠近牆壁，左右兩邊再做一次。

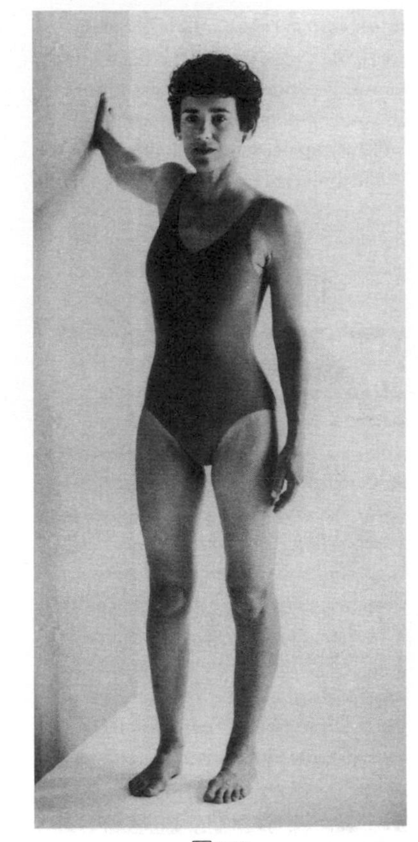
圖167

肘靠椅伸展肩膀

做法（準備一面素淨的牆壁、一張椅子）

這是放鬆和打開肩關節及前胸很棒的動作。椅背靠牆，人對著椅子跪下來，兩肘與肩同寬架在椅座邊緣，重量落在手肘**外側**而不要落在手肘內側，這樣整個肩膀架子會往兩側拉開。額頭靠在椅子邊

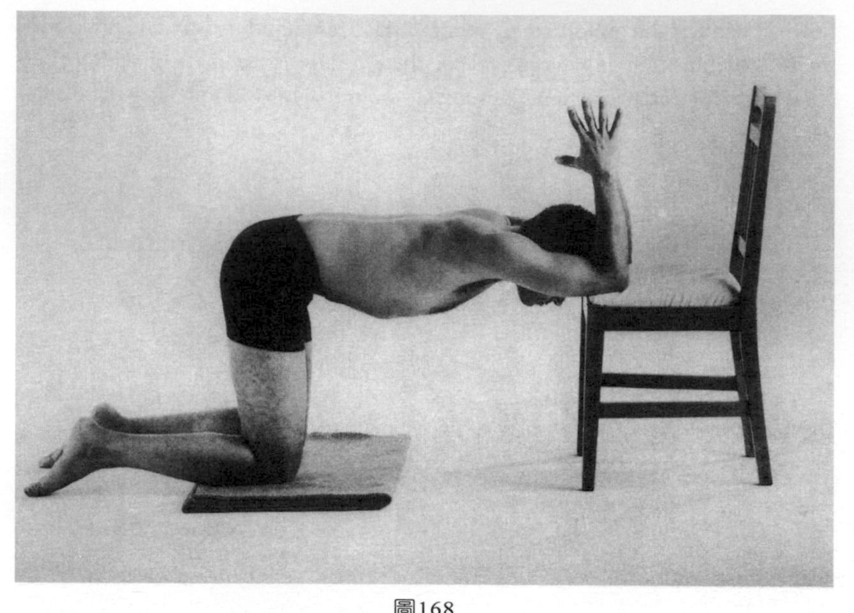
圖168

緣，兩手在上成祈禱狀。兩膝往後移，直到兩腿在髖關節的正下方。擴張呼吸，吸到胸部上方、背部、肩膀，髖關節往後延伸之際，手肘緊緊往下壓。感覺腋窩拉長，每一次呼吸讓上背部往下放鬆（圖168）。

只要覺得舒服，可以多停留一會兒，逐漸增加伸展的強度。當你覺得可以了，兩膝慢慢往手臂的方向移過去，直到你可以抬起手肘離開椅子。以跪姿休息一會兒，享受胸部、肩膀打開的感覺。呼吸是不是比較輕鬆了？

後彎預備練習：打開背部

想打開背部某個特定的部位時，瑜伽輔具特別有幫助。花些時間針對自己特定的部位找出輔具的最佳用法。你的背部會感謝你這一點點心意，稍後即以輕鬆、愉快回報於你。

利用墊枕後彎：打開上背部

做法（準備二至三個墊枕）

這個動作打開上背部進入伸展姿勢，同時擴展心、肺，並且讓呼吸順暢。

屈膝坐在地板上，膝下放一個毛毯捲或抱枕，再緊緊捲一個

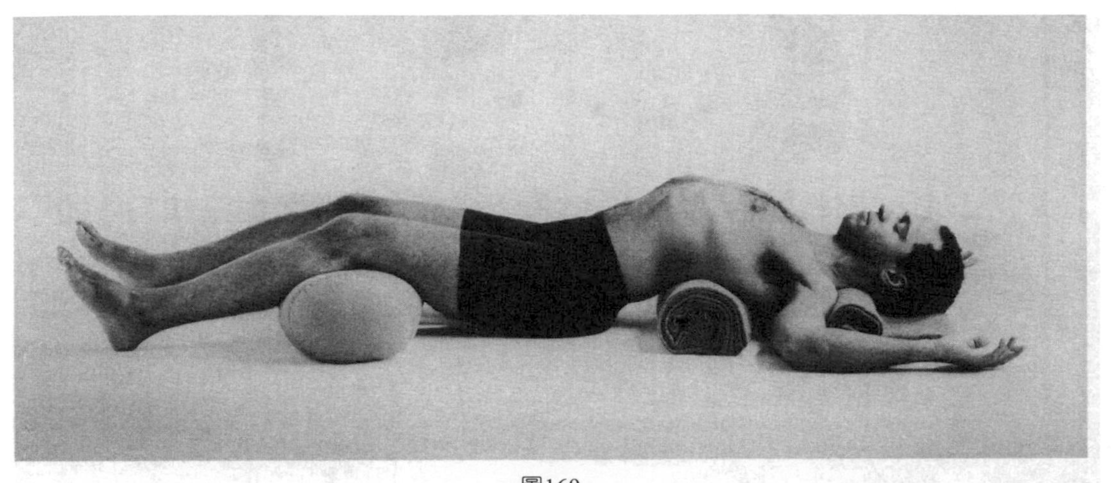

圖169

毛毯橫放在身體正後方的地板上。兩肘靠在身後的毯子上慢慢躺下去，肩胛骨的中央（乳頭的位置）正好落在毛毯上。再用一個毛毯墊在頭下，頸部那一邊的毯子捲起來，使頸部曲線完全得到支撐。兩臂屈肘平放。身體應當像瀑布似的在墊枕上順暢地起伏升降，往兩端落下去——如果背部有任何地方不舒服，就要調整墊枕的大小和位置（圖169）。如果肩膀無法在頸部舒服的狀態下放鬆到地板，你可能要降低墊枕的高度（試試十五公分高的墊枕）。大約停留三至七分鐘，讓身體逐漸習慣展開。如果你想加強伸展的強度，可以拿掉頸子下面的毯子，兩臂沿著地板伸展過頭，同時伸展兩腿直到完全伸直。在最終姿勢裡，上背部和肩膀得到強烈的開展。停留幾分鐘之後，可以隨意實驗一下墊枕的擺放位置，往上一點或往下一點都可以。與其移動墊枕，不如屈膝把身子往上或往下挪一挪，然後再躺下來。

第一次做這個伸展可能會覺得非常強烈，所以不要停留太久。準備起身時，屈膝，身體轉向側邊。絕對不要從躺著的姿勢直接坐起來。起坐之前，先側身躺著放鬆一下。起坐後觀察一下，脊椎經過了伸展，現在挺直身子是不是覺得比較輕鬆。過一會兒你會覺得這種挺直的體態是「常態」，縮肩拱背反而覺得又累又不舒服呢！

利用椅子後彎

做法（準備一把金屬摺疊椅、素淨的牆壁、瑜伽墊、墊枕或幾個枕頭）

這些動作分別有助於打開胸椎、胸部及肩膀，同時頸部及下背部仍然保持相當自然的曲線。

變化式A

找一把堅固的摺疊椅，椅座和椅背之間的開口要大，瑜伽墊摺起來墊在椅座的外緣。椅背對著牆，離牆約一公尺。椅子前方擺一個墊枕預備著。騎坐在椅子上，兩腿穿進椅背的開口，開始一邊往下躺，臀部一邊往牆壁的方向滑出去，直到上背部抵在椅座的外緣（大約乳頭的位置）。兩手抱住頭以支撐頸部，慢慢從椅座的邊緣往下彎。墊枕或枕頭在地上以支撐頭部（圖170）。這個支撐讓你在專注於打開胸部、肩膀及上背部時，頭和頸可以保持自然的曲線（即中立姿勢）。確定自己的身體有沒有滑得太下去，會不會變成在伸展肋骨底部及腰部，而沒有伸展到背部的胸椎。

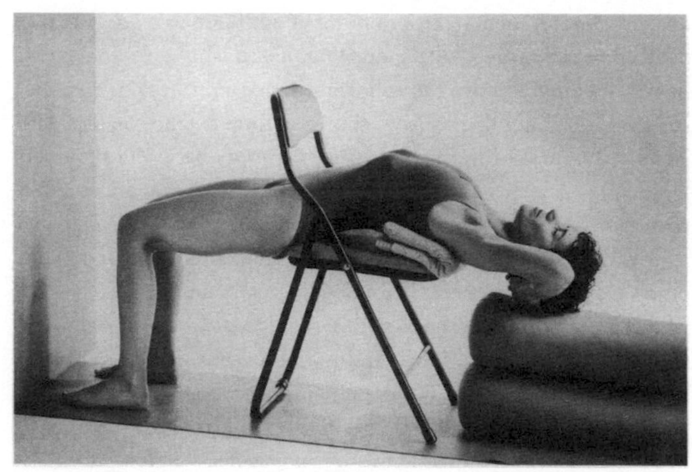

圖170

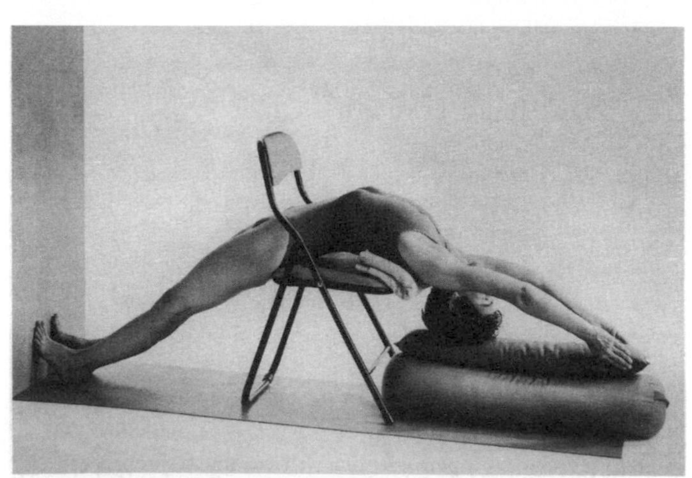

圖171

如果你覺得舒服，可以增加伸展的強度：兩腿慢慢伸直，兩腳使力抵著牆腳，尾骨往下延伸遠離頭部。若有需要，重新調整椅子的位置。兩臂伸展過頭，如果可以，抓住墊枕的尾端（圖171）。這會加強打開肩膀及上背部。停留一分鐘或更久，深深呼吸。起身時，先屈膝，雙手回來抓住椅座，慢慢抬起身子。讓身子靠在椅背上休息一下。身體回正成坐姿，經過這個深度的伸展，感覺一下自己的姿勢有多挺直、多輕盈。

變化式B

這個變化式對下背部過度靈活的人特別有益（下背部過度靈活的人容易過度彎曲肋骨腔）。椅子下墊一張瑜伽墊使椅子不會滑動。再用一張瑜伽墊或毛巾墊在椅座外緣，椅子上放一個小墊枕，等一下用來支撐頭部。背對著椅子坐在地板上。抬起臀部離開地板，兩肘小心

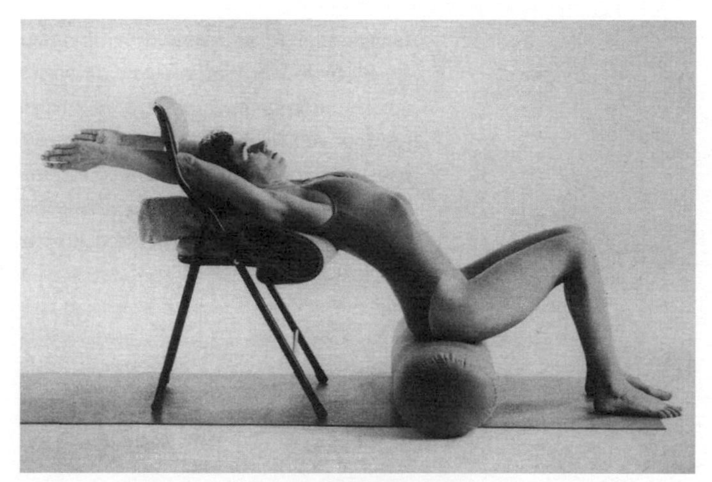

圖172

靠在椅座上。上背部在椅座外緣，身子慢慢往上滑，直到兩臂穿進椅背的開口，手臂完全打直（如果這樣做覺得肩膀伸展得太強烈，屈肘用手抓住椅座後緣就好）。頸部和頭部有墊枕支撐，所以你能專注於放鬆上背部。現在，以非常非常慢的動作從上背部開始往後彎，下方肋骨往下朝腹部收拉，臀部落到地板。臀部下面可以墊一個墊枕，如果你比較柔軟，可以直接落到地板上（圖172）。這要看你的背部和肩膀的柔軟度，以及身體的比例。不要用力硬拉，慢慢來。毫無疑問，你會遇到背部及肩膀非常緊繃的部位。深深吸氣，把氣息送進身體這些部位；深深吐氣，用嘴巴嘆氣。等你比較熟悉這個動作時，可以上下背部移動改變位置，試著去運動胸椎的某些特別部位。停留一到三分鐘，放開姿式，感覺一下這個開展動作的效果。

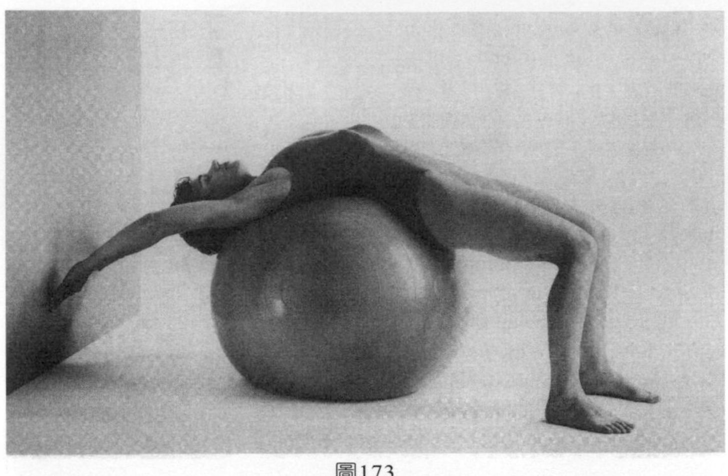
圖173

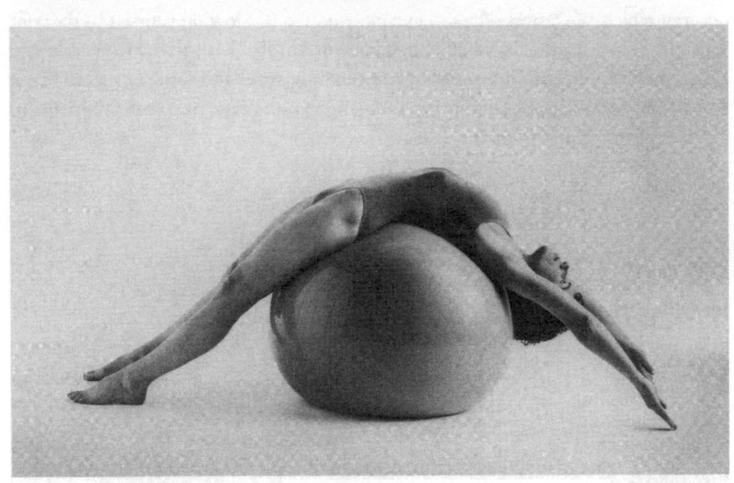
圖174

利用抗力球後彎

做法（準備一個六十、七十或八十公分左右的抗力球，參考52頁的抗力球介紹）

通常我不會加入需要特別配備的練習，可是要安全又愉快地放鬆背部緊繃，抗力球的效果真是太驚人了，所以我建議凡是認真練習的人都去買一個。抗力球不僅可以用在瑜伽練習上，也是很棒的椅子。我的辦公室就有一個，長時間用電腦時，我三不五時用它來放鬆一下背部。

把球放在瑜伽墊上，這樣球不會滾來滾去。球在身後，先屈膝、手扶著球，然後往後倒。身體慢慢往頭的方向滾，頭和腳之間來來回回小幅度地滾動。身體愈往頭的方向滾去，背部的伸展愈強烈；愈往腳的方向滾去，背部愈輕鬆。覺得有把握了，就把兩臂伸展過頭。注意，動作必須均衡，否則會從球上掉下來。為了安全起見，身後可以靠著牆，或是初次練習時有朋友照應（圖173）。還有，如果背部非常僵硬，頸部會拱起來、下巴翹起。用毛巾墊在頭下面，直到頸部覺得完全放鬆。如果想要加強背部的開展，就把兩腿慢慢伸直，伸展腳跟以保持下背部的長度。最終，你的背部能大大伸展、雙手觸地（圖174）。起身時，身體輕柔地往腳的方向滾下去，直到兩腿屈膝回到剛開始的蹲姿。你可以把球抵著牆，仍舊以蹲姿靠在球上，換個角度放鬆背部。

後彎預備練習：打開鼠蹊和大腿

起跑式

所有的起跑動作都有助於放鬆鼠蹊和深層的腰肌，讓背部不受擠壓，能順暢伸展。你可以把髖關節往下靠近地板，然後保持髖關節的位置不動，試著伸直後腿，這樣能增加起跑式的伸展強度（圖175）。或許你的腿沒辦法伸得很直，這沒關係。如果覺得左邊鼠蹊拉得很開，就表示有伸展到。

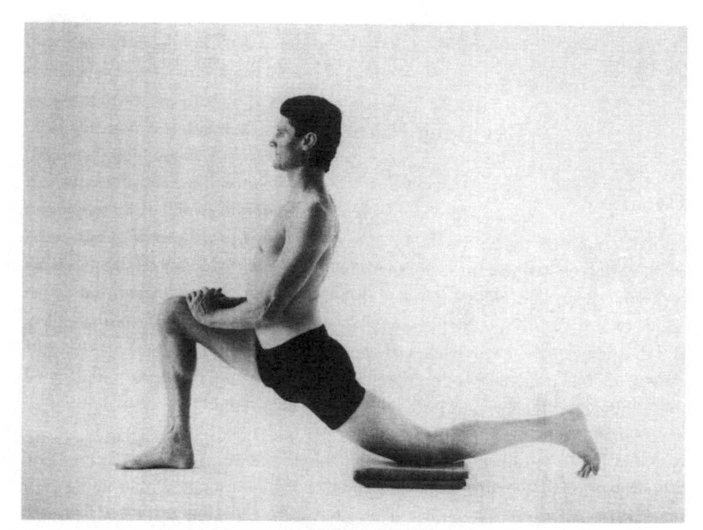

圖175

勇士坐和勇士臥（Virasana and Supta Virasana）

勇士坐（預備姿勢）

做法（準備三到四條毯子，一個墊枕、一個沙袋或米袋）

跪著，兩腳打開，臀部坐在兩腳之間的地板上。用大拇指把小腿肌肉往外撥，

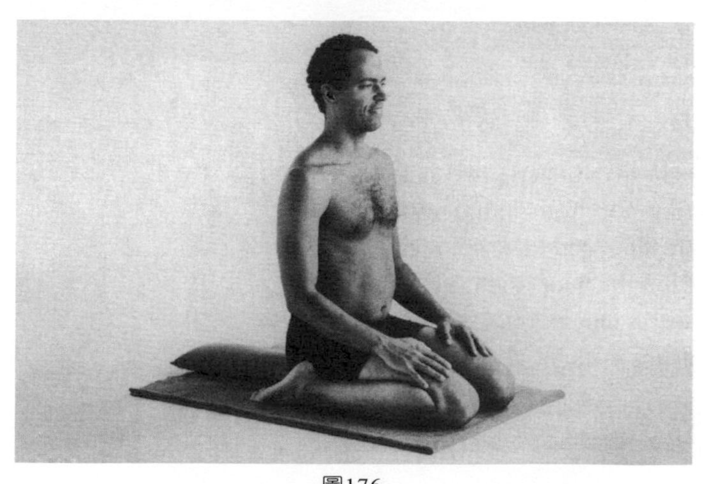

圖176

腳趾往正後方伸展。如果坐在地板上膝部或腳背不舒服，可以用摺得窄窄的毯子（或墊枕）墊在臀部下（圖176）。等到四頭肌放鬆了，就可以漸漸降低毯子的高度，直到能直接輕鬆地坐到地板上。應當要能這樣坐得很舒服的時候，才進入下一個變化式。

勇士臥

做法

這些姿勢鬆開大腿和鼠蹊，所以可以加入伸展動作的行列。當身體的前方非常緊繃時，任何後彎動作都只是腰椎和骨盆在使力。這兩個變化式利用一腿屈曲的姿勢來防止骨盆拱起，因此在你伸展麻煩的鼠蹊肌肉之際，下背部能穩固住。如果你兩腿屈曲練習勇士臥，下背部會不舒服或受擠壓，這兩種變化式應該會完全解除這個困擾。

以勇士坐的姿勢開始，左腿伸直。左臀下面墊一條摺疊毯子，讓兩邊骨盆平衡，以防止一邊骨盆翹起。右大腿上面放一個沙袋以穩固屈曲的這條腿——這有助於固定右腿，深度鬆開鼠蹊。手肘撐地，身子慢慢往後倒，胸腔底部先下到地板，然後整個上身躺到地板上。如果直接下到地板下背部拱得太厲害，背部可以墊一個有弧度的墊枕（圖177）。尾骨往下拉，左腳跟往外推，以保持骨盆的中立姿勢。兩臂伸展過頭，手掌背面往上延伸。這個動作會加強右腿頂端一直到鼠蹊裡面和小腹的伸展感。停留一到三分鐘，然後換邊。

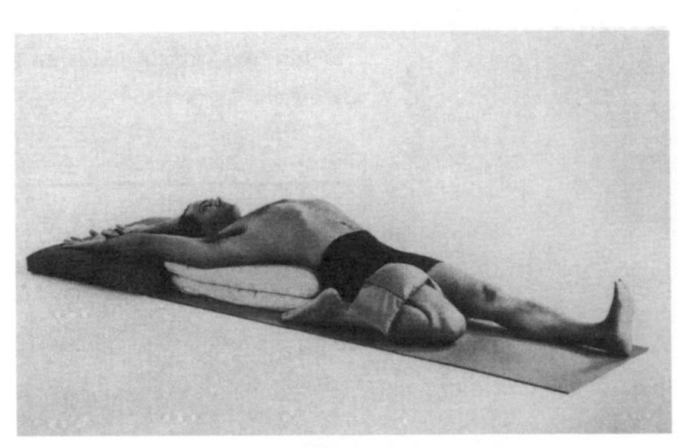
圖177

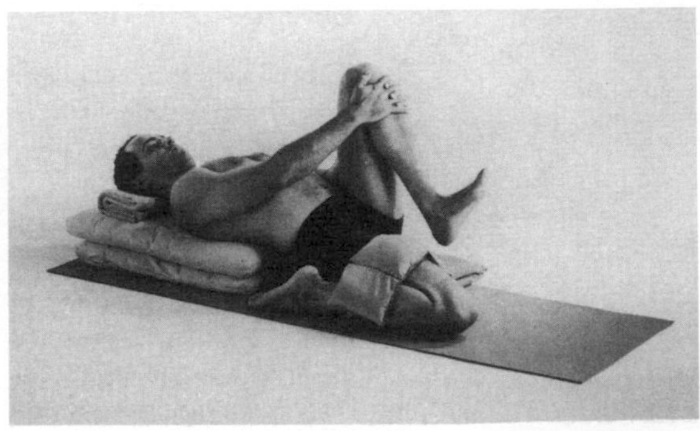
圖178

如果這個變化式做得舒服，可以回到右腿勇士臥、左腿伸直的姿勢，然後左腿曲膝並抬上來靠近胸部（圖178）。左膝抬上來靠近胸部使骨盆、腰椎屈曲，以對抗右腿的伸展。右腳背往地板壓，這個動作會降低右臀貼近地板，加強開展的深度。停留一至三分鐘，然後換邊。

最終姿式

等到身體比較柔軟了，就可以臀部直接貼在地板，背部不用輔具支撐。以勇士坐開始，往後倒的時候利用兩臂支撐，尾骨積極往下拉，腹部往脊椎收。慢慢下去，這樣可以維持兩腿平行，並且確保兩腿貼地。先把肋骨腔底部放到地板，然後繼續往後躺，直到整個身體躺到地板上。坐骨積極往膝窩的方向拉長，以使骨盆維持中立姿勢。然後兩臂伸展過頭，藉手掌背面往上延伸的動作，讓脊椎拉長並放鬆（圖179）。

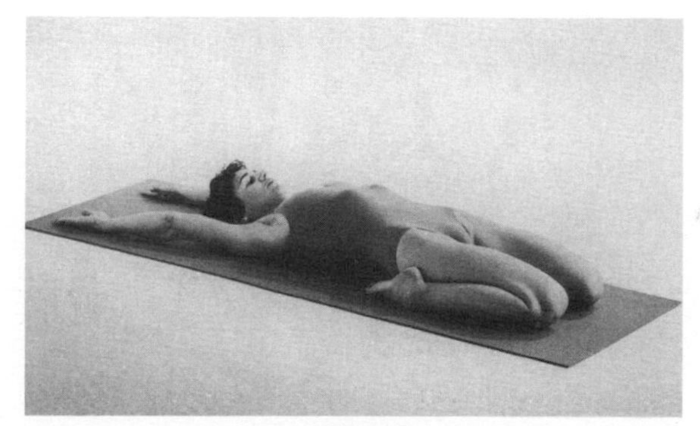

圖179

勇士臥不是後彎姿勢，而是開展前方鼠蹊及大腿。胸腔下方應接觸地板，腰椎的曲線弧度不應太大。腰椎和地板之間有縫隙是正常的，但這個縫隙不應太大。如果縫隙很大，可能還不適合做這個最終姿式，背部應該用有弧度的墊枕來輔助。下背部有任何疼痛都是確切的訊號——你在擠壓背部，而不是在伸展拉長背部。做完勇士臥之後，伸直兩腿，做下犬式來放鬆鼠蹊。

後彎姿式篇

蝗蟲式（Salabhasana）

做法（準備兩條毯子）

以下所有的變化式髖關節和骨盆都要墊在摺疊毯上。髖關節應當在毯子邊緣，大腿在毯子外，這樣有助於減小腰椎曲線的弧度。有些人覺得墊兩張毯子做起來輕鬆許多。

變化式A

把兩臂兩腿像海星般大大伸展開來，是最溫和的蝗蟲式入門方式之一。想像身體的肢幹（頭、尾、兩臂、兩腿）彷彿是從肚臍發射出去的水柱。抬起左臂及右腿有平衡重量的作用，使這個變化式成為背部弱的人極佳的入門方式。

俯臥，髖關節用毯子稍微墊高，右腿和左臂以相反的方向伸展出去，但不離開地板。停留在這兒，直到你感覺自己的中心是結實伸展開的。當你感覺中心和對角的手、腿之間有所連結時，緩緩抬起左臂、右腿離地約二點五公分，頭頸和胸部也稍微抬起。要克制用抬頭、抬下巴的方式發起動作。視線保持低垂，頸部拉長，專注於平均使用背部肌肉（圖180）。這種方式會讓你在拉長的姿勢裡強壯背部肌肉。手腿放下之際更加延伸出去，用手指抓住地板。這時你會覺得對角的肢體非常長。換邊練習。每一邊對角的手腿練習數次。當你覺得中心是展開而放鬆的，就可以讓手腿多抬高一點。然後用嬰兒式放鬆背部（216-217頁）。

變化式B

手臂放在身體兩側，掌心朝向大腿，手指往腳的方向伸展。觀想身體裡那條柔軟的軸線——你的消化道，以及消化道和脊椎平行

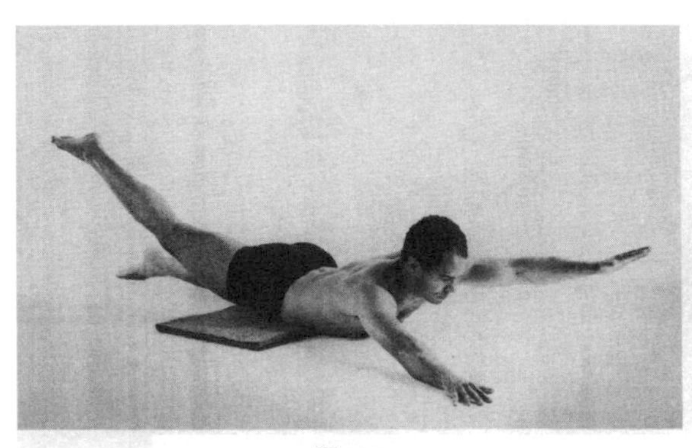

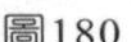

圖180

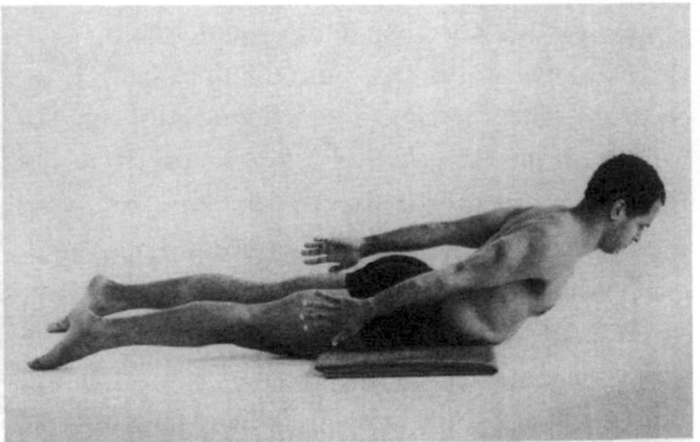

圖181

並列的樣子。想像自己像條毛毛蟲般拱起身子，把前方的身體往後方身體收拉進去。吐氣時，身體緩緩離地，手臂往腳的方向延伸，頭和頸保持自然的曲線，這點很重要。停留三個呼吸，每次吐氣時，身子再抬高一點點，把前方身體裡的器官往後方身體收提進去（圖181）。感覺從嘴巴一路到肛門的連結，並且感覺這條內在能量線如何配合頭顱、脊柱一路到尾骨的連結。吐氣時，緩緩下來。如此重複做三次，然後以嬰兒式休息。

變化式C

俯臥，手放在髖關節及大腿的下面，掌心朝上。吐氣時，兩腿從中心向外延長，右腿緩緩抬起離地。停留三個呼吸，呼吸之間右腿從腹部往外延伸。然後緩緩放下，換邊。如果這個變化式做得舒服，下個吐氣時兩腿一起抬起，專注於拉長身體，而不是把腿高高抬離地板（圖182）。大約停留三個呼吸，由中心維持身體的拉長，然後放開姿式。重複三次，然後進入嬰兒式放鬆。

最終姿式

最終姿式是兩臂兩腿都抬起離地。四肢從中心愈往外伸展出去，背部核心肌肉群的壓力愈大。傳統做法是兩臂兩腿伸得直直地抬起來，這種方式對背部傷害極大——等同於手臂伸得遠遠地去抬起一包重物。在最終姿式裡，手臂是漸漸伸直的，因而是漸漸增加背部肌肉的工作量。

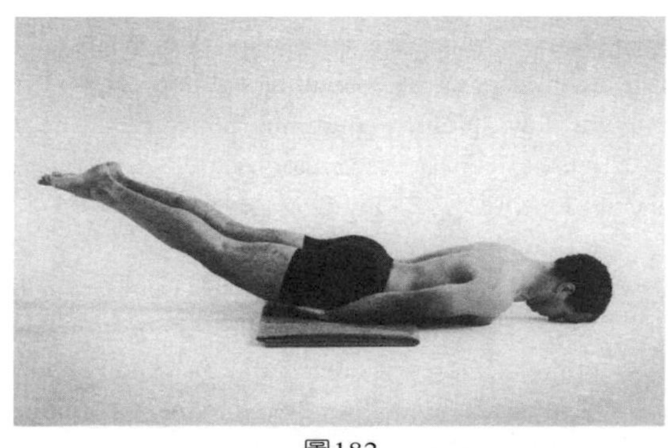

圖182

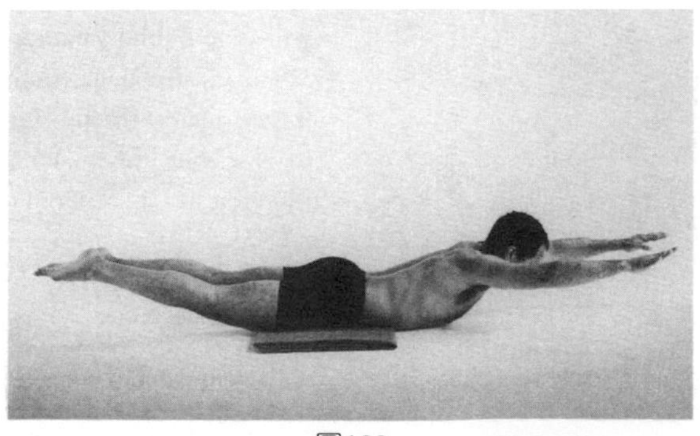

圖183

俯臥，兩臂打開。手臂、胸部緩緩抬起離地。屈肘，上下臂成一直角。困難的地方就在這裡：手肘緩緩下壓之際，將前臂提起並且稍微朝上，檢查一下，前臂和手成一直線，因為很容易只是屈曲手腕，而不是把肩膀往後轉。手肘下壓的角度正確時，會感覺肩胛骨底部的肌肉在賣力工作。這些肌肉把肩胛骨往下拉，這樣背部就能挺直。

接下來的幾個吐氣，手臂順著前臂的角度緩緩往上、往外伸直。這麼做的時候，兩條腿也抬離地板，兩腿兩臂從肚臍中心開展出去。探索肚臍跟頭、尾、兩臂、兩腿之間連結最清楚的部位（圖183）。如果下背部有任何部位發出訊號，說它的負荷已經到達頂點了，你要在可能出現緊繃之前就打住。對有些人來說，這表示他的手臂只能伸直到一半。不要擔心能伸多直，如果能按照自己今天的身體狀況正確練習，就是在為最終姿式鋪路。停留一到三個呼吸，下來時，兩臂兩腿沿著地板再伸展一些。下來時手指抓地，恥骨壓地，讓下背部多放鬆一些。這個姿式做一到三次，然後進入嬰兒式休息，或做下犬式（見144-145頁）。

功效	強壯背部肌肉，減小胸椎後彎的程度。使身體挺直。刺激性腺。減少小腹脹氣。
誰不可以做	脊椎有問題的人應當在有經驗的老師幫助之下才練習。
給孕婦	不適合做。
困難點	我的下背部非常弱，我抬起身體離開地板時，下背部會痛。
這樣試試	**練習各種變化式，保持四肢不離地，或只是稍微離地。專注於由背部延長四肢。這個動作會漸漸強壯背部。還有，平日按時練習立姿也能強壯背部。**

嬰兒式（Balasana）

做法

嬰兒式是瑜伽練習當中很好的休息姿式，尤其是後彎之後。嬰兒式放鬆臀部及下背部，手臂、頭、頸也能休息。由於嬰兒式擠壓腹部，所以也是減輕脹氣的極佳姿式。

跪坐，向前彎下去，頭靠在地板上，兩臂垂放在腳邊（圖184）。如果臀部或膝部非常緊繃，讓屁股翹得高高地，臀部下面墊個毯子或墊枕，額頭下墊個摺疊毯。沉緩地呼吸，讓呼吸按摩整個身體。

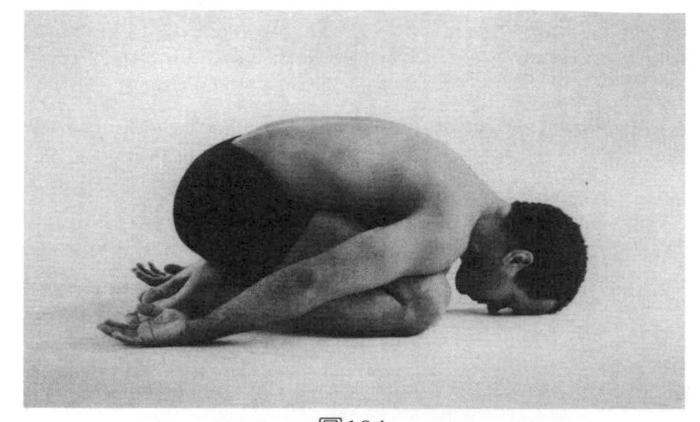

圖184

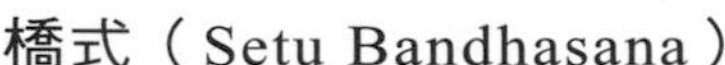

橋式（Setu Bandhasana）

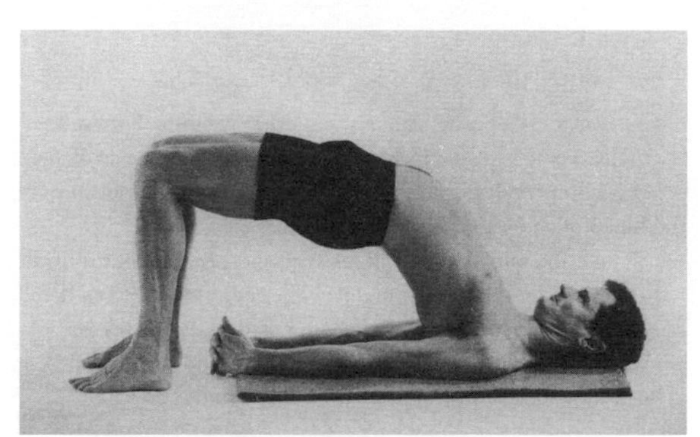

圖185

做法

平躺、屈膝。脊椎從尾骨開始一節一節地離開地板，直到重量落在肩膀上。臀部抬起來往膝窩伸展之際，兩腳結實地踩下去。看著自己的身體，檢查大腿是否平行，膝部有沒有往外鬆開。如果你是初學這個動作，只要把手臂往腳延伸就好。要增強這個姿式，可以十指交握，手臂緊緊壓進地板幫助胸部抬起（圖185）。更高階的學員可以延伸手臂握住腳踝。在最終姿式停留幾個呼吸，然後從背部慢慢下到地板休息。

功效	強壯背部和大腿。展開並放鬆胸部、心和肺。
誰不可以做	☺ 即使背部有毛病的人也能經常做這個姿式的修訂式。
給孕婦	I II III
困難點	我的下背部會痛。
這樣試試	**抬起脊椎離開地板幾公分就好，專注於拉長背部，而不是姿式的高度。確定肚臍低於恥骨，以確保沒有過度伸展腰椎。**

i
ii
iii
iv
v
vi
vii
viii

弓式（Dhanurasana）

做法（準備兩條毯子、一條瑜伽帶）

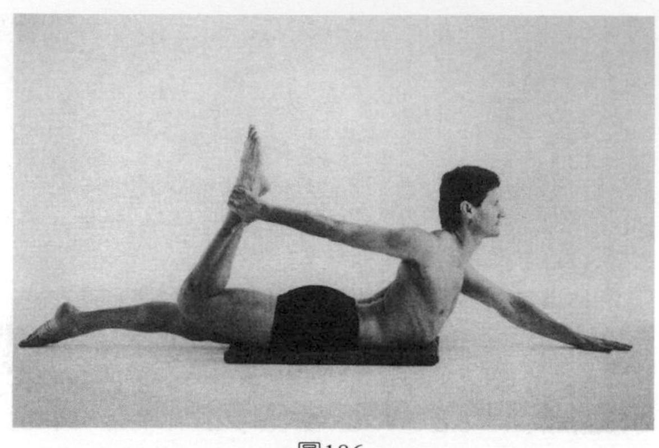
圖186

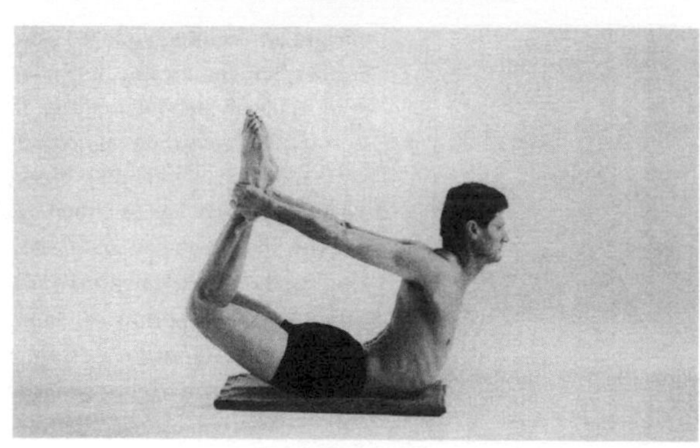
圖187

變化式（半弓式）：俯臥，腹部下墊摺疊毯。在下背部及臀部不失去長度的狀態下緩緩曲右膝，右手抓住腳踝。如果抓腳踝不舒服，可以用瑜伽帶套住腳踝，然後手抓帶子。左手臂伸展到前方以維持平衡。吐氣時，右腳往後伸展遠離小腿，不要把腳拉向身體，這樣會擠壓背部和肩膀。腳往後伸展時，確定右臀依舊在地板上，同時左臂稍微幫忙一下，胸部抬起離開地板（圖186）。停留三到五個呼吸，逐漸打開屈膝那條腿的大腿、鼠蹊及背面。

最終姿式

完整弓式的做法一樣，只是兩腿屈曲，兩手抓腳踝。吐氣時，兩腳往後遠離肩膀，抬起膝和胸離開地板（圖187）。忍住頭往後仰的動作，專注於胸骨往上提升成垂直狀。弓式的做法有很多種，看你想要如何訓練自己的身體。你可以把身體的重量滾向膝部，成腿低胸高之姿；或者做出膝肩等高之姿。試驗看看哪種伸展你最滿意。停留三到五個呼吸，然後放開腿在地板上休息。重複做幾次之後，進入嬰兒式休息。

功效　強壯整個背部，放鬆大腿和鼠蹊。開展並放鬆胸部，心和肺。減少內部器官的積熱。

誰不可以做　脊椎有問題的人應當在有經驗的老師幫助之下才練習。膝部有傷的人應當小心。

給孕婦　不適合做。

困難點　腿抬起來時，我的膝部會痛。

這樣試試　**兩膝距離拉開一些。如果這樣沒有用，試著把帶子套在腳踝上（手抓帶子），以減少關節的屈曲程度。**

駱駝式（Ustrasana）

做法（準備幾條毯子，可能需要用到牆壁和瑜伽磚）

駱駝式是試驗新發現的舌骨支援及脊椎前方支援的絕佳姿式。慢慢練習下面幾個變化式，只有在每一個變化式做起來下背部沒有緊繃的情況下，才進入下一個變化式。

變化式A

跪坐。腳趾抵著地板，臀部慢慢離開腳跟，大腿挺直。兩手緊緊貼著臀部上方。吸氣時，頭頂緩緩往上延伸，背部漸漸伸展成弧形。下巴保持靠近胸部，這樣你能專注於把胸椎伸展到最大程度，而不是單單伸展頸部。每一次吸氣時，擴張胸部，心和肺往外展開。吐氣時，胸部持續上提，並且讓曲線的弧度再大一點點。兩膝、大腿往下扎根以穩住腿部。這個扎根的力量讓脊椎能往上延伸（圖188）。有兩種方式離開姿式：一是臀部往前移，然後跪下來（這樣背部比較辛苦，但是膝部比較輕鬆）；或者臀部降下來成跪姿（這樣膝部比較辛苦，但是背部比較輕鬆）。下來時不要把身體扭向一邊輪流放下兩邊的手臂，因為這樣會嚴重損傷背部。

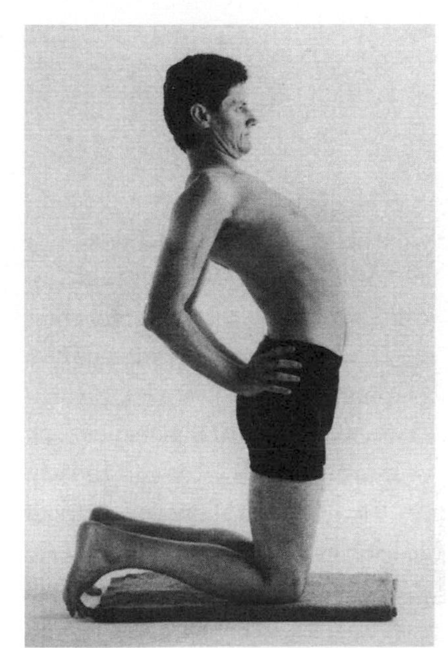
圖188

如果變化式A做起來輕鬆舒服，就可以進入變化式B。

變化式B

背對著牆壁跪下來，做出變化式A的姿式，只不過這次往後伸展多一點，這樣後腦袋可以輕輕靠在牆上。這個姿勢看起來很彆扭，不過牆壁能讓頸部肌肉放鬆，你才能專注於進一步打開胸部。現在手放在腳跟上。如果手放在腳跟上背部會太緊繃，手下面可以墊瑜伽磚，以減少背部的伸展程度（圖189）。大腿往下壓，脊椎往上擴展離開骨盆。停留三到五個呼吸，然後離開姿式。

最終姿式

如果變化式B做起來下背部輕鬆舒服，就可以兩手一路下去直接放在腳板上做出最終姿式。胸部若能伸展到幾乎呈水平程度，就可以讓頭往後伸展了（圖190）。在胸部還沒開展到足以做為頸部的根基之前，不要急著把頭往後仰。停留時，想著增加這個姿式看不見的空間，那就是：姿式裡面的空間應該變得愈來愈大。停留幾個呼吸，然後緩緩放掉姿式。

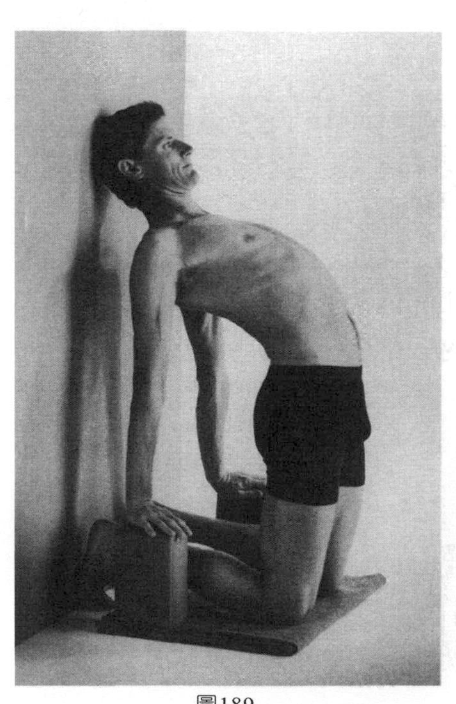

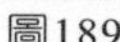
圖189

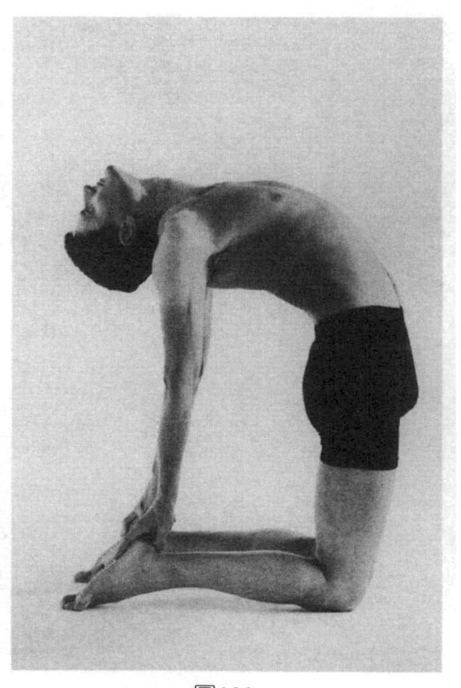

圖190

功效　打開鼠蹊、大腿以及整個背部。擴展胸部，心和肺。釋放內部器官多餘的熱，尤其是肝臟。

誰不可以做　脊椎有問題的人應當在有經驗的老師幫助之下才可以做。頸椎關節炎或頸椎退化的人，如果頭後仰會暈，應當避免往後仰。

給孕婦　Ⅰ Ⅱ Ⅲ

困難點　即使是做變化式A，我都覺得下背部有壓迫。

這樣試試　**可能你的鼠蹊以及／或者上背部和肩膀非常緊，使得腰椎成為受力點。試著在起跑式及單邊勇士臥的變化式上下功夫，同時練習開展上背部的預備動作。定期練習這些動作，隔一段時間做做駱駝式來測試自己的進展。**

蛇式（Bhujangasana I）

做法（準備幾條毯子）

俯臥，腹部下墊一條摺疊毯。手放在肩膀兩側的地板上（剛好在肩膀下面）。吐氣時，前方身體往後方身體收提，用上舌骨幫助頭和胸抬起來離開地板。以胸為前導，頭保持中立姿勢。手臂是輔助，而不是強用手臂抬高身體。蛇式不同於上犬式，蛇式的臀部要留在地板上，因此是比較深的後彎姿式。初時手臂最好稍微屈曲，眼睛保持平視或垂視（圖191），這會讓你專注於拉長背部，以及動作時用上整個背部。手臂伸直之際，若是胸部能夠伸展到垂直的

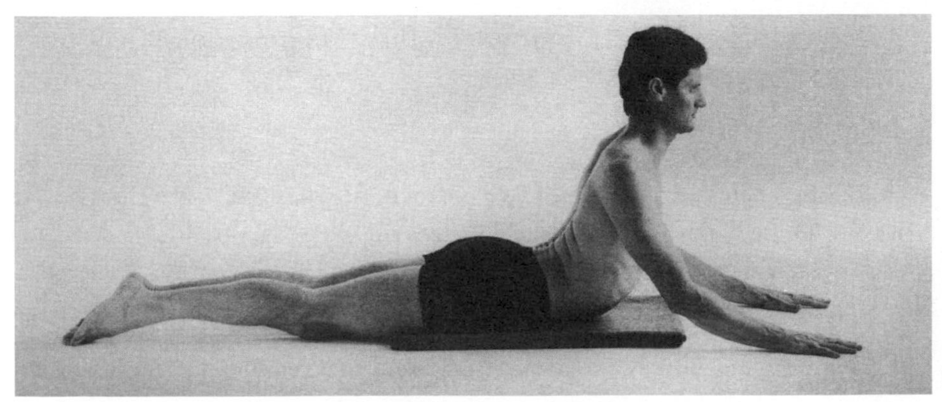
圖191

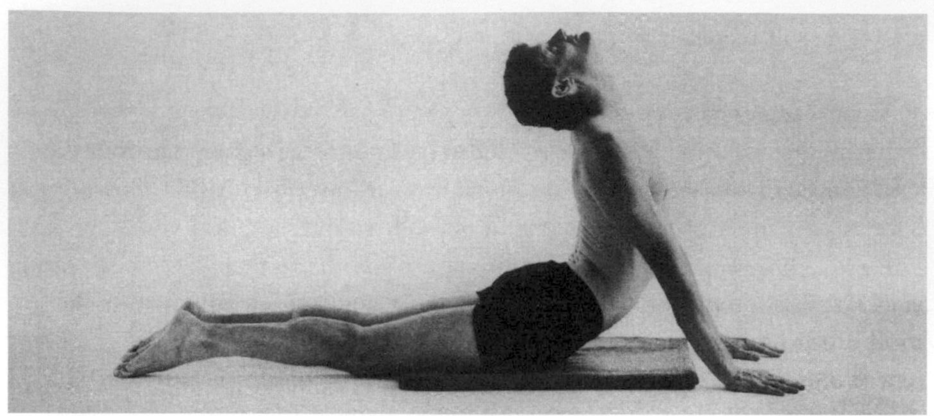
圖192

程度，就可以讓頭往後仰（圖192）。頭往後仰時，尾骨積極往後延伸以拉長背部。停留幾個呼吸，然後慢慢下到地板，進入嬰兒式或下犬式放鬆背部。

功效　強壯並展開整個背部。活化心肺，刺激性腺、胸腺、甲狀腺。減少腸子裡的氣，釋放積在器官裡多餘的熱。

誰不可以做　脊椎有問題的人應當在有經驗的老師幫助之下才練習。

給孕婦　練習時覺得舒服才做。

困難點　我覺得下背部有壓力。

這樣試試　**手放在瑜伽磚上練習上犬式（148頁），以減少下背部的角度。這個姿式練習得舒服了再試蛇式。**

輪式（Urdhva Dhanurasana）

做法（準備一張摺疊椅。若想請人幫忙做最終姿式，需要兩位同學。手腕僵硬的人應當使用手腕斜板。）

輪式是強而有力的後彎姿式，需要相當多的預備練習：打開肩膀的動作、放鬆四頭肌的動作、臀部屈曲肌的伸展動作，以及簡單的後彎姿式（例如用抗力球或椅子後彎、蝗蟲式等），來為整條脊椎做準備。

i ii iii iv v vi vii viii

變化式A（椅子輔助）

這個變化式是利用椅子抬高兩腳，成腳高肩低之姿。這會讓你專注於展開腹、胸、肩膀之際，大大降低下背部的伸展角度。

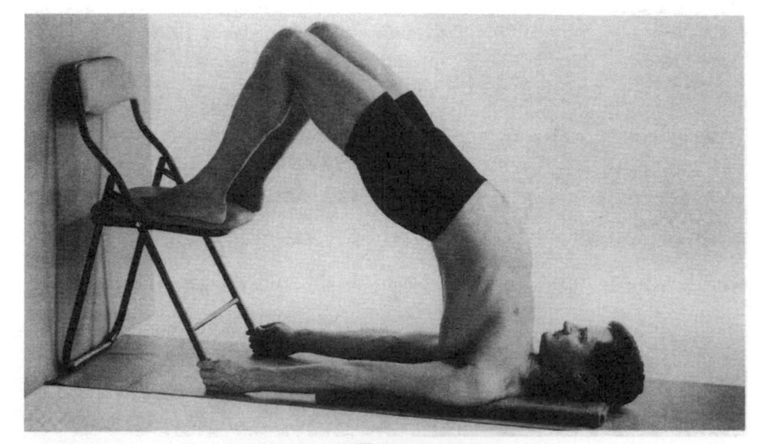
圖193

椅子放在瑜伽墊上以防滑動，椅背靠牆。仰臥，臀部對著椅子，兩腳放在椅座上。身體挪向椅子，讓雙手能抓到椅腳。這個變化式的學習要點是：輪式的根基不僅僅靠手臂和肩膀的支撐力量，兩腿和骨盆同樣平均負擔支撐的工作。吐氣時，兩腳往下踩，以流暢之姿抬起臀部離開地板。經由核心抬起身體之際，兩臂使力往地板伸展，髖關節內旋，以防兩腿往外張開，使得腰椎、薦椎受到擠壓（圖193）。

變化式B（椅子輔助）

從變化式A開始，兩手貼在頭兩側的地板上，指尖朝向肩膀。吐氣，由肚臍中央發起上提的動作，兩腿兩臂往下壓提起頭和胸離開地板。頭頂輕輕靠在地板上休息一下，然後，吐氣，兩臂用力一壓，身體完全離開地板（圖194）。墊起腳趾、打開胸部遠離地板，能使脊

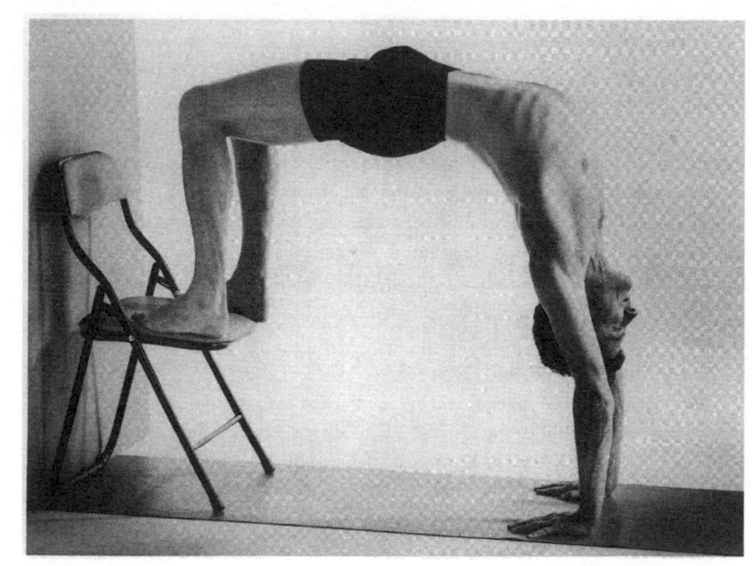
圖194

椎輕鬆一點。頭部保持中立姿勢，或者下巴抵著胸部以提起胸骨。只有在胸部能成垂直姿勢、兩臂完全伸直的時候，才試著把頭往後放鬆。如果手腕緊繃妨礙手臂完全伸展，試著用斜板抬高腕跟。下來時，頭朝胸部收回來，臀部慢慢放到地板上。完全休息。重複做幾次。

最終姿式

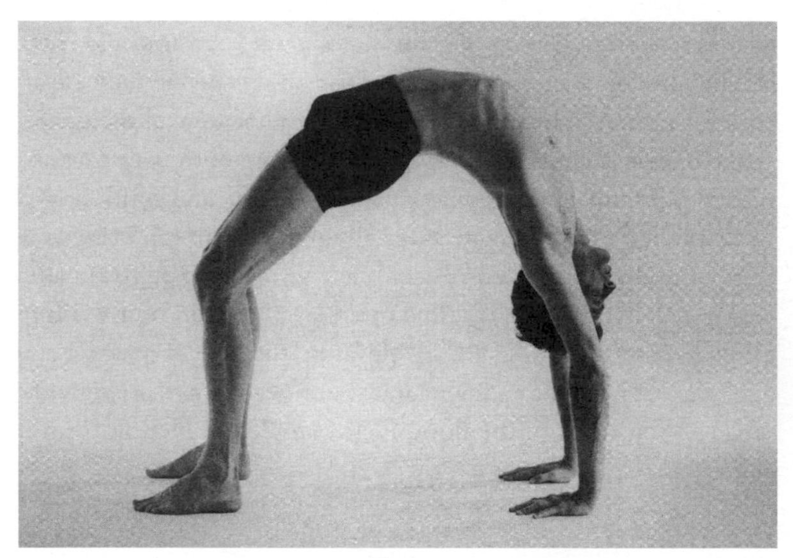

圖195

仰臥屈膝，一次抬起一隻腳，然後讓腳自然落在地板上，這樣腳跟到臀部的距離正好。檢查一下，確定兩腳沒有過度外八。手掌貼地，中指指尖校準肩關節的中央，手肘垂直。

把意念和呼吸放在肚臍正下方。心裡回味用椅子練習時學會的脊椎運行動作。準備動作之際，骨盆和腿之間的動作瞬間出來，緊接著是手臂及肩膀的動作，身體抬上來進入姿式。腹部展開，重量平均分配在手腳之間（圖195）。下來時，先收頭和下巴，然後整個人慢慢降到地板。

變化式（需要兩位同學幫忙）

初次在地板上做輪式，能有兩位同學幫忙那真是太好了，這種練習方式可以促進身體從肚臍中央展開並拉長背部。以預備姿式躺在地上，一位同學站在你的頭前面，一位站在你的腳前面。拿一條瑜伽帶套在你的臀部頂端（不是腰，也不是下背部的腰臀溝），再拿一條瑜伽帶橫過上背部及肩胛骨套住腋窩正下方。兩位同學分別把瑜伽帶往外、稍微往上拉，幫助你從頭到尾伸展整個背部。由於你身體大部分的重量被同學拉著，如果你的手臂沒力氣，同學的幫忙會讓你輕鬆許多。吐氣時，身體起來，告訴同學你需要他們用力一點或者輕一點，還是你需要他們把你拉高一點或者放低一點。利用同學的幫助來拉長背部，試著把手臂和胸部伸展成垂直的姿勢。如果你的手腕非常緊，可以握住前方同學的腳踝，這可以讓手腕在自然的角度下伸直手臂（圖196）。停留幾個呼吸，然後下來。

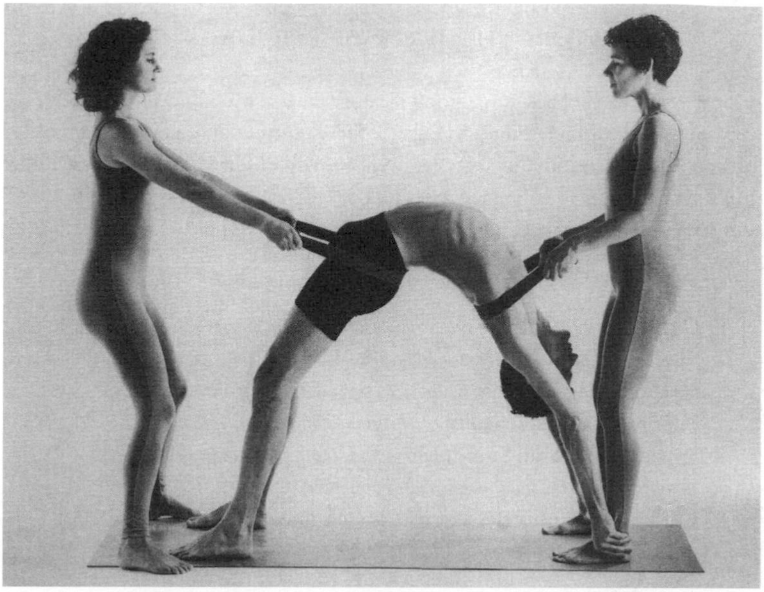

圖196

功效	強壯肩膀、背部、腿部。活化肺部，並且釋放內部器官多餘的熱。大大激勵腎臟。增加耐力。
誰不可以做	脊椎有毛病的人應當在有經驗的老師幫助之下才可以練習。高血壓、視網膜剝離或青光眼患者。手腕有隧道症候群的人。
給孕婦	(I II III) 做時覺得舒服才可以做。這個姿式腹直肌伸展得很厲害，不適合懷孕後期的孕婦。
困難點	我的肩膀緊得不得了。
這樣試試	**反覆練習拜日式有助於熱身及放鬆肩關節。手立和肘立以及這兩個姿式的預備式會進一步解放肩膀。利用椅子後彎（變化式B）、利用墊枕後彎，以及手肘靠在椅座上伸展，這些都是有特定效果的變化式，應當恆常練習。**

後彎之後放鬆背部

背部伸展之後做幾個反向姿式來平衡脊椎，以恢復脊椎的自然弧度，這是不錯的。可以簡潔地反覆做下面這些姿式，做到七、八分的程度即可，這樣會確保你是在放鬆身體，而不是進一步挑戰背部肌肉。後彎之後可以做下面一系列的姿式，如果時間有限，做一、兩個亦可。

1. 散盤扭轉 （Parivrtta Siddhasana，188頁）
2. 巴拉瓦伽式 I、II （Bharadrajasana I, II，191頁）
3. 臥姿抬腿系列 （Supta Padangusthasana，166-168頁）
4. 臥姿扭轉 （Jathara Parivartanasana，189-190頁）
5. 輔助立姿前彎 （Salamba Uttanasana，142-143頁）
6. 西面伸展 （Paschimottanasana，181-182頁）
7. 攤屍式，用椅子或膝下放墊枕 （Savasana，259頁）

6

手臂平衡姿式與顛倒姿式

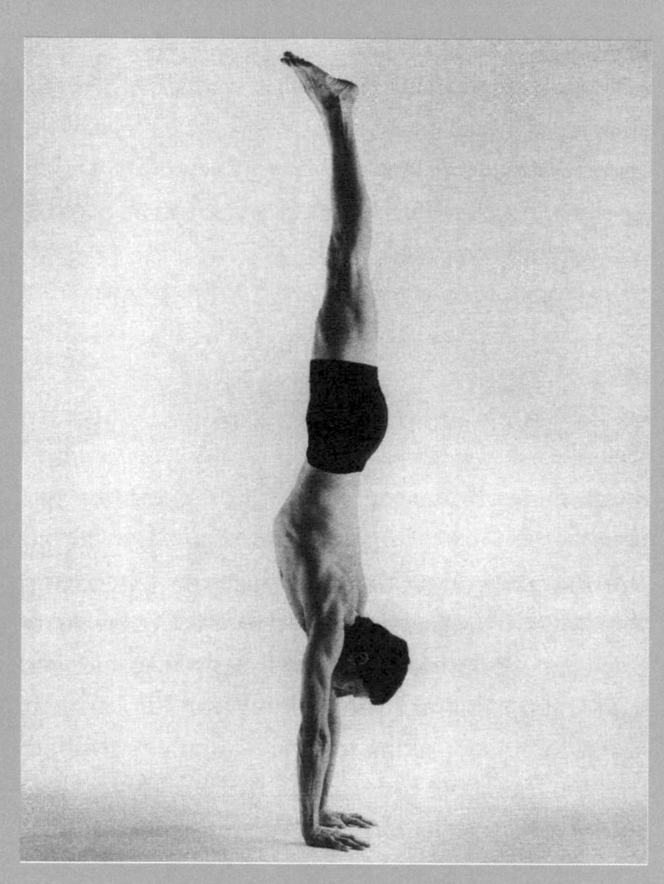

前言

四肢從身體的核心伸展出去，猶如心肺的投射發送。身體上的伸展讓我們能具體實踐內心的夢想和抱負。當手臂強壯足以支撐身體時，我們可以抬、舉、拉、提、拿取、拒絕以及改造身邊的事物，也才有可能以自己的方法和自然界互動。這種力量培養出自足感——工作需要體力的木匠和農夫就有這種樂天知足、熱忱有勁的性格。

手臂平衡姿式能增進整個肩帶的力量、彈性及動作範圍；在倒立姿式裡，肩帶是身體結構排列的關鍵。平日練習加上一些手臂平衡姿式能很快熱身，也逐漸練出耐力。一般都市人平日最大的體力負荷，大概就是提幾袋生活雜物了，因此初練手臂平衡姿式會覺得相當困難。不過，即便只是練習一個月，就可以感受到並且**看到**上胸部、肩膀和手臂肌肉的驚人變化。上身力量不足時，壓力容易轉到頸部，使得頸部容易受傷。強化四肢，尤其對體形纖細的婦女來說，能快速減少頸部毛病。

練習頭立、肩立這類倒立姿式的好處可以從兩個角度來看。西方觀點公認這些姿式能增進循環，有益內分泌腺，促進身體所有代謝功能的平衡。這種身體上下顛倒的不尋常動作能激勵神經系統，讓頭腦更清楚、敏捷。對於這種奇怪的顛倒姿式，東方的觀點和道理則相當不同。頭立這類體位法最初歸類為身印（mudras）[註1]或神聖的姿式，它的作用比體位法更強，對人的性格有更深的改變效果。經典對體位法有詳細的解說，身印則不然，古代的瑜伽經典把身印視為密法，修習者不得示與修練程度不足的人。瑜伽行者認為定靜或「陰」的能量源自於腦袋裡的松果體。松果體分泌一種甘露，這種能讓人長生不老的特殊液體在直立的姿式裡因往下流而被太陽神經叢消耗掉。把身體顛倒過來可以保住甘露，用來恢復青春，讓人長生不老。這聽來似乎難以置信，不過那些固定練習這些姿式的人確實散發出青春的光彩。經常練習倒立姿式，毫無疑問，會覺得

「內在整個被打理得清清爽爽」，這種感覺可能只有在剛剪了一個滿意的髮型時，有那麼一點兒類似的味道！

不過健康和長壽——今人渴求之物——並不是古代瑜伽行者關心的焦點。所有瑜伽練習的根本目的都是在淨化、調整人的系統，使人有可能體驗到比較高層次的生命出路。幾乎所有轉換的古法都是集中在把身體下面粗糙、強大的脈輪能量上移到頭頂。這條神祕的能量道家形容為「中空的竹子」，有些密宗文獻形容為「內在之笛」，瑜伽行者則稱之「中脈」[註2]。這條通道起於會陰（肛門和生殖器的中間），沿著身體往上到頭顱頂。

一般說來，西方科學不承認人體結構裡實際存有這條能量通路。然而，這個通路確實在身體裡隨著真實的血肉筋骨及神經路線連結著內分泌腺體。實際上，倒立「澆灌」這些精細的通道，激勵這些通道發揮潛能。練習者打開、活化這個通路，意識有可能隨之提升，讓人進入更深、更細的身心層面。

上下顛倒姿式與月經

月經期間要避免身體上下顛倒。身體顛倒之際，重力使得部分通往子宮的血管阻塞，這會讓經血暫停[註3]。依東方觀點來說，婦女月經期間身體的能量是往下流到大地的，這個時候顛倒身體干擾了自然律，會讓人虛弱、不安穩。此外，月經期間做腹肌強力收縮的手臂平衡姿式也太強烈了。月經週期**順著**自然的律則**不違逆**它，以尊重自己的身體。

手臂平衡姿式與上下顛倒姿式的關鍵原則

中心

維持脊椎中正：中央軸

支撐

建立支撐根基：結構的構成要素

調整對位／校準

建立清楚的力量線：身體結構排列與順流

參與

用上整個身體：複習腺體

要訣

手：支撐的根基

重量分布於手

我們和四肢行走的祖先不一樣。人類之所以為人，是我們更喜歡用腳站立，因而空出雙手以做他用。當我們重新用手站立（例如接下來要練習的許多姿式），手變得和腳一樣成為支撐的根基，彷彿回到四足動物，和原始的根又連結了起來。

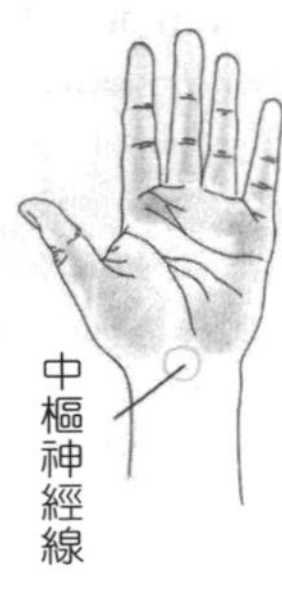

圖198

重量放在手上產生的強大連鎖效應，上達手腕、手肘、肩膀及頸部。現在翻開你的左手掌瞧瞧，注意掌心有個淺淺的窪陷，和腳很像。手掌四周隆起，像是小小的丘陵圍繞著山谷。用右手食指摸摸手掌上的凹凸起伏。從掌心開始摸，接著食指滑到大拇指的根部，然後在手掌的四周慢慢繞一圈，觀察指根與指根之間淺淺的凹陷。手腕中央也有一個凹陷。當雙手放在地板上做為某個姿式的支撐基礎時，重量應當主要落在手掌的肉墊上，並且平均分布於整根手指（圖198）。手腕中央的凹陷處不要垮下去，這一點特別重要。中樞神經線從這個凹陷處穿過，重量壓在這個位置上，或者手腕過度伸展會傷到這條神經，造成嚴重的毛病（例如手腕隧道症）。

練瑜伽的人做手臂平衡姿式常覺得手腕緊繃，故而許多學員就完全把這類姿式排除在外。有時候手腕緊繃是由於前臂的肌肉缺少訓練。參考下面的做法之後，大多數的困擾都可以避免。

絕對不要在柔軟或會塌陷的表面（例如地毯或沙地）做手臂平衡姿式，因為手腕的支撐基礎低於手指，手腕會過度伸展而受到傷害。把防滑瑜伽墊鋪在硬木板或塑膠地板上是適當的做法。

雙手貼著前方牆壁，手腕背面的折縫與牆壁保持水平，這會確保手腕內側及外側平均受力，也確保手肘和肩膀既不往內轉也不往外轉。

五指盡量張開，這樣手掌非常寬廣，重量分布的面積比較大，減少手腕任何一點的緊繃。

如果覺得手腕緊繃，試著用斜板抬高手腕根部，以減少手腕的伸展角度。

每次練瑜伽時，做幾個載重姿式來慢慢訓練身體，而不要久久做一次手臂平衡姿式來傷自己。

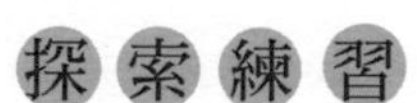

手臂反映手掌

做一個簡單的四肢著地姿式，例如下犬式。進入姿式之前，手從大拇指到小指大大張開，校準手腕，使掌根的內側及外側平均受力。進入姿式時，雙手保持這樣均等的重量分布。

現在，故意把重量移到手的其他部位。重量移到手的外側，手腕內側及大拇指提起。注意觀察，這樣做時，手腕外側受擠壓，整個手臂及肩膀的外側肌肉負擔了所有的工作。現在把重量移到手腕底部。注意觀察，這樣做時，手臂及肩膀的下方是展開的，手臂及肩膀的上端卻是緊縮的。再把重量移到手指的根部，同時抬起手腕底部。注意觀察，這時發動了手臂上端的肌肉，並且打開肩關節。現在把重量移到手的內側，觀察手臂及肩膀的內側肌肉如何加入工作。以上在在說明，你的重量擺在手的哪一個部位，直接影響你使用手臂的方式。現在重新平均分配重量。專注於提起前臂離開地板，讓身體重量由手的前方部位及手指來支撐，以減少手腕底部的緊繃。找出手臂及肩膀能平均參與的姿勢——上方、下方、內側、外側同時工作。你能辨認重量平均或不平均分布對身體其他部位造成的影響嗎？

頭是支撐中心

你可能讚嘆過原住民頭上頂著東西卻四平八穩、優雅從容。這些民族天生知道人體載重最不費力的位置既不是前面，也不是側邊，而是中央軸線的正上方。他們把脊椎往上提，頂住頭上的重物，以保住頸椎骨節之間的空間，同時讓肌肉強壯、穩固，好支撐骨與骨之間的距離。

當頭部成為身體的支撐基礎時（例如頭立），我們要讓頭和頸有類似的動力。找一個容易平衡的厚書或物品來模擬頭頸的正確感覺。把東西放在頭頂正上方，腳跟往下沉時，頭頂往上延伸。注意，如果下巴抬起，書會掉下來。如此行走、站立幾分鐘，然後拿掉重物。你覺得頸和頭有種前所未有的輕鬆、自在感嗎？這就是你在頭立時要有的感受。

架住頭

關於頭立常有一個錯誤的觀念：身體的重量應該走手臂，而不是頭。沒錯，初學者應當先學著用手臂來支撐身體大部分的重量，在調整對位的校準能力還不夠時，這麼做可以調整頸部所承受的重量，但這是個過渡方法，而不是終極之道。等到你學會正確使用手臂，能夠提起肩膀離開耳朵時，肩帶和手臂會形成一個架子，能夠讓頸部成功地拉長並承受重量。

頭立時肩膀垮下來或張開，問題就來了——「架子」垮掉了。當架子的內在結構不對時，肌肉就塌垮或使錯力、走錯方向，頸椎骨節之間的空間就變窄，頸椎曲線可能變直或變得更彎。頸椎變了形，就不可能讓骨頭有效地承載身體重量。

探索練習

頭、頸、肩形成一個架子

立姿劈腿前彎（參考140-141頁）是學習怎麼做這個架子的絕佳姿式。兩腳分得極開站立，腳掌稍微內八，以髖關節為軸向前彎，兩手與肩同寬、與腳齊平放在地板上，十指張開，屈肘，上下臂成一直角。肩膀拉寬離開脊椎，提起肩膀離開耳朵。手肘伸展離開臉部，肘尖收攏，與手掌成一直線。你做了一個架子——從肩頭橫過肩胛骨下達手臂——現在你的頸部能夠往地板拉長了（圖199）。

不過，更常見的姿勢是：肩膀駝著掉向耳朵、手臂張開。這種垮掉的架子造成頸部擠壓，沒有辦法有效地承載重量（圖200）。當你清楚感受到頸、頭、手臂都在非負重的正確姿勢裡，就可以開始做頭立了。

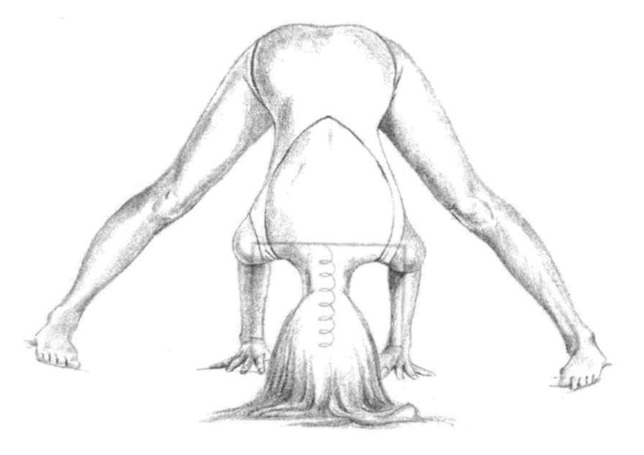

圖199

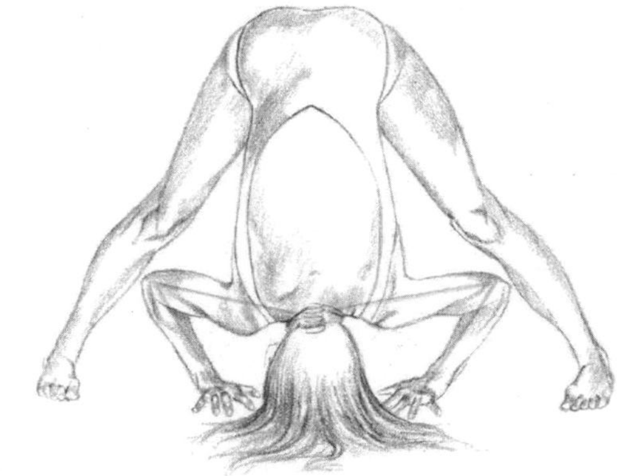

圖200　不正確姿勢

利用牆壁做輔助

下面許多姿式是在顛倒之中學習平衡。神經肌肉系統需要全新的協調，因此初練時會相當茫然困惑。然而，即使只在半空中停留一秒鐘，那種興奮會讓人覺得所有的辛苦努力都算不了什麼。初練階段利用牆壁做輔助是有幫助的，也比較安全。不過你使用牆壁的方式，會決定牆是幫助你學習平衡的輔助，還是永遠扔不掉的柺杖妨礙你進步。

練習方針

1. **正確的牆壁距離**。把手、頭或肘（依姿式而定）放在距離牆壁一個小腿長的位置。由於每個人的身材比例不同，你需要測量出自己的長度。面向牆壁坐在地板上，兩腿伸直，兩腳貼著牆。從腳到膝蓋就是一個小腿的長度。你的支撐基礎應當放在地板上的膝蓋位置。最終，你能夠用目測的方式找出位置。下面會說明為什麼要這麼仔細丈量出這個距離。

2. **主動積極地利用牆壁，而非消極被動地依賴牆壁**。進入上下顛倒的姿式時，兩腿屈膝、腳抵著牆壁，這樣小腿和牆壁成直角。等到比較熟練時，可以只用一隻腳抵著牆。這個姿勢會讓你用到腹部肌肉、骨盆底肌肉及膕旁肌，把骨盆提拉成直挺挺的姿勢。尾骨積極努力往上提拉，感覺骨盆提拉到軀幹之上時，可以試著伸直一條腿往上伸展（圖201a）。恥骨往肚臍收拉，把腿到腹部連結起來。一旦有了平衡，謹慎地把另外一隻腿導離開牆壁，完全靠自己來平衡。以這種方式利用牆壁，你是在教導身體必須怎麼做才能夠在沒有輔助之下做到獨立平衡。

我在圖201b裡點出常見的不正確使用牆壁方法。圖中的人比較靠近牆，把兩條腿的重量靠在牆上。你能看出，如果移開牆他會馬上往後摔下去。由於兩條腿都是伸直的，並且掉在骨盆的後面，腹部的肌肉是完全放鬆的，這樣不可能得到四肢的核心支撐作用，同時，軀幹跟手臂不在垂直線上，造成手臂緊繃及手臂的關節角度偏離。這個人是在教導自己怎麼摔下去。如果他在房間中央做這個平衡姿式，會瞬間彈出去來個後空翻！多靠近牆壁一點，心裡會覺得安全些，但是這個位置一點兒也不會多安全些，反而促使肌肉做出與平衡恰恰相反的動作。

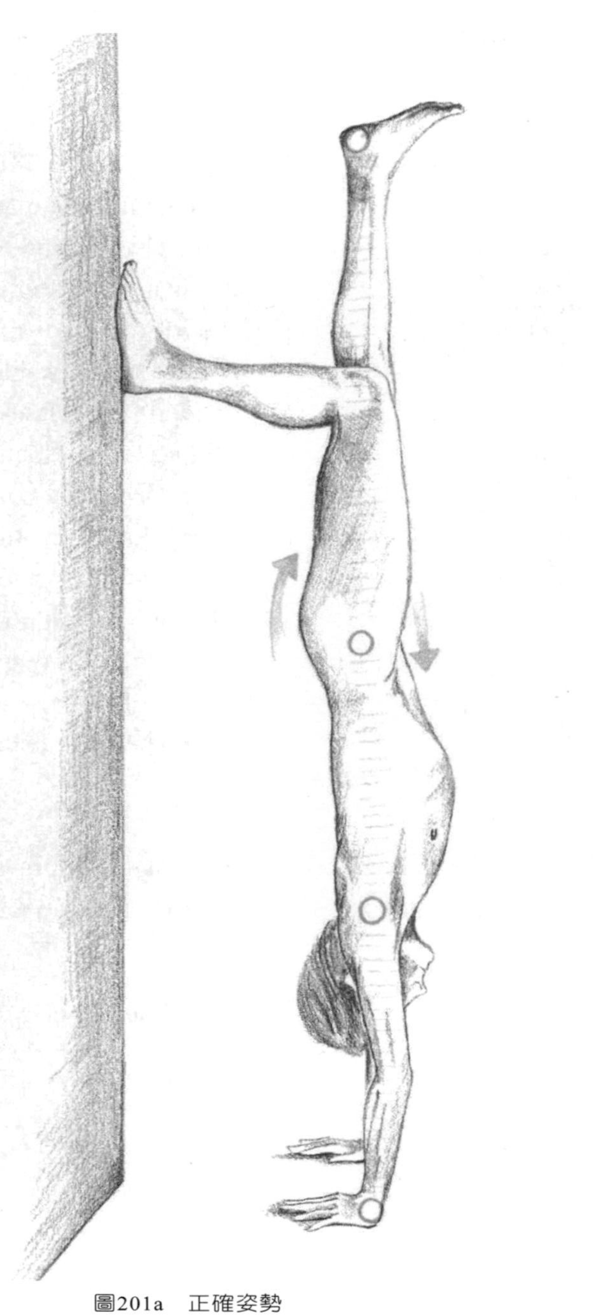

圖201a　正確姿勢

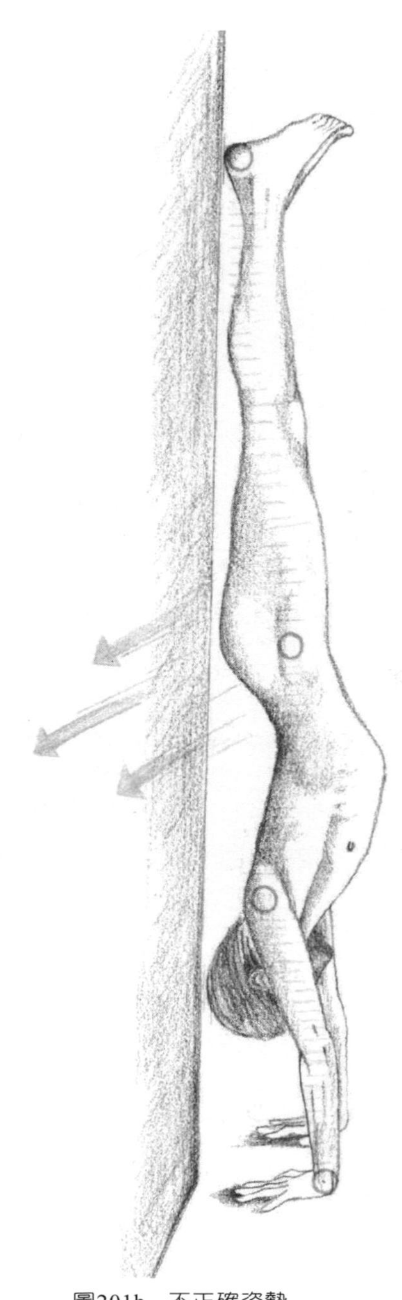

圖201b　不正確姿勢

手臂平衡姿式與顛倒姿式

側身單臂平衡式（Vasisthasana）

做法

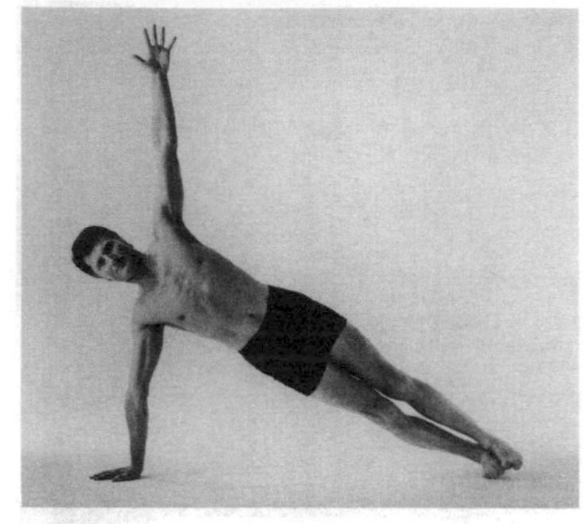

圖202

以下犬式為起始姿式，整個身體慢慢翻轉過來，以右腳的外緣及右手平衡身體。掌心對齊後腳的腳弓，使身體成一直線。保持軀幹穩定，展開胸部，左臂緩緩從胸部伸展出去。呼吸，胸部吸飽氣，四肢從身體的核心大辣辣伸展出去（圖202）。做三個飽滿的呼吸之後回到下犬式，然後換邊。這是個有趣的姿式，可以加進拜日式系列（參考151頁），加在下犬式之後，或者在首次起跑式前腿退回去之後進入單臂支撐。

功效	增進手臂及腹部的力量。增進手腕的彈性。增加平衡及耐力。
誰不可以做	有手腕隧道症及手腕過度使用者。
給孕婦	
困難點	我好像沒辦法平衡。
這樣試試	**試著把腳抵著牆壁幫助支撐。你也可能把軀幹的重量垮在支撐的手臂上了。把胸部提起來，這樣胸部和手臂是整個展開的。**

東面伸展式（Purvottanasana）

做法

兩腿往前伸直，以挺坐式（161頁）開始。兩手放在臀部兩側地板上，指尖朝向腳或朝後都可以——指尖向前、向後對肩膀有不同的效果。吸氣，緩緩屈膝並抬起臀部及軀幹離開地板。意念集

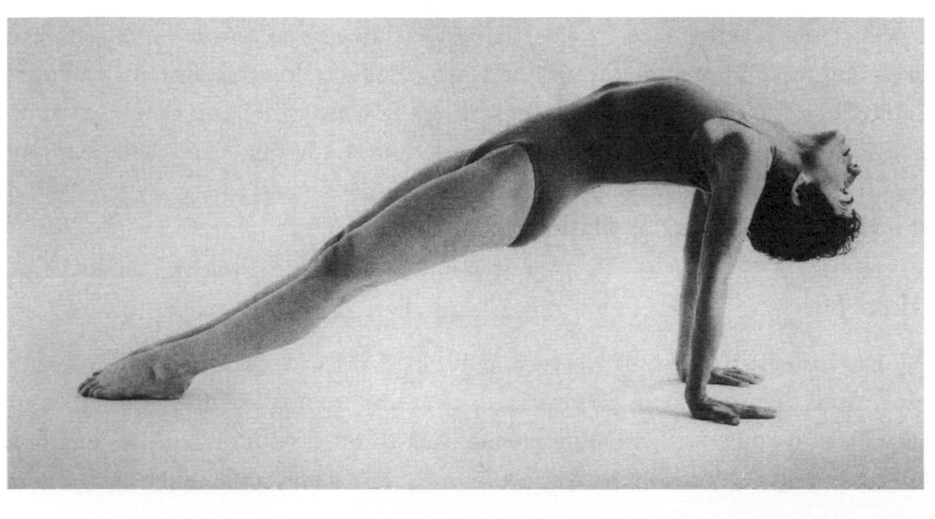
圖203

中於尾骨往上提並往下收，恥骨朝肚臍收攏以防骨盆過度曲拱。兩臂強力往下壓，胸部提起，頭部、眼睛往下看胸部。直到你能提起胸部碰到下巴為止，否則頭不要往後仰。如果你的背部仍然是舒服的，就可以兩腿伸直，伸展趾尖，頭往後放鬆，由整個身體完成這個美妙的弧形伸展（圖203）。做三個飽滿的呼吸，然後緩緩下來回到地板。也可以從單臂支撐進入這個姿式，以支撐的手為軸心轉過身來進入姿式。

功效 強壯手臂，打開、舒展胸部。強壯腿部和腹部肌肉。解除肩膀的緊繃。

誰不可以做 有手腕隧道症及手腕過度使用者。

給孕婦 (I II III)

困難點 我兩腿伸直的時候下背部會痛。

這樣試試 **如果收攏尾骨不能減緩下背部疼痛，試著屈腳背而不要伸腳尖。如果這樣做還是不能減輕不舒服的感覺，可以把手放在瑜伽磚上，以屈膝的方式做這個姿式。**

手立式（Adho Mukha Vrksasana）

一飛沖天前的檢測：手臂和軀幹成一直線，輕鬆做一、兩分鐘的下犬式，這時你的身體就可以開始練習手立了；或者在伏地挺身式裡，身體下去時，胸或腿不觸地。手立之前先練習這些姿式以建立自己的信心和力量（不過，如果你光是想到要把身體顛倒過來就嚇得半死，那麼這些客觀的檢測標準就不準了）。

做法

初學者：雙手的位置距離牆壁一個小腿長，進入下犬式。從手沿著肩膀到軀幹伸展成一直線，尾骨往上、往後延展以拉長背部。右腿向前一步成起跑式，眼睛望著兩手之間的地板，頸部稍微伸展（圖204）。兩腿屈膝鬆沉到地，左腿一躍，右腿跟上去，即頭下腿上成倒立之姿。頭部保持上挺，所以你的視線是在兩手前方地板。兩腳碰到牆壁時，小心地屈膝，藉著骨盆背面往上提以及收縮腹部肌肉來收攏尾骨。覺得有把握了，就把一條腿伸展上去（圖205）。如果這時是穩定的，另外一條腿也伸展上去，就進入了獨立平衡（圖206）。專注於維持平衡時，深深呼吸。準備下來時，再次屈膝，接觸地板之

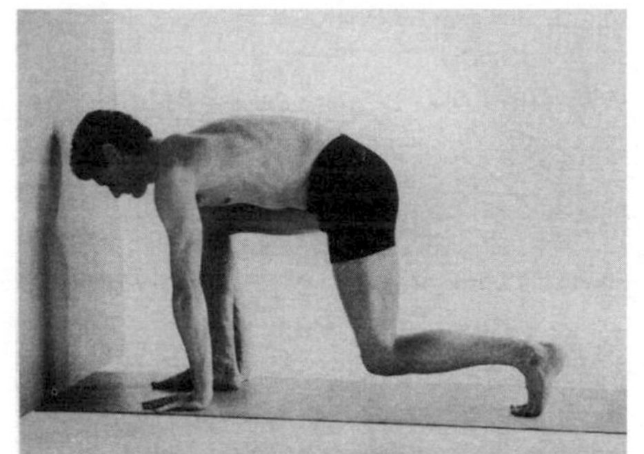
圖204

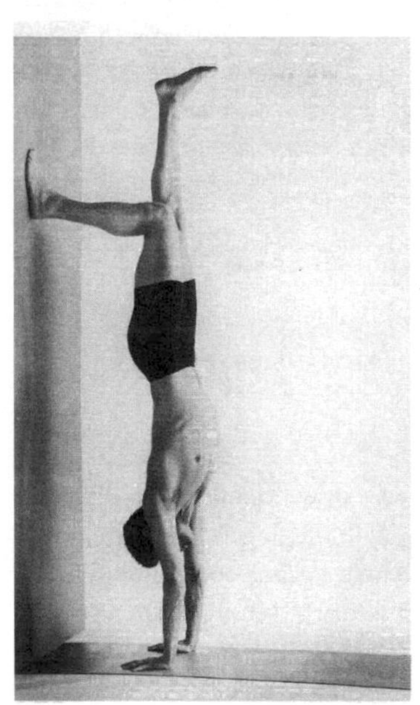
圖205

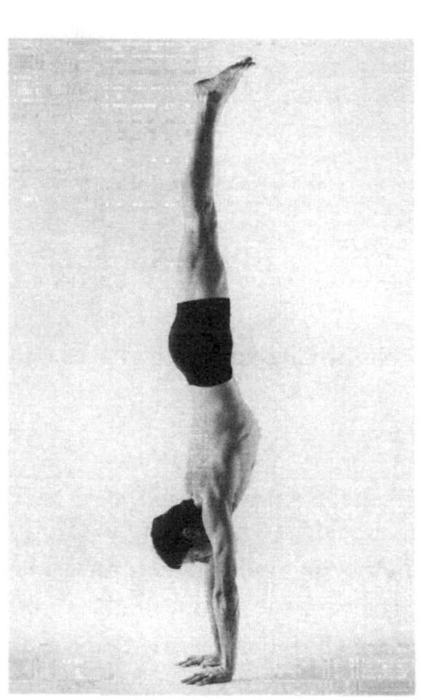
圖206

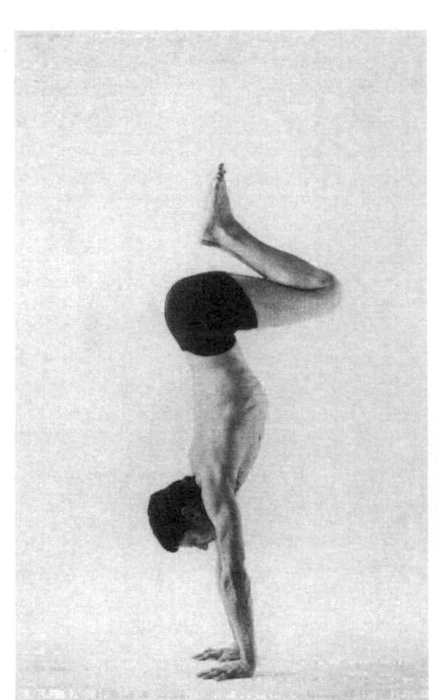
圖207

際，讓踝、膝、臀放鬆。站起來之前，以立姿前彎或下犬式休息一下。

進階者：單腿進入手立有了把握之後，可以試著兩腿一起上去。單腿進入手立似乎簡單些，不過這種進入方式容易扭轉到骨盆，如果反覆練習，會扭到背部。這個比較巧妙的躍升方式也是從下犬式開始，但是不需要一腳往前跨，而是兩腿慢慢往頭的方向走過去，直到臀部穩當地頂在胸部之上，然後兩腿一起往上躍。兩腳走近身體使骨盆頂在胸部上面之際，脊椎要往內、往上提，盡量離開兩臂，尾骨也要努力延伸。練習兩腿像兔子似地跳幾下。確定自己的膝和踝是放鬆的，膝踝放鬆跳躍時才能產生衝力。預備，大大地屈膝，跳起來，骨盆翻到頭上，大腿往腹部收攏（圖207）。兩腿往上跳常見的錯誤是：兩腿往外踢，或是兩腿張開——這樣你沒法子控制兩腿，因為腿離重心太遠了。跟先前單腿上去的步驟一樣，利用牆壁做支撐，等你有把握了，就可以兩腿離開牆壁（圖206）。

一旦利用牆壁兩腿進入手立的方式有把握了，就可以在屋子中間練習手立了。如果你覺得這樣太可怕，可以請一位同學或老師在後面守著你。如果你是一個人練習，最好的摔倒方式是：兩臂稍微放鬆，讓腿翻過頭掉到地板上，成為放鬆的後彎姿式。下面是幾個有用的訣竅：學習平衡一大半的力氣是花在調整進入姿式時所用的力氣。也就是說，你花多少力氣上去，就得消掉多少力氣以取得姿式的平衡。試試看用最少的力氣把腿伸到空中。兩腿一旦伸展過頭，收縮臀部及大腿底部肌肉，坐骨朝膝窩拉近。這個動作會防止骨盆及兩腿往後摔。同此之際，恥骨朝肚臍收攏，以發動腹部肌肉穩住骨盆。在倒立之前先以站立的姿式練習這個動作。可能要練習好幾個月才能抓到這個要領，不過一旦做到手立，那種全然的喜悅值得所有的努力。

功效　讓身心輕盈、專注。強壯手臂、肩帶、腹肌。消除疲勞和睡意。增進協調、平衡以及整合神經肌肉。

誰不可以做　手腕隧道症及手腕因過度緊繃而受傷的人。高血壓、視網膜剝離及青光眼患者。手肘過度伸展及肩帶受傷者，要在有經驗的老師幫助之下才可以練。

給孕婦　如果你懷孕之前這個姿式就做得很舒服，現在做也很舒服，那就沒問題。

困難點　我的腿好像離不開地板！

這樣試試　**對大多數的人來說，這是害怕的問題，最好請一位有經驗的老師背對著牆守著你。人一旦害怕，膝部就鎖住了，並且妨礙身體的彈性，使得衝力不夠而彈不上去。一個人練習時，可以靠牆放兩個墊枕，讓心裡有安全感。**

肘立式（Pinchamayurasana）

一飛沖天前的檢測：同手立式。（237頁）

做法

面向牆壁跪著，手臂離牆一個小腿長。前臂打開與肩同寬，十指強力伸展開來，使得大拇指和食指形成一直角。有些人發現用兩張瑜伽墊可以讓嬌嫩的手肘舒服些。檢查自己的重量是否落在前臂及手肘的外側；如果重量落在手肘內側，肩膀會內旋，進入姿式時手肘會張開。抬起臀部進入下犬式──和下犬式完全一樣，只是現在是用前臂支撐著身體，而不是兩手。專注於把骨盆往上提離開背部，並且把背部往內、往上拉，這樣肩膀關節才有空間（圖208）。抬起頭，稍微伸展頸部，稍微望著兩手前方。小心往前走一步，兩腿屈膝，然後一腿接著一腿躍上去、翻過頭。按照手立的步驟利用牆壁做支撐。等你對著牆壁練習有到把握了，就可以晉升到屋子中間練習。

當兩腿確實伸展上去了（無論是對著牆壁或在屋子中間），前臂用力往地板壓下去，胸部提起離開肩膀。兩腿結實地往上伸展來

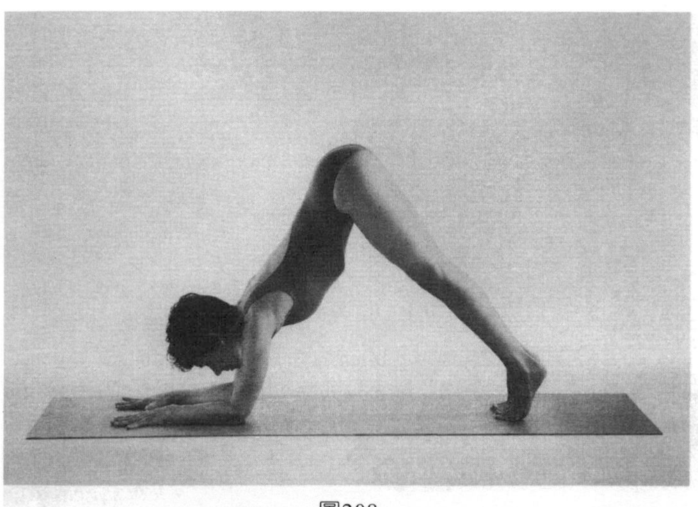

圖208

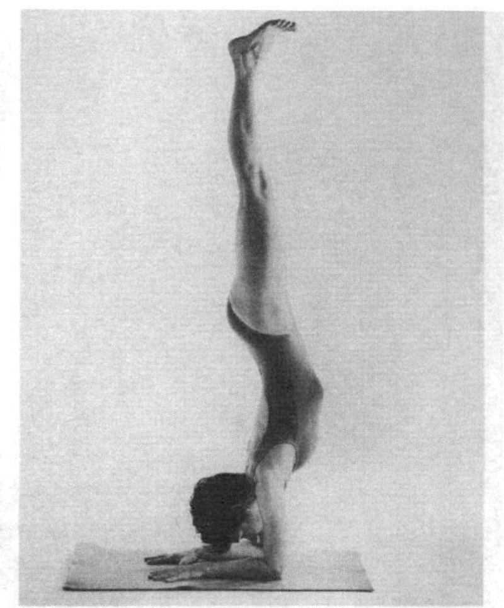

圖209

平衡這個姿式（圖209）。

等你肘立有把握了，就可以把肘立加進拜日式系列。做完下犬式，緊接著手肘一一貼地進入肘立。肘立之後回到下犬式，接著做其他姿式。

功效	讓整個身體暖起來並充滿活力。深度放鬆整個肩帶。強壯上半身。
誰不可以做	高血壓、視網膜剝離及青光眼患者。
給孕婦	如果懷孕之前就有做這個姿式，而且現在做起來也很舒服，那就沒問題。
困難點	我試著跳起來，頭卻垮下來。
這樣試試	**這是力量的問題。在地板上練習前臂貼地的下犬式至少一個月，直到能停留一分鐘為止。手臂到尾骨還不能伸展成一條直線時，不要嘗試肘立。找個朋友幫你檢測一下。**

頭立式（Sirsasana）

頭立和肩立的練習順序提示：這兩個姿式是體位法當中的王與后，在能量上是有關聯的。頭立會加熱身體、激勵神經系統以及大大強壯頸部肌肉；肩立則安定或中和身體、安定神經系統，同時放鬆頸部和肩膀肌肉。兩種姿式一起練習時，合理的順序是先做頭立，然後緊接著做肩立或者稍後做。做完頭立會覺得非常興奮，所以一旦做了頭立，建議你一定要做肩立。單單做肩立沒問題，因為肩立中和神經系統的效果驚人——如果開始練習時情緒焦躁不安，肩立能很快安定你的身體和精神；如果開始練習時疲累沒精神，肩立能很快振奮你的身心。

做法

先鋪上瑜伽墊，在距離牆壁一個小腿遠的位置放一張摺疊毯。跪在毯子前面，十指鬆鬆地扣在一起，兩個小指稍微鬆開，手和肘放在地板上，兩肘與肩同寬，形成一個三角架。雙眼垂視手腕。如果抬起大拇指，會在手腕上方看到一個小小的窪陷，手和臂的位置放正確時，這個小凹槽應該朝著正上方；如果下起雨來，凹槽可以盛一滴雨水（圖210）。如果小凹槽轉到下面去，你的肩膀就往內朝頸部垮下去，並且手肘往外張開。如果小凹槽往外翻，外側肩膀會跨下去。經常以此小凹槽為參考指標，看看自己頭立的架子是不是垮了。練習頭立時，要輪流交換手指的相扣順序（如果你經常是右手食指在上，就換成左手食指在上），這樣會確保你平均使用兩邊的身體。

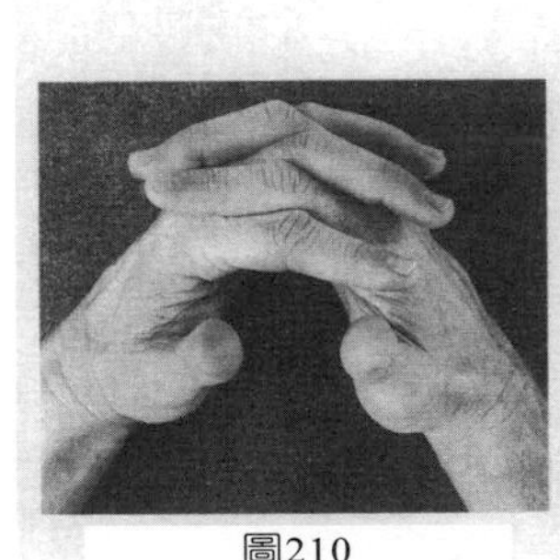

圖210

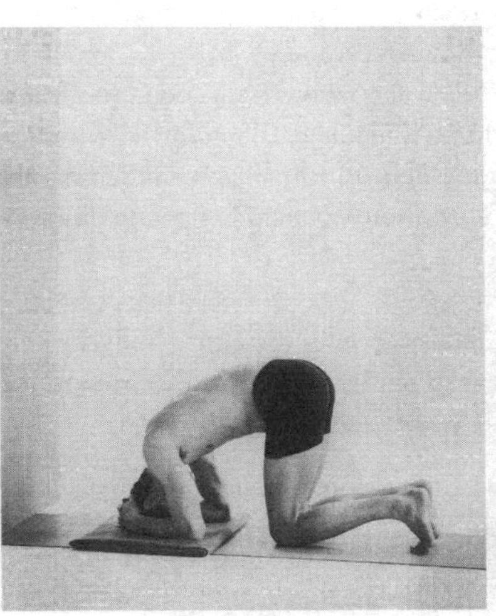

圖211

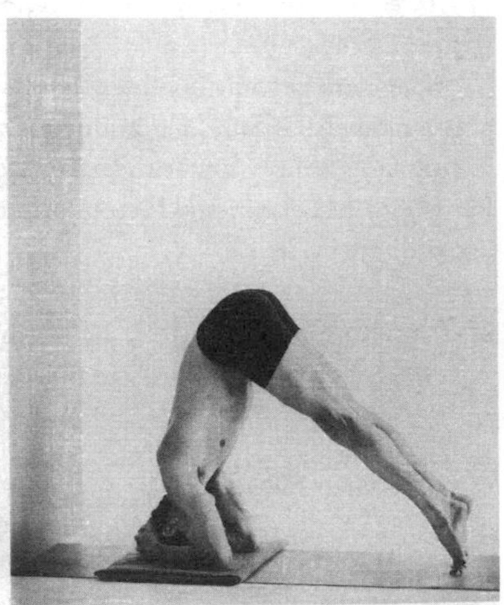

圖212

以跪姿把頭放在毯子上，後腦袋剛好扣在手杯裡，頭的重量稍微朝額頭（圖211）。有如下犬式，把骨盆抬起離開地板，骨盆往上、往後延伸，同時把身體重量移到手臂和頭。初學這個姿式時，利用手臂控制由頭、頸釋放下來的重量——剛開始試著只讓頭髮觸地，接著頭皮表層，再來頭皮肌肉，跟著頭骨，然後腦袋的重量，測試每個階段頸部是否舒服（圖212）。

如果你是初學這個姿式，用單腿的方式輕輕躍上去，然後利用牆壁做支撐（圖213）。請參考「要訣」那一節，就知道如何安全、有效地利用牆壁了。等你的臀部和肩膀愈來愈強壯、有彈性時，就可以慢慢兩腳走向頭，把骨盆伸展到胸部之上。兩腿往頭靠近時，注意脊椎往內、往上提，肩膀提起離開耳朵並往外拉開，給頸部做出堅固的架子。你可以根據自己的彈性選擇進入頭立的方式：可以兩腿屈膝，輕輕一躍進入姿式，或者兩腿伸直，一起緩緩抬升進入頭立（圖215）。

進入姿式之後，找找看，由頭頸下來的重量落在哪裡是舒服的——有些人需要把重量落在比較靠近額頭的位置，有些人覺得落在頭頂正上方最好。一旦你用手臂和肩膀建立了堅固的架子，頸部也拉長了，就可以讓愈來愈多的重量經由頭部下來。利用會陰使力往上延伸，大小腿內側以及大腳趾底部努力向上延伸的動作來對

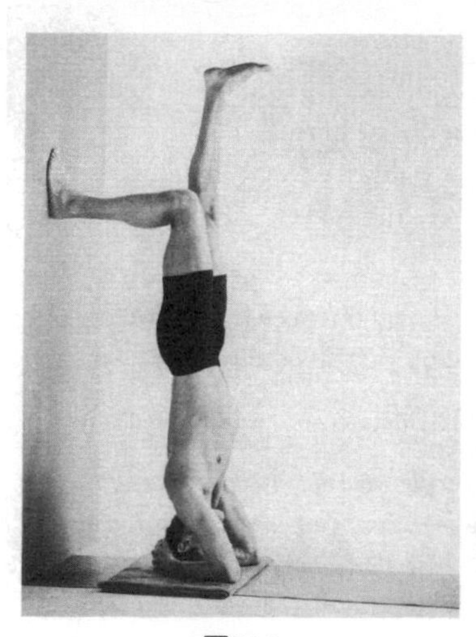
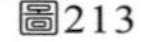
圖213

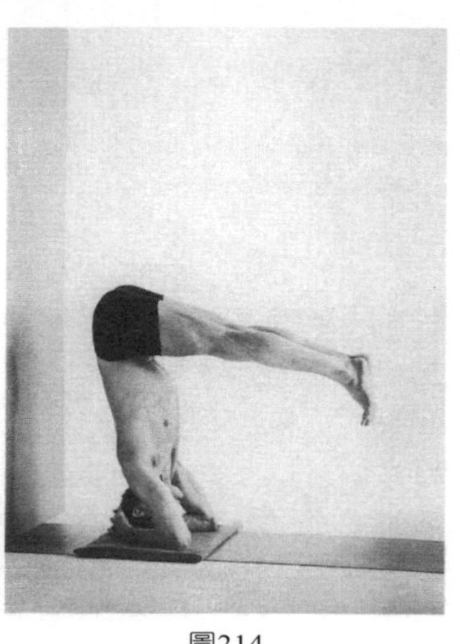
圖214

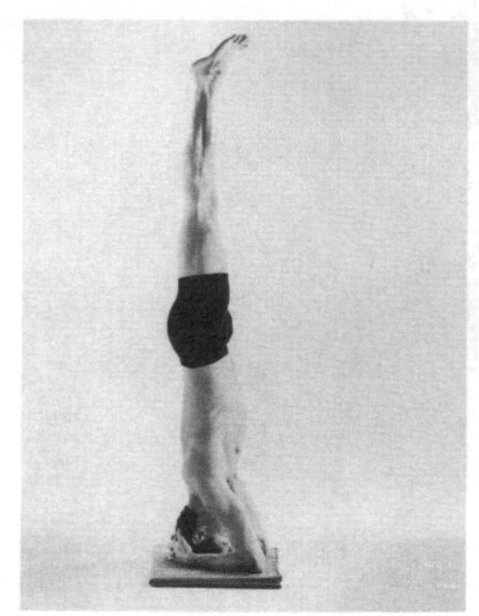
圖215

抗頭部的墜沉。這些內部肌肉往上提升，有助於沿著中央軸線把身體往上提升。停留一分鐘，逐漸延長停留的時間，每個月增加三十秒。聽起來可能保守了些，不過頸部和神經系統需要慢慢調整，而且慢慢增加停留時間（最多到十分鐘）還有個好處：如果有不良反應，可以停止。

要下來時，慢慢放下兩腿——伸直或屈膝都可以，重量維持朝向額頭及手肘，這樣重量才不會壓在頸部。頭留在地板上以嬰兒式好好休息一下再坐起來。

功效	激勵神經系統，讓心更靈敏、清楚。滋潤、平衡內分泌系統及所有代謝作用。增加及促進循環，防止腿部積水。讓身體暖和以及暖胃——長期練習可能有調整體重的功用。和肩立一起練習，有整腸作用。
誰不可以做	高血壓、視網膜剝離、裂孔疝患者。頸部有傷者可能會因為頸椎重量增加而使得舊傷惡化。月經期間不要練習。
給孕婦	如果懷孕前就有練習這個姿式，懷孕後練習也很舒服，那就沒有問題。
困難點	從頭立下來之後頸部會痛。
這樣試試	**可能和許多人一樣，你不知道自己的頸部是弱的。最可能的情況純粹就是練習時把自然的頸部曲線變平直了。不要自己嘗試這個姿式，找個有經驗的瑜伽老師幫忙。**

肩立式（Salamba Sarvangasana）

做法（準備四條毯子、一張瑜伽墊，可能需要瑜伽帶和第二張瑜伽墊）

如果是初學肩立，最安全的方式是利用牆壁進入肩立。把三到四條摺疊整齊的毯子放在距離牆壁十五公分遠的地板上。摺疊的那一邊朝向自己。毯子下面鋪瑜伽墊，毯子上面也鋪瑜伽墊，但外緣留下十公分不襯瑜伽墊。鋪瑜伽墊是防止毯子移動，也防止手肘滑開。頸部、頭部及頭髮下面不應當有瑜伽墊，否則會妨礙你拉開肩膀並放鬆這些部位。墊高肩膀的目的是減少頸部屈曲的程度。肩立有穩妥支撐時，老師應該可以把你的頭稍微抬起離地。這個小小的測試表示你的頸部韌帶仍然還有一點空間。如果沒有支撐，直接在地板上做肩立，大多數人的頸子都屈曲到極點，韌帶伸展到極限（頭部不能抬起），這樣不容許有絲毫差錯的空間，也增加拉傷的可能。試試看自己需要墊幾條毯子覺得舒服。有人覺得用兩條比較好，有人則需要墊六條毯子才覺得舒服。

躺在毯子上，頭在地板上，肩膀距離毯子的外緣約七、八公分遠。肩膀在毯子上，臀部則應當幾乎碰到牆壁，如果不是這樣，挪動一下身體，調整好距離之後再繼續往下。兩腳放在牆上，以尾骨為引導慢慢抬起骨盆和脊椎，直到重量落到肩膀。十指相扣，兩臂在背部下面往牆壁伸展以打開肩膀。伸展手臂之際，挪動兩邊的肩頭（圖216）。手臂內旋，這樣手臂才不會寬過肩膀。如果手臂容易往外張開（肩膀非常緊的情況下通常都會這樣），拿一條瑜伽帶以肩膀的寬度緊扣在上臂（手肘之上）。

現在兩手放在背部，指尖朝向臀部。兩手最好直接貼在皮膚上，這樣你可以清楚身體的感覺，把上背部往內、往上提，兩手盡可能往頸部的方向移。當胸部豎直起來時，腳跟才離開牆壁（圖217）。如果你的背部仍然非常圓駝，或者手肘翹起來離開地板，腳就不要離開牆壁。

你應當在這個階段停留一分鐘，觀察自己的頸部如何回應這個難題。如果你的頸子非常

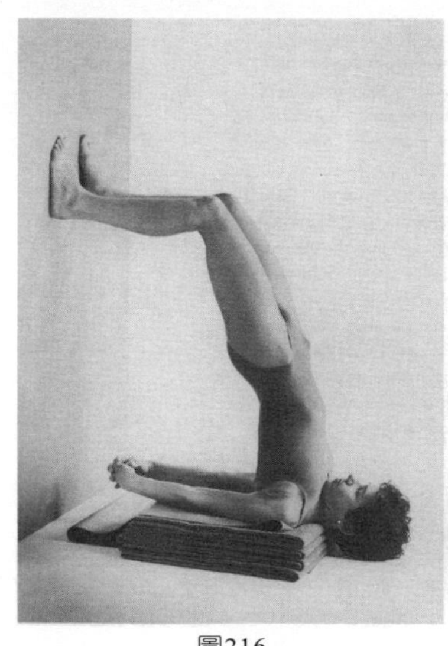

圖216

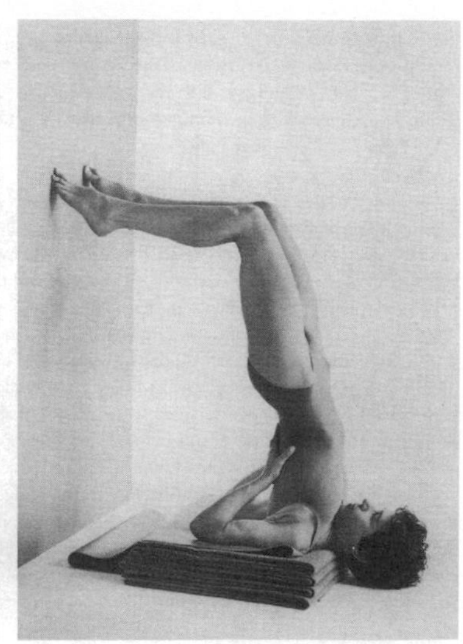

圖217

不舒服，就要下來。對於那些上背部及肩膀極為緊繃以至於手肘翹起來的人，墊五張毯子並在手肘下面襯一個捲得緊緊的墊子，是減低頸部屈曲的絕佳方法。你可以在頭、頸的正下方墊一條或兩條毯子，進一步調整頸部的角度（圖218）。

如果這個階段的姿勢是舒服的，腳就可以準備離開牆壁了。把一隻腿往上伸展，尾骨往內、往恥骨收攏，以強壯骨盆底，並防止骨盆往後傾。大腿及臀部底下的肌肉也要收縮，以提起後方骨盆，同時腹部肌肉往內收。現在伸展第二隻腿，兩腿內側、大腳趾底部（腳掌內側）及腳跟使力往上伸展（圖219）。如果你是初次做肩立，停留一分鐘即可，以每隔幾個星期、幾個月的速度逐漸增加停留的時間，直到十分鐘為止。下來時，屈膝、腳踩牆，用手撐著背部慢慢下來。下來之後挪動身體，讓頭部、肩膀離開毯子，下背部及臀部留在毯子上。身體轉向側邊之前先休息一下，以這姿勢至少停留一分鐘，讓血壓恢復之後才坐起來。

進階者：肩立不利用牆壁時，從放鬆的「膝碰耳式」（249頁）進入肩立是很好的練習順序，這時雙膝在頭部之上、耳朵兩側，重量落在肩膀的背面。深深吸氣吸到背部，在這兒停留一分鐘或更久，直到你感覺背部肌肉拉長，腎臟四周的肌肉放鬆。手臂在背部下面伸展出去，十指相扣，然後伸直兩腿，肩膀往後、往下放鬆，尾骨上提，進入鋤式（247頁）。兩手回到背部，把脊椎往內、往上送，在這兒停留一分鐘或更久，大腿背面肌肉努力往上提以拉長脊椎。接著兩腿分次伸

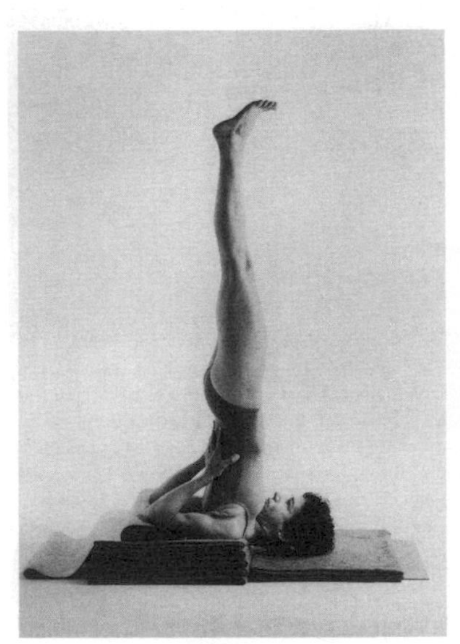

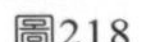
圖218

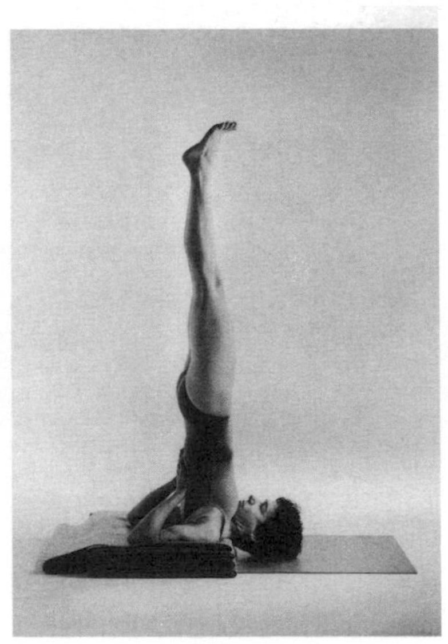

圖219

展上去進入肩立。如果你的程度更高，可以做一系列的肩立變化式（肩立變化式的做法請參考艾揚格的《瑜伽之光》），在放鬆休息之前，再做一次深入的「膝碰耳式」。

功效	激勵內分泌腺及所有代謝功能正常作用。安定、中和神經系統，產生深度的安定、輕鬆感。改善循環，減少腿部、腳部、腳踝的浮腫，以及減少一般的體液滯留。強健內部器官（尤其是子宮），以及促進腸子規律運作。
誰不可以做	高血壓、視網膜剝離、青光眼、裂孔疝患者。頸部有傷者可能會因為頸椎重量增加而使得舊傷惡化。月經期間不要練習。
給孕婦	（只要做的時候覺得舒服即可）。
困難點	我在做的時候以及下來之後頸子都不舒服。
這樣試試	**這是一個複雜的姿式，必須請教有經驗的老師。**

鋤式（Halasana）

做法（準備一張瑜伽墊、三或四條毯子，可能需要一張椅子或墊枕）

鋤式比肩立稍微難一點，除非肩立做得很熟練、很舒服了，否則不應做鋤式。可以從肩立把兩條腿降下來進入鋤式，或者在瑜伽墊上從預備姿式把兩腿彈過頭進入鋤式。如果你是初做鋤式，我建議你拿一張椅子（或墊枕）穩穩靠著牆，進入鋤式時把兩腳放在椅座上（圖220）。這樣你的背部比較能夠挺直，減少背部和頸部拉傷的可能。你可以逐漸降低

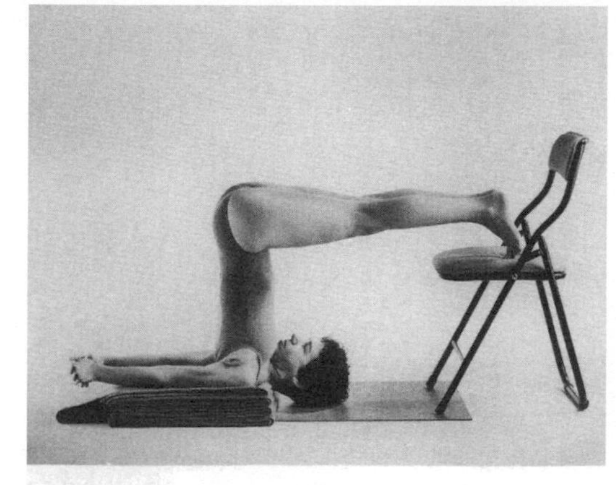

圖220

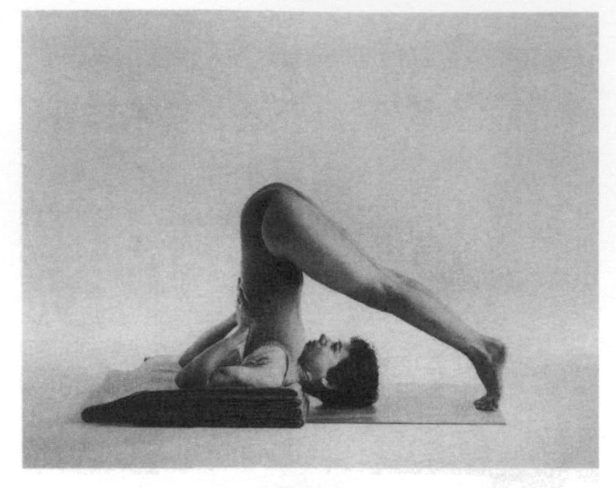

圖221

兩腳支撐的高度，慢慢換成墊枕，然後換成瑜伽磚，最後兩腳落在地板上。

從仰臥進入鋤式。跟肩立的開始動作一樣，只是現在在屋子的中央做。拱著背，雙腿屈膝，利用身體稍微搖晃的力量把腿彈過頭。保持屈膝一會兒，讓背部有機會放鬆。然後十指相扣，兩臂在背部下面伸展出去，骨盆和脊椎往上抬的時候伸直兩腿。調整兩腳與身體的距離，直到背部與地板呈垂直。現在兩手放回背部（手貼著皮膚要比隔著衣服好），胸部往內、往上提（圖221）。停留一到三分鐘，停留時深深吸氣吸到背部。現在你可以進入肩立，或者繼續往下進入「膝碰耳式」（249頁），或者背部慢慢滾下來成攤屍姿式。進入放鬆休息之前，不妨先屈膝左右扭轉幾次，以放鬆背部肌肉。

功效　激勵內分泌系統，平衡代謝功能。調整並釋放腹部器官的緊繃。強壯背部。

誰不可以做　高血壓、視網膜剝離、青光眼、裂孔疝患者。頸部有傷者可能會因為頸椎重量增加而使得舊傷惡化。月經期間不要練習。

給孕婦　

困難點　我在鋤式當中腎臟四周會痛。

這樣試試　**可能是背部中間部位太弱或長期緊繃。試著在做鋤式之前先做橋式（217頁）和肩立。做鋤式時，兩腳抬高放在椅子上，要等到兩腳落地沒有不舒服時，才可以這樣做。**

膝碰耳式（Karnapidasana）

做法（準備幾條毯子、一個墊枕）

初學者：要在鬧哄哄的世界找個避靜處，再也沒有比蜷曲的胎兒姿式「膝碰耳式」更好的了。身體往內蜷曲，把我們從「行動與實踐」的狀態轉換到「感覺與存在」的狀態。懂得收斂能量讓人有穩定感和安全感。這種心理上的穩定有助於養精蓄銳，讓你在生活裡更能揮灑展現。

如果你是初學此式，可以做膝碰耳式的變化式，也就是先把兩腳放在椅子上做輔助鋤式（圖220）。身邊準備一個墊枕，當你要轉換成膝碰耳式時，用腳把椅子推開換成墊枕，然後慢慢屈膝把腿放到墊枕上。腿放在墊枕上會減少脊椎及頸部屈曲的程度，也讓你比較容易放鬆。十指交扣，兩手在背部往地板、朝頸部相反的方向伸展，以放鬆肩膀（圖222），然後把手掌貼在背部，鼓勵呼吸走到這兒。停留一分鐘或者更久，享受蜷曲著的經驗。下來時，用手撐住背部慢慢滾下來。

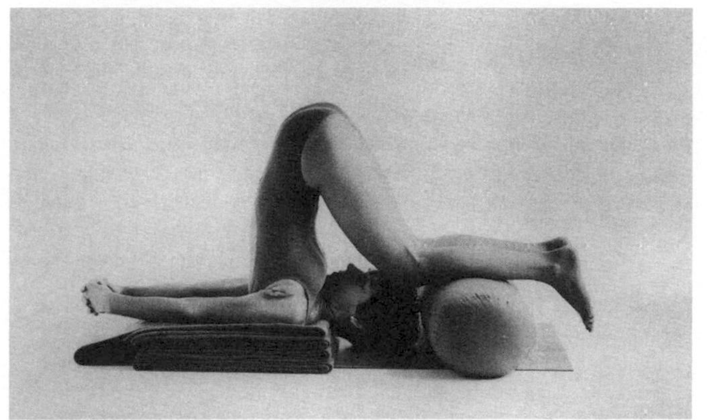

圖222

進階者：到了進階程度，兩膝是放在耳朵旁邊的地板上。我建議用兩條毯子即可，並且身子往後挪，讓頭和頸也留在毯子上。如果你用了比較多的毯子，兩膝和地板之間的距離就刻意拉長了。把頭和頸留在毯子上，似乎和先前的指示有所矛盾，不過膝碰耳式的結構和肩立或鋤式相當不一樣。膝碰耳式的背部是屈曲的，而不是伸展的。讓頸部延續這個自然的屈曲通常覺得更自然，但是如果你覺得不舒服，隨時回到頭和頸離開毯子的方式。

以完全的膝碰耳式做為各種倒立姿式的最後一式，通常感覺最好，因為膝碰耳式有極深的安定、放鬆效果。你可以從肩立或鋤式

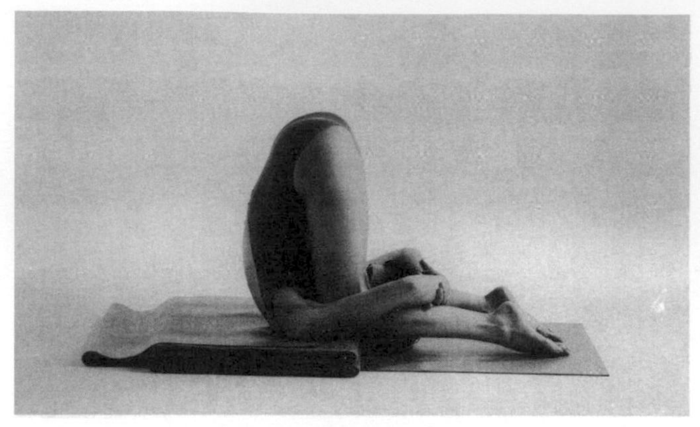
圖223

直接進入膝碰耳式。在最後階段，兩膝放在地板上，輕輕壓著耳朵，腳背貼著地板。閉上眼睛，讓注意力往內收攝。腹部往後、往脊椎收攏，專心呼吸，把氣吸到背部。兩臂交疊在膝窩之上完成膝碰耳式，停留一到三分鐘，持續輕柔地吸氣，吸到背部（圖223）。另外一種美妙的變化式是：膝及脛骨上端放在臉上頂著眼眶。在臉部敏感部位輕輕施加壓力，可以放鬆臉部和眼睛裡面及四周頑固的緊張壓力，這個姿式比最終姿式的完全屈曲要簡單一些。

準備下來時，以極慢的速度滾下來，下來後屈膝休息一下。做了這個深度屈曲姿式之後，通常接著腹部左右簡短扭轉一下，感覺會滿好的（189頁）。深深放鬆地休息一下，好好享受做完這個美妙姿式之後愉快的感覺，然後才進入日常生活。

功效	放鬆脊椎肌肉以及腿部的緊繃。增加腹部的血液循環。促進深度的放鬆與安全感。
誰不可以做	高血壓、視網膜剝離、青光眼、裂孔疝患者。頸部有傷脊椎間盤受傷者可能會因為頸椎重量增加，而使舊傷惡化。月經期間不要練習。
給孕婦	
困難點	我覺得呼吸受限。
這樣試試	**鼠蹊及大腿前方附近放柔軟，並且容許腹部往脊椎鬆沉下去。專注於把呼吸擴張到背部。**

7
修復姿式與呼吸練習

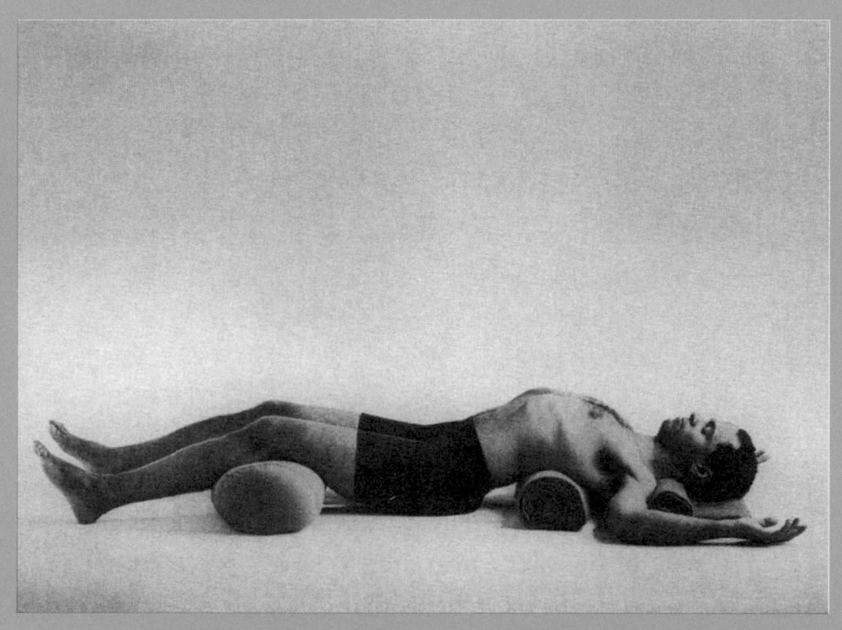

前言

印度最古老、最受人喜愛的《吠陀真言》（*Gayatri Mantra*）告訴我們，所有生命皆由一個綿綿不絕的源頭所維繫。我們練習修復姿式，修復的是心和這個廣闊、寂靜的根源之間的連結。瑜伽告訴我們，當我們有了這種緊密的連結，可以開發更大的心智，也就啟動了身體本有的療癒能力。

精力不足、病後初癒時特別適合練習修復姿式，我鼓勵讀者認真看待修復姿式，並且納入平日的瑜伽練習中。一個星期當中保留一天練習這些恢復精力的姿式，或者在每日的瑜伽練習當中加上一、兩個修復姿式，都有助於儲備能量；以防精力耗損，並且能打下底子長保健康。這一章講到的呼吸練習，特別有助於恢復精力，可以和修復姿式一起練習，當做一般瑜伽練習的一部分，或者單獨練習亦可。

修復姿式和其他瑜伽姿式不同的地方在哪裡？首先，大多數的修復姿式改編自標準的瑜伽姿式，練習修復姿式時你不用出力，有椅子、毯子或墊枕等各種輔具**支撐**著身體。由於身體有所支撐，你不必**花**力氣就能**得到**能量；你把自己擺在一種姿式裡**接受**能量。其次，我們在做修復姿式時，是把標準姿式有意**放慢**、**放柔和**，或是以漸進的方式練習，比較不著重於伸展肌肉，主要在於放鬆緊繃，以及增進重要器官及腺體的血液循環。在得到很好輔助支撐的修復姿式裡，整個人會覺得舒服得不得了，沒有強烈伸展的感覺。不過別以為這樣就沒有什麼功效。是這個姿式漸進的特性讓你能停留**比較久的時間**，若是以平日比較出力的方式練習是做不到這樣的。這種比較長時間的停留能讓重要器官及腺體得到活血的潤澤。由於修復姿式深達神經系統，所以能融化長期的緊張模式，增進免疫力，把身心調回到原本的平衡狀態。

在外行人眼裡，這些姿式似乎簡單平淡。別看走了眼——這些都是瑜伽練習裡頂複雜深奧的姿式。初學瑜伽的人總是習慣在身體肌肉上尋找強烈的感受，認為這樣才表示「有練到」，這樣的人需要更深入去看、去感覺比較精細的生理及心理變化。我也是這樣，一直要到多年前自己得了單核白血球增多症這種麻煩的病，健康受損之後，才發現修復姿式對恢復健康有驚人的效果。身體每一個部位的角度及精準度是這些姿式有沒有神奇功效的關鍵，所以我建議你找個對修復姿式有經驗的人來幫忙。

許多修復姿式的發展要歸功於印度的艾揚格（B.K.S. Iyengar）。裘蒂絲・拉薩特（Judith Lasater）所寫的《放鬆與更新》（*Relax and Renew*）一書內容豐富，是比較深入研究修復姿式的好資料。

修復姿式與呼吸練習的關鍵原則

呼吸

讓呼吸帶動你

交出去／鬆沉

交給地／鬆沉到地：沉與浮

參與

全身參與：專注於細胞呼吸

要訣

輕鬆躺下、輕鬆起身

身體下到地板以及從地板起來，似乎是再簡單不過的事了，我們在練瑜伽時常常要做這個動作，也因此這個動作成為一個姿式轉換到另一個姿式的橋樑。這個轉換動作讓我們把當下的放鬆與專注帶到下一刻。練習修復姿式時，這個能力特別重要。大多數的人做這個每天要做的轉換動作時，都弄得下背部和頸部不舒服，背部肌肉緊繃。花一點時間從下面的探索練習裡發掘輕鬆躺下及輕鬆起身的喜悅。

探索練習

輕鬆躺下、輕鬆起身

大部分的人從地板上起來，是用頭、頸和脊椎的肌肉把身體拉起來的。在這個探索練習裡，你會學到如何利用四肢做為支撐，那麼這些脆弱易受傷的部位就能保持柔軟及放鬆。如果你的背部本來就有毛病，這個能力更是重要，因為進入一個姿式以及從一個姿式出來（從床上或汽車裡起身也一樣），在轉換之間如果沒有用手臂和腿來支撐，會拉傷肌肉，甚至引起肌肉抽筋。

首先我們來學習怎麼躺到地板上。側坐，兩腳交疊在右側，重量主要落在臀部左邊。頭和胸部轉到左邊看著地板，左手順著地板慢慢滑出去。下去時用右手臂穩住身體，確定手臂有撐住自己，並且保持頭、頸、脊椎的放鬆。左臂滑出去，直到身體壓在左邊的腋窩上，慢慢轉到左肩外側，然後順著肩膀、背部翻過身平躺在地。

現在兩腿慢慢沿著地板伸展出去成攤屍式。要回到坐姿，動作順序反過來便是。首先屈左膝，接著屈右膝，然後身體轉到左側，身體繼續轉，直到額頭對著地板為止，右手過來置於頭旁邊的地板上。右手往地板撐下去時，頭和頸放鬆地垂著不要用力，同時左手過來放在胸部下面。竅門在這裡：利用手臂的推力把身體撐起來，頸子和背部的肌肉沒有緊繃。身體慢慢拉成坐姿，讓頸和頭是整條脊椎最後拉直的部位（圖225）。

練習躺下、起身，直到動作順暢、一氣呵成為止，並且整個過程都能保持放鬆。

攤屍式（Savasana）

攤屍式據說是最難掌握的姿式之一。這跟一般的放鬆大不相同，我們學習進入深度放鬆的狀態，同時保持清醒及專注——這

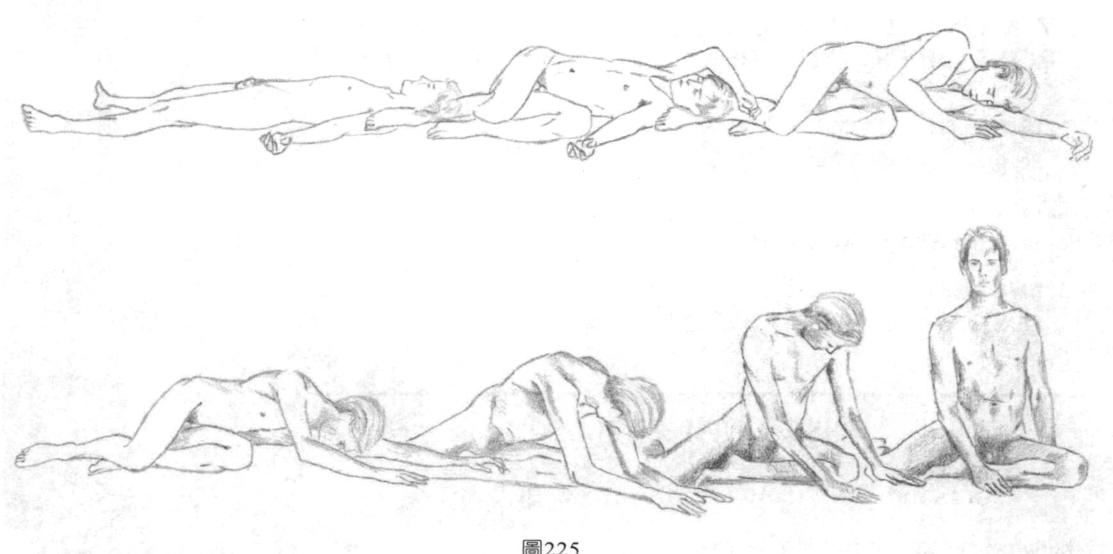
圖225

是種一般人相當不了解的精神狀態。我們練習用「醒著的死亡」來進入這種狀態，把造成我們痛苦、緊張的防備之心及人我分別之心放掉。首先，我們放掉練習時的那股努力勁兒：練習已經過去了。然後，我們放掉身體上的緊張。在瑜伽的思維裡，所謂的緊張，就是日復一日、不自覺不停重複的想法及態度的累積。這些習慣的思想模式造成緊張，並且累積在身體的組織裡。當我們有意識地放掉形象、責任、困擾、想法、喜歡、厭惡等種種執著時，我們經歷了非常類似死亡時人人都會面對的過程。放掉，讓我們剝除虛我的層層裝飾，達到肉體死亡之後自我持續存在的核心部分。處在這種幸福的狀態，所有的煩惱、壓力化為烏有，得以徹底休息。攤屍結束時，轉身側臥成胎兒的姿式，象徵我們能夠全新地展開每一天，不受執著的牽拖。最終，這個練習是要學習時時都在攤屍的狀態，這樣我們才不會像身上塗了焦油似地，成天讓牛毛瑣事牢牢沾黏。

我的新學員發現攤屍式是頂愉快的姿式，而且很快學會攤屍的梵文名稱，比其他任何姿式名稱都快！攤屍式是瑜伽體位法裡四大根本動作之一，是所有修復姿式的基礎。

探索練習

攤屍式

做法（準備二到三條毯子、一個眼袋）

地上鋪一條與身體等長的毯子，坐在毯子上，屈膝，兩腳與肩同寬。看著腳，檢查兩腳是否等距，腿有沒有歪向一邊。盡可能對稱平躺，因為這會幫助放鬆，並且確保能量全身均衡循環。現在往後靠，用手肘撐住身體，兩腿沿著地板慢慢伸直，再次檢查腿有沒有歪向左邊或右邊。大拇指頂著臀部上端，慢慢把臀部的皮膚、肌肉往腳跟的方向推下去，以拉長下背部。躺下時，肋骨腔的下部、中部、上部依序落到地板。頭頸下面墊一條摺疊毯，這樣額頭稍微高過下巴，可使眼睛垂視觀心，有助於注意力往內收。兩臂打開，腋窩及上臂和身體之間有些空間，掌心朝上。一定要保暖，若有需要可蓋毯子（最好躺下時就蓋上，以免稍後再蓋要重新調整姿勢）。如果你喜歡，可以蓋上眼袋（圖226）。

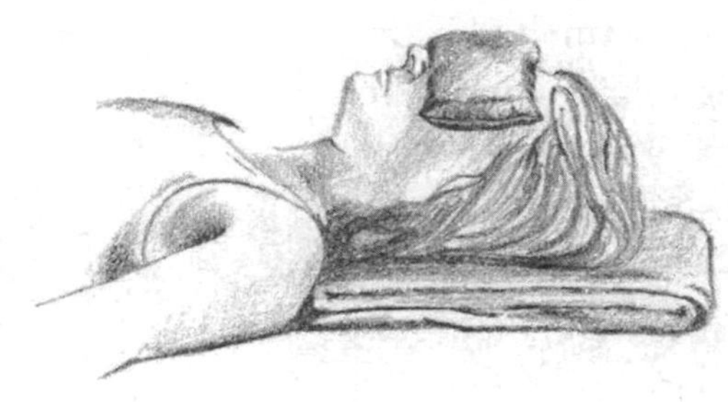

圖226

攤屍時有許多自我引導的方法，初時能在課堂上接受老師的引導是有幫助的。下面是我最愛的觀想引導方法之一。集中在放鬆臉部及頭部的緊繃，利用局部的放鬆帶動整個身體的放鬆。希望你能享受這個引導方式。

注意力輕輕放在臉上，把五官和臉部慣有的表情放柔和。從眼睛開始，放鬆眼球四周的皮膚，讓眼睛變成沉靜的水池。視線往內、往下，彷彿注視著沉靜的池底。有意識地把額頭的皮膚向下、向兩邊的太陽穴放鬆，鬆到太陽穴時下顎稍微打開，感覺下顎關節鬆鬆地、軟軟地掛著。下顎放鬆時，進入嘴巴裡面，把下顎裡面左右兩邊都鬆開。嘴裡的空間感不一樣了，做幾次吞嚥的動作，並且放鬆喉嚨，讓喉嚨的後方也放空。去感覺嘴巴的內部，臉頰放柔和，舌頭既不抵著牙齒也不頂著上顎。嘴唇皮膚放柔軟，當嘴唇稍微張開之際，有意識地放鬆整個臉部的皮膚，彷彿一張柔軟的毯子覆在臉上。現在讓緊緊抓著頭顱的頭皮放鬆，當頭皮逐漸放鬆之際，感覺頭顱的後方在地板上寬鬆了。讓寬鬆往下延伸到頸部。放掉努力維持形象的心，讓臉部的鬆往內進去，整個兒進到腦子，直到腦袋感覺完全放鬆。當頭腦放鬆了，就把頭腦的放鬆感覺傳遍全身，深深傳到身體的核心，傳到四肢，通過手臂到手指，通過腿部到腳趾。

現在，完全不用力，至少享受十分鐘這深層的放鬆。當你覺得精神恢復了，身體緩緩轉向側邊，然後坐起來。給自己幾分鐘回到外在世界，注意，不要太快跳進工作及煩惱的世界。無論身在何處，清楚知道自己可以整天保持這個放鬆狀態。

安靜的眼睛——安靜的心

練習修復姿勢的時候，眼睛是閉著的。閉上眼睛可以把注意力往內收攝，去除一般的視覺刺激，並且遮住光線。不過，閉上眼睛不見得表示眼睛就是放鬆或安定的。只有在視線轉向內去看「裡面」的時候，不停往外投射的心才能開始回轉到自我觀照的狀態。有兩樣瑜伽配件能大大促進眼睛的安定以及心的放鬆。

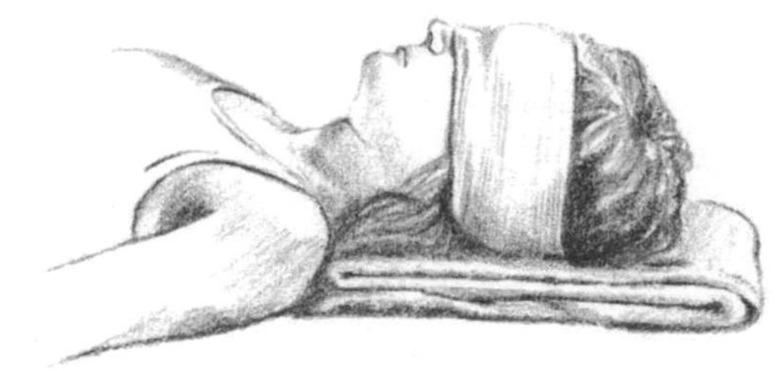

圖227

第一種是眼袋（參考52頁）。只要是躺著，都可以用眼袋來遮光，而且眼袋的些微重量能消除眼睛四周的緊繃。另外一個配件可能一般人比較不熟悉，是一種有彈性的繃帶（52頁）。彈性繃帶不僅可以遮光，還能給額頭及太陽穴四周的肌肉及腦袋後方的頭皮施以結實的壓力（圖227）。放鬆這些部位的肌肉顯示可以解除頭痛症狀。[註1]

一旦熟悉了修復姿式，並且練習得有把握了，就可以用上眼睛繃帶，以促進並加深練習的效果。自己工作壓力太大或生活太繁忙時，我會在整個瑜伽練習過程當中從立姿到攤屍都把眼睛遮住。比較長時間的遮住眼睛練習，讓我的內在感受力變得極為敏銳。當我把注意力放在四周環境，或者放在某人身體的外型上，經常就失去了這種敏銳力。遮眼練習之後，我的額頭、眼睛、嘴角的皺紋竟然變淺，甚至不見了，整個臉恢復年輕光采的樣貌！

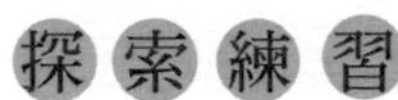

蓋上眼袋或纏上眼睛繃帶練習

做法（準備一個眼袋或一條彈性繃帶，取下眼鏡或隱形眼鏡。）

彈性繃帶拉開十五公分長，用手抓住繃帶的一端，從頭的後方開始纏繞，繞著頭包紮，確定不要纏得太緊，以免拉扯到額頭及太陽穴四周的皮膚，或者使眼睛承受的壓力太過。繃帶的尾端折放在頭部的側邊下方，而不要放在頭下面，放在頭下面可能會突起，使得頭不能平穩地放在地板上。如果你需要看著自己進入、離開或者調整姿式，只要用手把繃帶下緣拉開一點就可以了。不過，盡量把需要的東西準備好放在旁邊，這樣可以遮著眼睛不受干擾地練習。躺下去進入攤屍式，至少花十分鐘感受使用眼睛繃帶來放鬆的差別。

有人非常享受使用眼睛繃帶，有人卻覺得受到束縛——你覺得舒服才用。結束時，慢慢解開繃帶（不要整個一下就扯掉），這樣做能漸漸減除額頭的壓力，慢慢把你帶回外在世界。

修復姿式篇

攤屍變化式

許多人並不覺得整個身子躺下來是舒服的。試試看下面的變化式，直到找出一個能讓你至少五分鐘靜靜不動、舒服放鬆的姿式。

做法（準備一張椅子、一個墊枕或三到四條毯子、一個沙袋或米袋、豆子袋）

●使用椅子的變化式

小腿放在摺疊椅的座面上，小腿應當與地板平行——如果小腿沒有跟地板平行，而且腳跟翹起離開椅子，那麼，墊幾條毯子來抬高身體。身材比較嬌小的人需要這樣調整。頭、頸下面墊一條摺疊毯，眼睛蓋上眼袋。小腹上壓一個沙袋，這會有助於放鬆腹部，解除腹部的緊繃，並且促使呼吸比較深入腹部（圖228）。

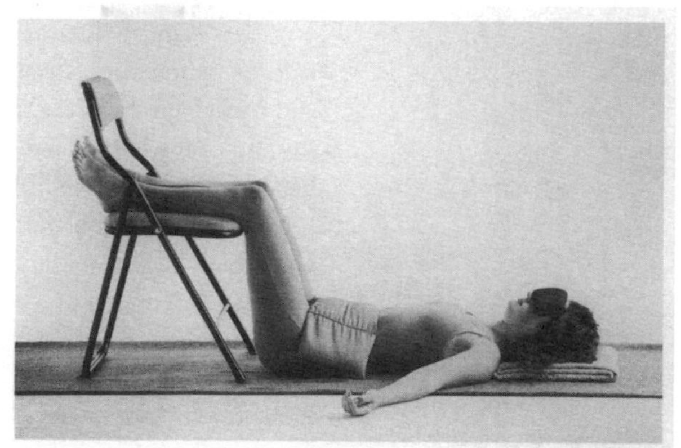

圖228

●使用墊枕的變化式

把毯子捲成圓柱體，或者用一個長條圓墊枕。墊枕放在膝部下面，再用摺疊的毯子把腳跟墊高，腳跟墊高會讓下背部有極大的放鬆感覺。頭、頸下面墊摺疊毯，眼睛加上遮蓋（圖229）。

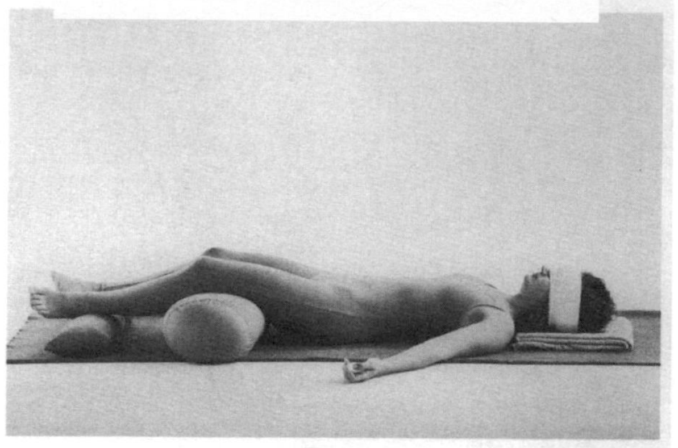

圖229

俯臥攤屍式

當我們背部平躺在地，身體和地面接觸的那一面愈來愈結實，這會刺激交感神經——這部分神經系統專司「戰或逃」反應。我想瑜伽行者一定明白背部平躺能促進一定程度的專注。當我們以前方的身體俯臥著，逐漸增強柔軟的器官，則刺激了副交感神經——這部分神經系統負責呼吸、消化之類的作用。許多人發現這個變化式安定的效果非常大。呼吸侷限在上胸部的人，頸部、肩膀及上背部過度緊繃，有長期用胸部呼吸的現象，俯臥攤屍式對這種人尤其有幫助。

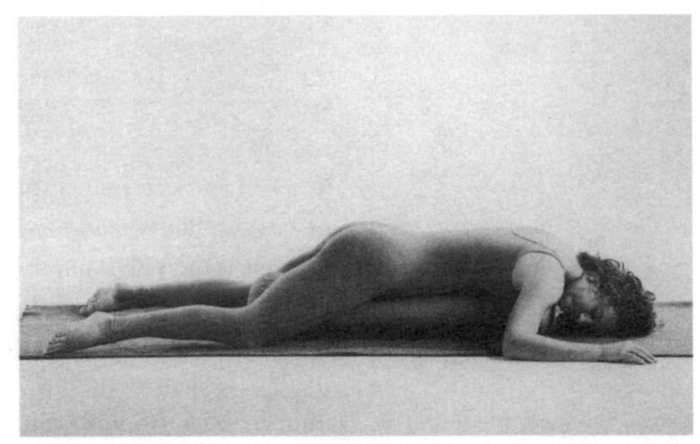

圖230

地板鋪上一層襯墊，放一個大墊枕或一落摺疊毯。腹部和胸部趴在墊枕上，頭、兩腿、兩臂垂放在地板上。頭和頸垂落在墊枕的邊緣，額頭靠在地板上。如果你覺得頭稍微側向一邊比較舒服，也可以這麼做（圖230）。如果你的頸部沒有毛病，可以整個身體直接趴在地板上做俯臥攤屍式，不過這樣頸部扭轉的程度會比較強烈一點。兩種方式都試一試，看看哪一種最有效。好好享受吧！

功效　放鬆身體和精神的緊繃。增進免疫力。讓身體自我療癒。

誰不可以做　☺

給孕婦　懷孕三個月後，背部平躺在地就不再安全了。你可以用側面來做攤屍式，頭下面、兩膝之間、背後各墊一個枕頭，這樣攤屍也很有效。

困難點　我做所有的變化式臀部、下背部都會疼。我連晚上睡覺都有困難。

這樣試試　**這種程度的疼痛表示你需要去看醫生。不論什麼姿式，身體某處一直會痛，可能是某個器官有問題的訊號（例如腎臟或腹部發炎）。**

輔助前彎

幾乎所有的前彎姿式在練習時都可以用椅子或墊枕來支撐額頭。輔助前彎能把頭部的能量往下移，深入到骨盆，增加消化及生殖器官的血液循環。當注意力轉到下身，頸部、肩膀和背部就放鬆了，頭痛、眼壓的症狀也減緩了。

做法（準備幾條毯子、一張椅子或墊枕）

兩腿交叉而坐，若有需要，用摺疊毯墊高骨盆。前面放一張椅子（椅子放在瑜伽墊上或靠著牆以防滑動），身子慢慢前傾，額頭靠在椅座的邊緣，如果椅子邊框很硬，可墊毛巾，前臂交疊置於頭前方。確定前方的身體是鬆而長的。如果頭靠在椅子上造成背部或臀部伸展的感覺太強烈，就用墊子增加椅座的高度讓自己覺得舒服。如果你是老手，可以把椅子換成墊枕，試試用墊枕支撐額頭。另外，如果你苦於肩膀緊繃，把沙袋橫壓在肩膀上面試試（圖231）——大部分人發現這個法子好得不得了！

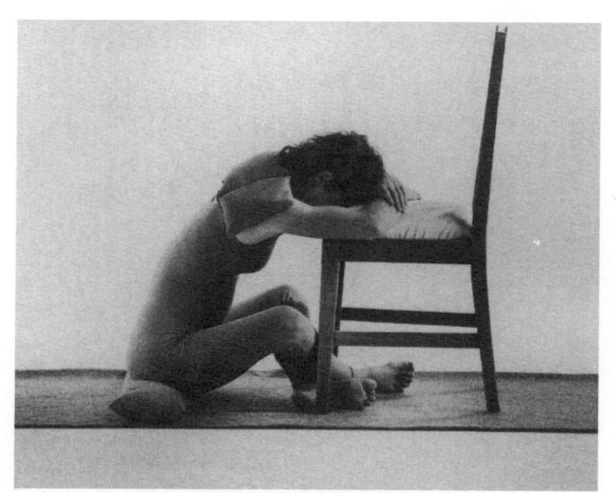

圖231

呼吸沉緩，沉緩地吸到腹部，注意力往內、往下收。想像呼吸像一把開荒闢土的鋤子，正在翻墾、鋤鬆僵硬的身體，從頸背逐次往下，經過脊椎兩側肌肉，一路到尾骨。停留三到五分鐘，然後兩腿、兩臂換邊做。

頭觸膝坐姿前彎（171頁）、坐姿劈腿前彎式 I 和 II（173-174頁）都可以用這種方式練習。

功效	放鬆眼睛、頸部及肩膀的緊繃。增進消化功能。強健及調整性功能。
誰不可以做	椎間盤有問題的人應當注意。
給孕婦	
困難點	我做這些姿勢膝部都會疼。
這樣試試	**用毯子把骨盆墊高一點，膝下各墊一條摺疊毯。**

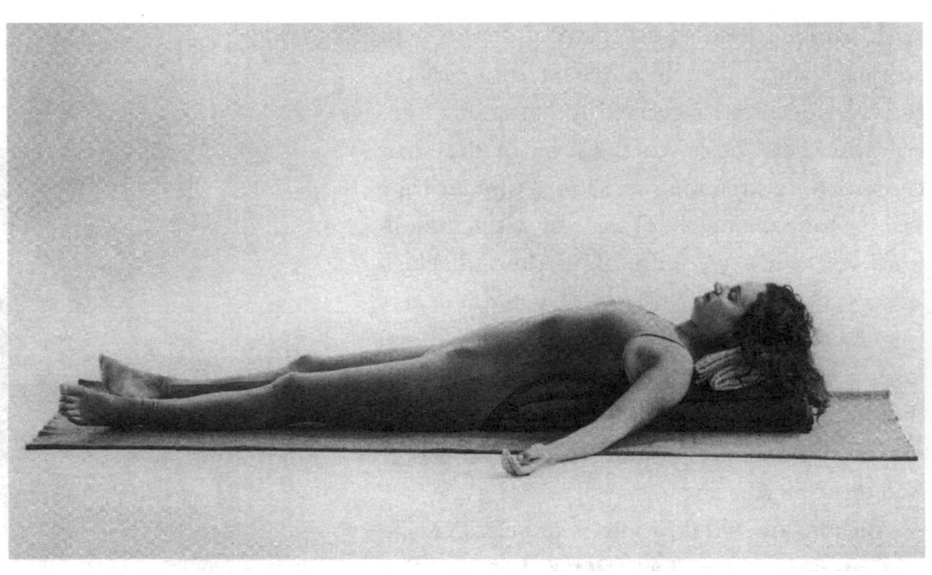

圖232

輕鬆呼吸的姿式

這是打開並放鬆橫隔膜、胸部及肩膀緊繃的好姿式。因為這將胸部及橫隔膜稍微提高過腹部器官，這使得呼吸輕鬆些。幾乎所有下面介紹的呼吸法都可以用這個姿式來練習，尤其是疏通鼻子和肺部的效果特別好。試驗輔具的高度，直到找出背部覺得舒服的姿勢。

做法（準備三到五條毯子）

把兩條毯子摺成墊枕的形狀，大約七、八公分高、二十到二十五公分寬，至少九十公分長。臀部坐在地板上慢慢躺下去，脊椎仔細對準毯子左右均勻地躺下去。屈膝，骨盆抬起來一下，用手把臀部的肌肉往腳的方向推下去，這樣下背部是拉長而放鬆的。然後兩腿伸直，兩腳距離大約一足寬。頭部用毯子墊高，使得額頭稍微高過下巴（圖232）。你可以在這個姿式裡停留五到十分鐘（如果覺得非常舒服，可以停留久一點）。

如果你的鼻子或肺部不通暢，試著把毯子的厚度調到十二公分高或者更高。毯子的高度增加後，你的手臂會垂在身體兩側，這時肩關節內側伸展的角度常常會太大，可以用枕頭墊在手臂下面，這樣胸部到手的線條是平緩順暢的。

功效	放鬆橫隔膜、胸部及肩膀的緊繃。促進橫隔膜呼吸。有助於鼻竇和肺部通暢。
誰不可以做	☺
給孕婦	懷孕三個月之後的孕婦，胸部的角度必須抬高到三十度或者更高（參考115頁）。
困難點	我覺得下背部不舒服。
這樣試試	**試著把毯子的高度降到只剩下五到八公分。此外，可以用毯子捲成一個小捲墊在膝下。**

輔助臥姿合蹠式（Salamba Supta Baddha Konasana）

許多人認為這個姿式是調整及平衡婦女月經週期，以及經前緊張、經痛、更年期相關症狀最有效的姿式之一。血流導入骨盆，潤澤生殖器官及腺體，幫助平衡賀爾蒙的功能。我們瑜伽教室有患有攝護腺炎的男性學員，做這個姿式頗能減緩疼痛，這讓我們相信這個姿式亦有修復男性生殖系統的效果。

輔助臥姿合蹠式的做法甚多，背部可以稍微墊高，或者墊得高高地（參考115頁孕婦的做法）。還有一些變化式是：背部躺在地板上，兩腳及小腿墊高；或者脊椎下墊一個小號的圓柱形墊枕，讓背部稍稍拱起。下面是典型的輔助臥姿合蹠式。

做法（準備三到五條毯子、眼袋）

把兩條或三條毯子摺疊成大約二十公分寬、十公分高，至少九十公分長的長形墊枕。背對著墊枕，臀部坐在地板上，兩腳合蹠，兩腿自然成一菱形。手肘撐地躺到墊枕上，注意脊椎要居中落在墊枕上。大腿下面各墊一條摺疊毯，這樣腿部能得到完全的支撐，內側鼠蹊、大腿或臀部沒有任何拉扯的感覺。手臂下也各墊一個枕頭或是摺疊毯，這樣胸部到手之間是平緩放鬆的，不會因為往下垂落的角度太大而緊繃。頭部用摺疊毯稍微墊高，這樣讓額頭略高於下巴，然後肩膀往後放鬆，使手臂伸展，掌心向上（圖233）。用眼袋蓋住眼睛。

在這個姿式裡，讓重力下墜的力量放鬆髖關節及大腿內側。注意力放在腹部及骨盆底，每一次呼吸循環之間把腹部、骨盆底放鬆、放柔和。如果房間會冷，蓋上毯子，停留五到十分鐘。準備起身時，兩手扶起一腿，身體轉到側邊停留一下，讓自己慢慢回到外在世界後再坐起來。

功效	釋放內側鼠蹊、骨盆底及髖關節的緊繃。展開腹部器官。滋養消化及生殖系統。
誰不可以做	坐骨神經有問題的人要仔細調整腿部的輔具，讓兩邊一樣高。
給孕婦	懷孕三個月之後必須增加墊枕的高度到三十度或更高。有些孕婦覺得兩腿交叉下背部比較舒服。
困難點	我的下背部會痛。
這樣試試	**如果降低墊枕無效，試試身體躺在地板上，腳和小腿放在大約十五公分高的墊枕上。**

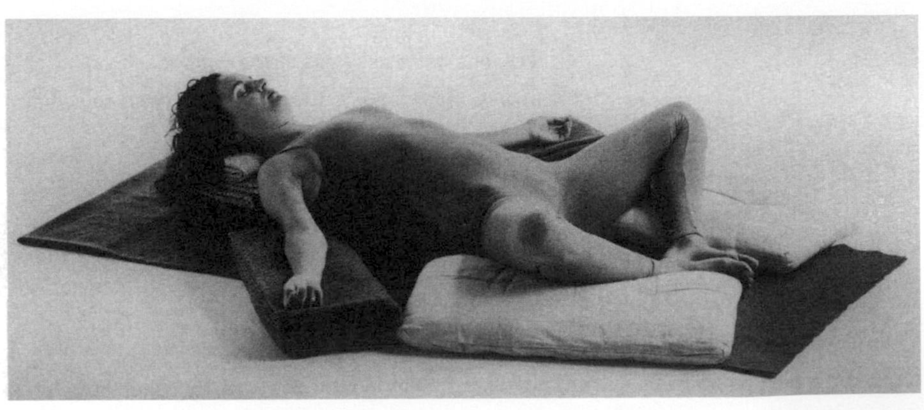

圖233

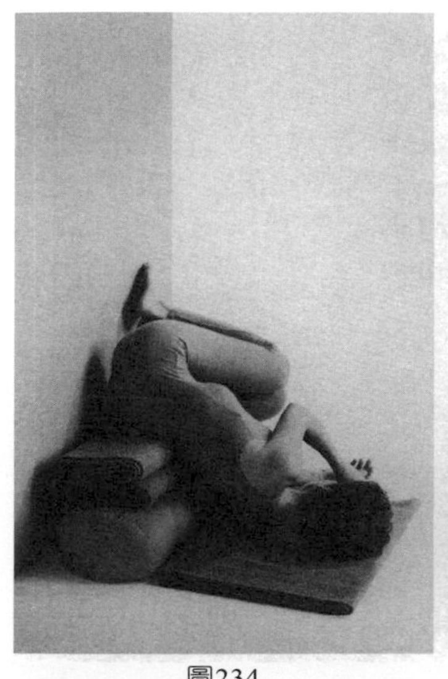
圖234

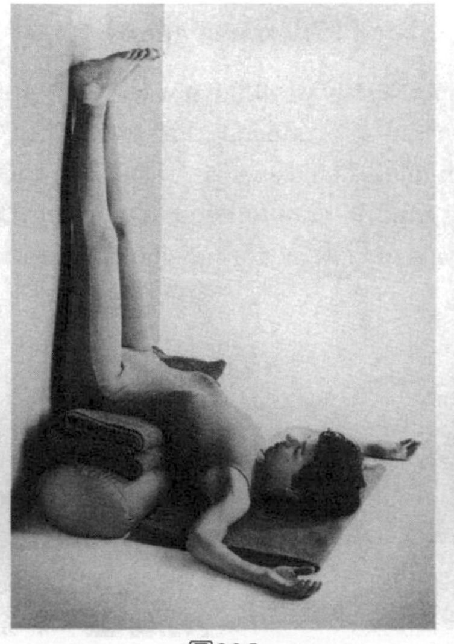
圖235

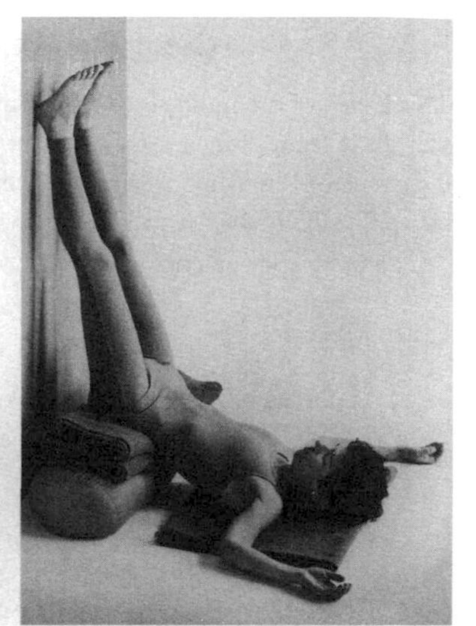
圖236　不正確姿勢

大修復式（Viparita Karani）

這是所有修復姿式當中效果最強、最有用的一種。如果你沒有時間多做練習，我推薦你做這一個。大修復式跟肩立非常類似，中和身體的效果驚人——如果你覺得疲累，這個姿式能增強精力；如果你開始練習時心浮氣躁，這個姿式會讓你安定下來。

做法（準備一個圓柱形墊枕，或三到四條毯子、瑜伽帶、眼袋、牆壁）

毯子摺成大約十五到二十五公分高、二十五公分寬，至少九十公分長的長方形墊枕（或者用圓柱形墊枕）。身體非常柔軟或是軀幹長的人，墊枕應當高些、寬些。墊枕與牆平行而放，離牆五公分遠。

坐在墊枕的一端，身體小心地倒向側邊，這樣右臀在墊枕上，右肩則在地板上（圖234）。利用右臂支撐把身體轉過來，這樣整個臀部落在墊枕上，兩腿伸直靠在牆上，肩膀、頭、頸落在地板上。下巴稍微朝下收向胸部。在最終姿式裡，臀部即使沒有貼到牆壁，也會非常接近；腹部和地板平行；在墊枕的支撐下，胸部和脊椎往下降落成拱形曲線（圖235）。想像這個姿式像是層層的瀑布：腿部是第一層瀑布，流下來的水匯集在腹部這個盆地；胸部和脊椎是第二層瀑布，流下來的水匯集在喉嚨和上胸部。許多人覺得腳踝或者是大腿上端用帶子綁住，腿部更能完全放鬆。

如果你的膕旁肌和背部非常僵硬，可能覺得會從墊枕滑下去，身體不是一層一層落下去，而是從臀部到肩膀變成一條線。這種情況之下，所有的體液從腿部及骨盆往下灌注，直接衝進頭部，造成額頭、太陽穴、眼睛附近的壓迫感。此外，身體的斜度造成腹部器官滑進橫隔膜，使橫隔膜的呼吸作用**更辛苦**，而不是更輕鬆（圖236）。若有需要，墊枕離開牆壁遠一點，讓腿跟牆有一點角度（這對膕旁肌緊的人輕鬆些）。你也可以試驗降低或調高墊枕的厚度，或者把毯子摺成楔子形狀加在墊枕上，薄的那一邊朝牆壁。這會幫助骨盆及臀部往牆的方向斜下去。要樂意起身調整輔具。剛開始花一點必要的時間找出輔具和自己的最佳搭配方式，這一點麻煩和正確練習所產生的強大修復效果比起來，可說是微不足道。一旦找出舒服的調整方式，記下來，以備下次參考。

完全放鬆五到十分鐘。觀察內部生理的細緻變化：例如呼吸加深、心跳慢下來、心安靜下來。準備起身時，慢慢屈膝離開牆，身體推出去直到背部平躺在地板上。兩踝交叉放在墊枕上休息幾分鐘，再轉向側邊坐起來。

功效 減少腳踝及腿的水分滯留，沖刷累積在腿部的乳酸。極適合運動、久站之後練習。平衡神經內分泌系統。促進深層呼吸。

誰不可以做 裂孔疝、高眼壓、視網膜病變，心臟及頸部有毛病者。月經期以及脊椎病變者。此外，高血壓患者應小心。有服藥的高血壓患者可以嘗試做比較溫和的變化式，先把骨盆貼在地板上練習一段時間之後，如果沒有問題，才逐漸墊高骨盆。出乎意料的是，長期練習這個姿式有助於調整血壓，不過練習時應當有人指導。

給孕婦 

困難點　　我覺得下背部不舒服。
這樣試試　**以骨盆平貼在地、兩腿靠牆的方式練習此式。練習一段時間之後逐漸墊高骨盆。**

呼吸練習篇

做完修復瑜伽或任何練習的結尾，在身體放鬆、心沉靜下來之後，就可以做下面的呼吸練習。這些練習有助於改善呼吸品質，並且非常深入地重塑神經系統模式。有關呼吸及呼吸練習的詳細討論，請參考我寫的另一本書《呼吸之書》。

吸管呼吸法[註2]

目的

據我所知，這是重新教導身體主要用橫隔膜呼吸最強而有效的方法之一。由於橫隔膜呼吸不是由我們的意識所控制，所以當我們「想」改變呼吸時，大腦並沒有能力執行這種深層的神經肌肉重建模式，因此通常會採取強制且機械的做法。我們不用這種方式來嘗試改變呼吸，在吸管呼吸這個練習裡，我們只是在呼吸的通道上放一個小小的障礙物，這個障礙物逼得身體去找出新的，並且是比較有效的呼吸方式。在這個方法裡我們繞過頭腦，讓身體以自己需要的時間來重新熟悉自己。一般人在三到五分鐘的吸管呼練習裡，每分鐘的呼吸頻率通常減到一半——在沒有任何緊張的感覺下達到這個了不起的結果。這個呼吸方法特別有益於長期用胸部呼吸的人，以及吐氣量少的哮喘患者。

做法（準備一根吸管。如果用「輕鬆呼吸的姿式」躺著，需要兩條毯子；如果坐著，需要一張椅子或墊枕）

以「輕鬆呼吸的姿式」（262-263頁）躺下，坐在墊枕或椅子上亦可。開始吸管呼吸之前先觀察自己的呼吸，數一數每分鐘呼吸的次數。弄清楚自己平常的呼吸狀態之後，嘴裡放一根長吸管，用手輕輕拿著。不要只是用嘴銜著而手不幫忙，那樣臉部和下顎肌肉會不必要地收縮。**用鼻子吸氣**，然後**用吸管吐氣**，要輕輕吐，才不會一口氣就吹出來。下一個吸氣時，舌頭輕輕抵著上顎，以防用嘴吸氣。練習三分鐘。每次吐氣之餘，讓下一個吸氣自然而然進來。當橫隔膜發動吸氣時，感覺身體中央輕輕彈起。如果你能順其自然讓它發生，接下來的呼吸是不費力的。通常我們不信任會這樣，而過早插手，急著用上胸部及肩膀發動吸氣。三分鐘練習終了之際，再數一數每分鐘呼吸的次數。有改變嗎？你可以逐漸增加吸管呼吸練習的時間到七分鐘，乃至十分鐘。

提醒一下：有些人首次嘗試吸管呼吸時覺得恐慌。我相信這是由於拉長吐氣是「反直覺」的事，也就是說，我們認定必須吸滿氣否則得不到足夠的空氣。如果你覺得不舒服，只管停下來，做幾次正常呼吸，直到覺得放鬆、安定。我鼓勵你堅持下去，因為這個妙方的效果真的很棒。

鼻孔交替呼吸法（Nadi Shodhanam）

目的

鼻孔交替呼吸法是精密複雜的呼吸練習，有意改變鼻孔的氣流來平衡身心。瑜伽行者認為右鼻孔主「陽」（surya），左鼻孔主「陰」（chandra）。用交換鼻孔的開閉模式可以調整我們的生理狀態，就像是轉動水龍頭的冷熱開關以調出溫水。目前這方面的研究尚有爭議，不過許多人相信右鼻孔主刺激交感神經系統，左鼻孔則主刺激引起放鬆的副交感神經系統。[註3]瑜伽行者用規律交換兩個鼻孔氣流的方法，讓自律神經系統的兩種作用達到均衡，在興奮與放鬆之間產生平衡。這是極好的定心練習，尤其是面對壓力或困難時。

做法（準備一個墊枕或椅子方便坐著）

兩腿交叉坐在墊枕上，如果你覺得坐椅子比較舒服就坐椅子。

左手或右手（每次練習時不妨兩手交換使用）的食指和中指壓著手掌靠近大拇指底部的部位，拇指和無名指的指尖相觸，小指輕輕靠著無名指。

頭稍微前彎，就像要把外套上的兜帽戴到頭上似地。頭往下的時候，讓注意力跟著身體的動作往內收攝，培養自我觀照的狀態。手拿起來，打開大拇指和無名指，大拇指的指尖放在一邊的鼻孔上，無名指的指尖放在另一邊的鼻孔上。做法如下：

1. 壓住左鼻孔，右鼻孔吐氣吐乾淨。
2. 右鼻孔吸氣。
3. 壓住右鼻孔，左鼻孔吐氣。
4. 左鼻孔吸氣。
5. 壓住左鼻孔，右鼻孔吐氣。

這樣完成一個循環。連續做二十個循環，最後以右鼻孔吐氣結束練習。

練習之際，注意，手不要把頭推偏，頭要保持居中不動。同時檢查自已有沒有駝背前傾。手指保持靈活，這樣壓鼻孔時才不會壓得太用力，把鼻子的隔膜都壓歪了。

等到你熟悉鼻孔交替呼吸的基本形式了，可以開始在心裡計算每一邊呼吸的長度。這樣吸氣和吐氣的時間會完全一樣長。剛開始用一個絕對舒服的時間長度，例如數到四，然後逐漸增加到六、八、十，甚至到十二。如果有緊張或不舒服的感覺，即便是極微小的不舒服，也不要增加呼吸的長度。

平靜呼吸法（Viloma II）

目的

這個呼吸法是把吐氣分成三段來拉長吐氣，在每一段吐氣之後稍稍停頓一下。斷續的吐氣以及期間的停頓，使得這一口氣比正常的吐氣要長些。這拉長的吐氣促使接下來的吸氣加深。如果你入睡困難，這個方法特別有用，也能減少莫名的焦慮，以及身體裡累積的壓力，例如月經前或更年期就經常有這樣的現象。

做法（準備二到三條毯子做為「輕鬆呼吸的姿式」的墊枕）

攞出「輕鬆呼吸的姿式」，或直接屈膝平躺在地。花幾分鐘安定下來，專心地放鬆身體。開始練習，自然吸一口氣，接著把吐氣平均分成三段，每一段中間稍稍停頓一下。節奏就像這樣：

吸氣
吐氣－停頓
吐氣－停頓
吐氣－停頓
吸氣
自然呼吸一、兩次，然後重複這個程序。

如果你的呼吸量非常弱，可能在每一個循環之後需要多做幾次自然呼吸，然後再開始吸氣、斷續吐氣。每一段的吐氣長度要均等。停頓的時間應當就像是在說「啊」一樣，而不是把氣縮住或收住的感覺。如果你覺得呼吸短促，可能是把吐氣或停頓的時間拉太長了。調整一下，直到你覺得十足放鬆，沒有搶著吸氣，同時確定在停頓的當兒沒有吸氣或吐氣。

影像或許可以幫助你做出順暢、平穩的節奏。我喜歡把整個呼吸動作視為正往下沖的瀑布，停頓之際，水流注到水潭，接著再流注到下一個水潭。或者想像自己正在下樓梯，往下走的動作就像是吐氣，停頓就像是踩在梯板上，接著再往下走。大約練習十個循環，然後完全放鬆。在進入常態生活之前，花幾分鐘感覺一下練習的效果。

第三部　練習

8

整合

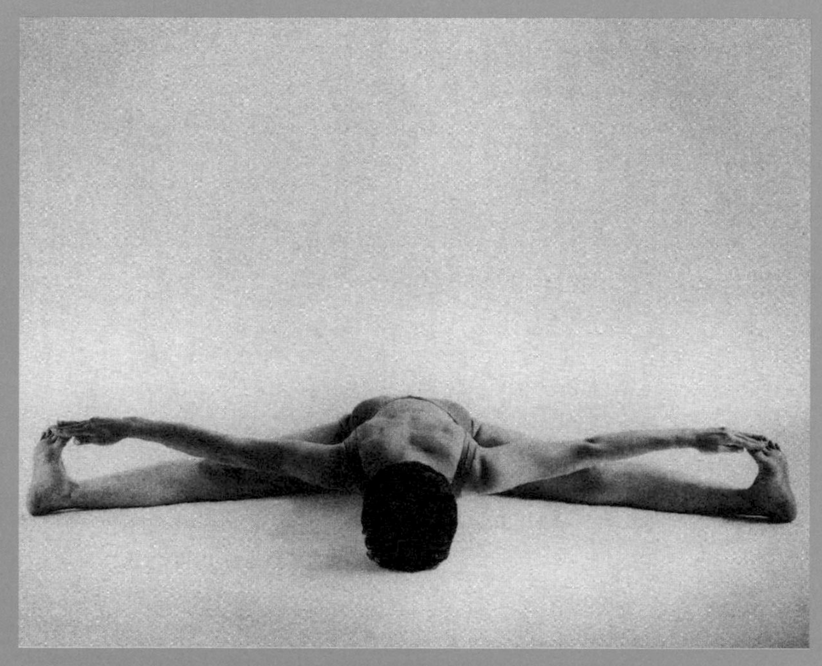

前言

做出均衡的瑜伽練習就像是學著燒一道好菜。在自由揮灑之前，要先練一些基本功夫，要練基本功夫你得有清楚的做法、材料清單、大大小小的量器，如果可能的話，有個不錯的廚師在一旁指導更好。等到基本功夫都純熟了，就可以在不讓腸胃承擔太大風險的情況下，試驗各種香料及特殊口味的搭配。瑜伽練習也差不多，當你開始把各種姿式加在一起在家練習時，遵循一套編排有序的練習順序是有好處的。這會幫助你打下扎實的基礎，並且建立在家練習所需的信心。熟練了基本的練習順序，並且養成了勤練的習慣之後，你可以開始自由發揮，當初照表練習打下的功夫會指引你做出均衡的練習。

再打個比方吧。不妨把每一種體位法想成食譜上的一項材料。這項材料的味道以及在身體裡的效果一定是跟整個食譜有關聯的。蒜頭的效果端看你是生吃還是煮熟，某些食材加入蒜頭會改變特性；同樣地，瑜伽體位法也是相互有關的，各種姿式的先後順序對整體結果有極大的影響。當你熟稔每一種體位法的內在運作時，就會有能力判斷怎麼結合體位法做出一道健康的「好菜」，在享用之後覺得既滿足又有精神。老師能教你編排練習順序的技巧，可是只有透過個人在家練習，才會慢慢領悟、摸索出適合自己的練習。沒有人能告訴你奶油在爐子上煮多久會燒焦——你得一直注意並調整爐子上的火。只有透過固定的練習，你才能衡量一個姿式要停留多久，這個姿式對自己的效果，以及每天要練習多久。

規畫哈達瑜伽練習的方式有許多，不同派別之間有極大的差異。我在這兒想要告訴你的是對練習及練習順序的想法，而不是一套規則。首先，或許也是最簡單的方式，就是根據姿式的結構效果來定順序。所謂依結構定順序，是把動作有系統、合理地串連起來。等下你就會知道，即使看起來複雜的姿式也能拆開來編成一組動作。若能明白動作的基本原理，以及為什麼每一種類別的「根本動作」是它的核心動作，你就能安全、徹底地學習瑜伽。這是非常西方式的學習方法，不過是有效的。這是「有本有據」的練習方式。另外一種比較直覺式的練習方法，是根據姿式的能量效果來定練習順序，這個方法需要比較強的靈敏力。就像是一個銅板的兩面，依能量定順序其實是依結構定順序的反面——你要有依結構定順序的知識和經驗，才能進到依能量定順序這個方法，在練習時讓結構順序來**支持**你的直覺。

西方人極其專注事物的表象，所以容易單單注意練習的結構效果——例如放鬆背部肌肉、放鬆膕旁肌，或者胸部再展開一些。可是每個姿式還會造成身體裡生理的改變，例如增加器官或腺體的循環、釋放身體某個部位的熱或毒素，或者隱隱安定神經系統。你可以在練習時學著去知覺這些能量的改變。等你熟稔瞭解了姿式，就會知道怎麼練習才能平衡、激勵或安定身體裡的能量之流。

以能量的角度來規畫練習，需要有清楚明確的知覺能力。依能量定順序跟增加動作深度或練習困難姿式不太有關係，而是專心於理解、辨認姿式的身心效果，然後在有意的指揮、調和之下，讓身心達到平衡。用這種方式練習要先確定個人體質的天生傾向，以及哪些姿式會激勵你、哪些讓你煩躁、哪些讓你感覺平衡。我建議讀者去找有信譽的阿育吠陀醫師諮商一下。阿育吠陀醫學*和瑜伽是姊妹之學，有了有用的阿育吠陀知識，會幫助你了解為什麼有人做激烈的練習覺得很好，有人卻在溫和、緩慢的規律練習裡得到快樂。阿育吠陀知識也會讓你在季節更迭、年紀增加、生活情況改變時，懂得調整練習內容。尊重個人體質的需求，也會讓你的練習比較不容易落入批判、比較或競爭的陷阱當中。然而，你的個人體質不能單靠讀讀阿育吠陀理論，或者某人幫你診斷你是某某體質就成了定論——還是要回來傾聽自己的身心反應，以自己的直接經驗為依歸。

阿育吠陀知識本身就是以普通人做為依據，一般人經過規律的練習，遂擁有了覺知內在運作的不凡能力——你也能透過自己直接的經驗來探索、磨練這種靈敏力。

下面的練習順序範例幫你起個頭。把它們看成建議，而不是嚴格的規定。技術、規則、理論都是有用的指南，但絕對不應該蠻橫地支配你的練習。你永遠要尊重自己內在的知覺，即使它們跟理論完全相悖。人若是役於規定，就不可能發展出偉大的藝術、詩文、音樂或文化。沒有哪個大廚師是死板地照著食譜、量匙做出美食的。當你的心變得比較沉穩、安定，你會發現自己自然而然地選取有益的事物。如果下面的範例有任何不適合你的地方，就自行調整、改變，直到適合自己為止。不過，要注意，不要輕易避開自己覺得困難的姿式——這些姿式很可能是對你最有用，也是你最需要的藥石。

如果要我對你的練習提出什麼建議，事實上，只有一件事值得跟你分享，那就是：**在覺知的過程裡，沒有什麼標準可言；所以，在練習的過程裡，也沒有什麼標準可言**。西方人傾向單單從頭腦層面來知覺，這使得頂尖優秀的人用既不平衡又不健康的方式來練習瑜伽，有時甚至損害極大。所以每天開始練習之前，靜靜地坐幾分鐘，傾聽自己，並且自問：「我今天需要什麼？」然後讓內在來指引你的練習。某些日子你的直覺或許說「我認為你應當靜坐三十分鐘來安定自己，然後做幾個柔和的姿式就可以了」；有些日子你的直覺會說「練習拜日式」；還有些日子直覺可能告訴你「今天一點兒也不適合練習」。這個深深聆聽自己的過程會防止你受到想法、觀念、理論的主宰，會讓你的瑜伽練習由科學層次提升到藝術層次。

瑜伽體位法分類

依結構定順序

我在圖238（279頁）當中把瑜伽姿式分成幾種類別。粗看之下，圖表右邊的動作似乎是隨意組合的，或者沒有什麼關聯，但仔細研究，你會發現每一種類別裡面的動作極其相似。如果你把書轉個方向或上下顛倒來看，會發現同一類別大多數的姿式都很類似，只是重力關係有所不同。例如，從側邊看立姿前彎，會發現它跟挺坐式像極了；頭立換個方向來看，就成了山式。許多姿式不只歸為一種類別，例如，東面伸展式（圖203）既是手臂平衡姿式也是後彎姿式，做的時候需要有這兩類動作的基本能力。有些姿式是依據根本動作的核心結構匯集而成的。每當你想學一個新姿式時，不管那個姿式多複雜，去觀察那個姿式的結構要素，掌握住根本動作的基本能力，那就沒問題了。如果你初次嘗試某個困難姿式卻做不到，就把那個姿式的要素拆解開來。比如說，肘立所需的能力包含山式（可以磨練姿式的知覺能力）、利用椅子伸展肩膀（可以打開肩膀）、下犬式及伏地挺身式（可以訓練肩帶的力量及彈性）。當你能夠把這些前行功課做好，就必然有能力去嘗試肘立了。

以下是四種根本動作：

山式
挺坐式
蝗蟲式
攤屍式

讓我們來看看每一種根本動作，以及從中衍生出來的姿式。

山式衍生出——所有的立姿和大多數的顛倒姿式。這些動作能安定心，穩住身體，讓你根基穩固。練習立姿發展腿部及手臂的力量，臀部及肩膀的彈性，以及整合四肢與核心。激勵循環使身體暖起來。規律練習這些姿式培養穩定度和耐力。

挺坐式衍生出——所有坐姿以及坐姿前彎及扭轉姿式。這些動作強壯並展開身體背部所有的肌肉，同時強健身體前方的肌肉。把血液循環帶進骨盆，激勵這個部位的器官。扭轉能擠壓和釋放內部器官多餘的熱及毒素，把脊椎展開到最深的程度。規律練習這些姿式建立專注、耐心及平衡的特質。

蝗蟲式衍生出——所有俯臥（腹部在地）及後彎姿式。這些姿式展開身體的前方並強壯背部肌肉。由於這些姿式把脊椎往前移動，打開太陽神經叢的部位，所以會釋放身體中央部位器官（如肝臟）的熱及毒素。姿式當中若是壓到腹部，則強健到大腸。規律練習這些姿式培養勇氣、堅持、心胸開放的質地。

攤屍式衍生出——所有仰臥（背部在地）及所有修復姿式。這些動作中和並平衡身體，讓頭腦有機會整合其他姿式的經驗。這些姿式安定神經系統，修復的效果很大。規律練習這些姿式有助於養精蓄銳，增進免疫力，並且培養對自己及他人的慈悲心。

五花八門式——衍生出許多側身的動作（如側彎）及一些不容易歸類的手臂平衡動作。這些動作針對經常受忽略的部位（如身體側邊），或者經常忽略的能力，例如手臂及腹部力量。許多姿式需要膝部平衡、合作協調及節奏感。規律練習這些姿式能培養機智、堅持及想像力。

開始練習時，用心把根本姿式做正確，因為你怎麼做根本姿式，就會把有的沒的全帶到其他動作裡去。比方說，如果你做山式時重量落在腳跟，很可能你做所有的立姿都是這樣的站法。本書第二部分的瑜伽體位法裡，每一章都有「要訣」，當你掌握了這個基本能力，可以按照根本姿式衍生出來的動作，從最簡單的姿式開始練習，就能擴大你的練習內容。例如，坐姿劈腿前彎、合蹠前彎和頭觸膝式是最基本的挺坐式衍生動作。練熟了這些基本的衍生姿式，就可以往下探索比較複雜的動作（如扭轉頭觸膝式）。

瑜伽體位法分類表

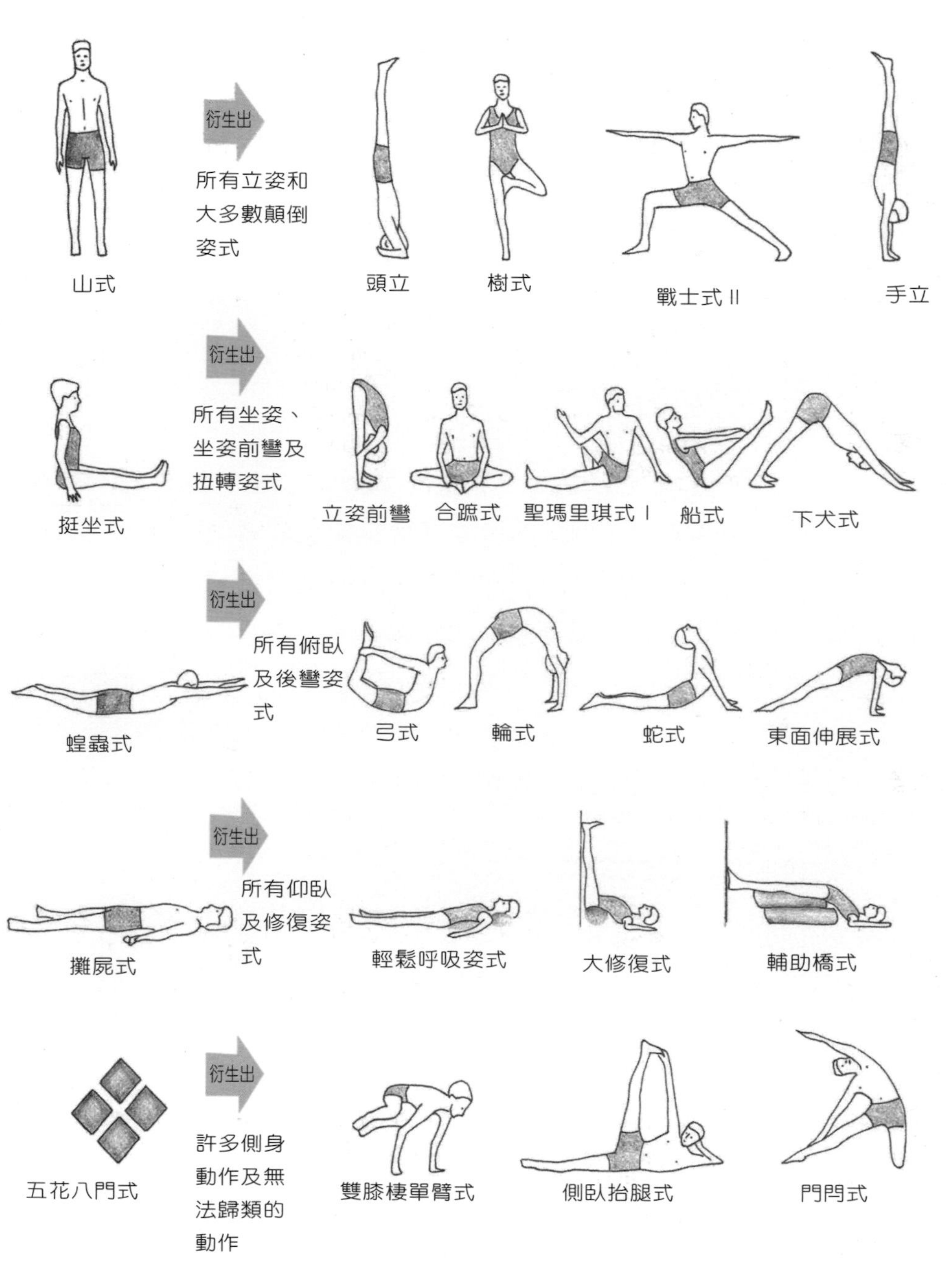

圖238

一般練習

以結構為基礎的練習方式主要有兩種。第一種我稱之為「一般」練習。所謂一般練習，是每一種類別都選一、兩個姿式來做，配上準備動作和伸展動作。這種練習方式很適合初學者，不會因為同一個方向的動作做太久而拉傷身體。同時，這個方式能讓身體在許多動作綜合訓練之下漸入佳境。初學者的心很難專注，各式各樣的動作也比較容易讓人保持專注。

主題式練習

另外一種我稱之為「主題式」練習。選一個主題，專注練習這個類別的姿式，例如前彎或後彎，配上前導的伸展動作以及平衡或中和主題動作效果的反向動作。這種練習方式讓你熟稔每一個動作的效果，並且快速擴大你的動作伸展程度。不過，強調練習某個特別動作對身體的壓力比較大，所以應當小心，不要做得太急、太過、太猛。主題式練習也能加上專注的意念，例如選一個動的原則（見第二章）當做每一個動作的練習焦點。

過橋動作與反向姿式

做了強烈的後彎或前彎動作之後，接著做過橋動作（transitional movements）和反向姿式（counterpostures），有助於把身體回復到比較自然、中立的狀態。過橋動作是溫和的動作，從一個方向的動作（如後彎）變到相反方向的動作（如前彎）時，用過橋動作來拉長並放鬆身體。過橋動作就像是汽車的「空檔」，要進入反向姿式之前先得通過這個中間檔。溫和的扭轉及放鬆臀部和拉長背部的動作都是理想的過橋動作。反向姿式是做出跟先前動作完全相反方向的動作——例如長時間前屈之後伸展背部。

回想上次長時間栽花蒔草，反覆地彎腰弓背，用不了多久，你的背部和肩膀就開始疼痛了。你可能發現自己站起來時自然而然地伸展背部，或者扭扭身子，想解除身體的不舒服。我相信反向姿式是有用的，不過，我認為用對原先疼痛部位不會引起壓迫及疼痛的方式更好，而且如果有需要，在疼痛出現**之前**就做過橋動作。做反向姿式之前，一定先做溫和的過橋動作，並且在整個練習當中穿插過橋動作，而不是僅僅在練習結尾時才做。比方說，你預備做一系列的前彎姿式，可以每做完一、兩個前彎姿式就做一下扭轉動作，而不是長時間屈曲，等到背部覺得累了，才來扭轉。做一系列後彎姿式時，每做完一、兩個後彎姿式，就做一、兩個拉長及溫和的扭轉動作。當你確實要做反向姿式時，確定自己是慢慢地進入反向姿式，並且已經做了足夠的過橋動作來預備身體。

以下是過橋動作及反向姿式的一般指南。

姿式	過橋動作範例	反向姿式範例
前彎	散盤扭轉（188頁） 聖瑪里琪式I、II（192頁） **前彎之後，可以練習比較強烈的扭轉姿式（其中一腿是伸直的）。因為這個時候膕旁肌已經鬆開了，不會限制骨盆。你可以扭轉到自己最大的程度，並且停留久一點。**	東面伸展（236頁） 橋式（217頁）
後彎	巴拉瓦伽式I、II（191頁） 臥姿抬腿系列（166頁） **後彎之後，練習比較溫和的扭轉（兩腿屈膝）。後彎會使膕旁肌變得比較緊，如果再伸直腿扭轉背部會更辛苦。只要做到自己目前程度的七、八成就可以了，並且短短停留一下即可。**	西面伸展式（181頁） 立姿前彎式（140頁）
手臂平衡	利用墊枕後彎（206頁） 臥姿抬腿扭轉（189頁）	輪式（222頁） 東面伸展式（236頁）

下面是主題式練習的一般指南。本章結尾也提供了幾個一般練習和主題練習的練習順序範例，幫你起個頭。

結構主題	預備動作的目的	預備動作範例
前彎、扭轉	鬆開髖關節	臥姿抬腿系列（166頁）
	展開腿部後側	加強側伸展式（135頁）
	拉長脊椎	半犬式（127頁）
後彎	熱身	拜日式（151頁）
	打開前方鼠蹊、腹部、胸部	起跑式、戰士式 I（133頁）
	伸展肩膀	肘立（240頁）
	拉長整個背部	下犬式（144頁）
	伸展上背部	利用墊枕或球後彎（206-210頁）
手臂平衡	打開肩膀	肩膀時鐘（205頁）
	強壯手臂	伏地挺身式（150頁）
	鬆開髖關節	穿針、半蓮花坐姿前彎、蓮花坐（177-180頁）
	扭轉脊椎	扭轉三角式（136頁）
顛倒姿式	打開肩膀	肘靠椅伸展肩膀（205頁）
	鬆開前方鼠蹊	勇士臥（212頁）
	拉長脊椎且注意力特別放在頸部	下犬式（頭下有墊枕支撐）（144頁）
修復姿式	溫和打開全身，專注於等一下可能會干擾你放鬆的部位	緩慢滾動脊椎（125頁）
	放慢代謝頻率	攤屍式（254頁）

一切練習的根本方針

1. **心安定下來，跟呼吸連結上**：開始練習之前，感覺一下今天早上是從哪一邊下床的。至少靜坐五分鐘，把注意力放在呼吸、身體感受、念頭及精神狀態上。想想今天練習什麼會讓自己平衡。

2. 暖身、鬆鬆筋骨：做幾個鬆身動作（如滾動脊椎），以及讓整個身體暖起來的動作（如拜日式）。這個階段不要做強烈、特定部位的伸展。選一些有整體良效的動作（如半犬式），等到關節潤滑了，肌肉活絡了，血液和淋巴都通暢了，就可以進到下一個階段。

3. 核心練習：從簡單的到複雜的，從容易的到困難的，從具體的到比較精細的。讓熱力和精力達到最高點，在身體最活絡、心力仍然充沛和專注的時候，做自己目前最感困難的姿式。如果預備做某類特別的動作，如後彎，身體就要為後彎做好前行動作（見左頁圖表）。同時記得在一連串後彎或前彎的中間做過橋動作，以防拉傷。

4. 結尾和整合：這是做過橋動作和反向姿式的時候了，例如前彎之後做扭轉動作，漸漸準備結束練習。最後一定以攤屍式做為結束，以及／或者以靜坐來整合整個練習，這樣練習結束之後，你會覺得清爽、精神奕奕。

初階練習順序範例

每個練習範例大約一小時，一個星期裡輪流做這些範例。如果不習慣以靜坐開始，試著以靜坐為結束。

範例一：生發

動作焦點：立姿和拜日式。

結構效果：增進一般的力量、彈性及耐力。

能量效果：激勵。

- 靜坐（或是在攤屍式之前靜坐，兩種可輪流，5分鐘），107頁
- 滾動脊椎（三次，前方、左右各一次），125頁
- 拜日式（三至五遍，做最適合自己能力的變化式），151頁
- 三角式（每邊兩遍，30秒至1分鐘），128頁

- 拜日式（一遍），151頁
- 側角式（每邊兩遍，30秒至1分鐘），130頁
- 拜日式（一遍），151頁
- 戰士式 II（每邊一遍，30秒至1分鐘），132頁
- 拜日式（做到起跑式時，雙手放在膝上，然後兩臂緩緩上舉過頭30秒），151頁
- 立姿劈腿前彎式（1分鐘），140頁
- 肩立式（3至5分鐘），244頁
- 臥姿抬腿（變化式 a，1分鐘），166頁
- 臥姿抬腿扭轉（每邊1分鐘），189頁
- 攤屍式（5至10分鐘，若時間夠可以更長），254頁

範例二：開展

動作焦點：立姿、打開肩膀動作、後彎。

結構效果：增進整個肩膀、背部、腹部的彈性。強壯並拉長脊椎。

能量效果：放鬆、增強精力。

- 靜坐（5分鐘），107頁
- 肩膀時鐘，205頁
- 半犬式（1分鐘），127頁
- 肘靠椅伸展肩膀（1分鐘），205頁
- 牛面式（坐在地板或椅子上，每邊1分鐘），170頁
- 拜日式（三至五遍，在起跑式和上犬式停留久一點），151頁
- 三角式（每邊一遍，30秒至1分鐘），128頁
- 側角式（每邊一遍，30秒至1分鐘），130頁
- 戰士式 I（每邊一遍，30秒），133頁
- 利用墊枕、椅子或球後彎，206-210頁
- 蝗蟲變化式 a（三遍，每遍10秒），214頁
- 下犬式（1分鐘），144頁
- 蝗蟲變化式 b（三遍，每遍10秒），214頁

- 嬰兒式（1分鐘），216頁
- 蝗蟲變化式 c（三遍，每遍10秒），215頁
- 嬰兒式（1分鐘），216頁
- 橋式（三遍，15至30秒），217頁
- 弓式（一遍，15至30秒），？218頁
- 下犬式（1分鐘），144頁
- 臥姿抬腿（所有變化式，1分鐘），166頁
- 臥姿抬腿扭轉（每邊1分鐘），189頁
- 攤屍式，小腿放在椅子上（5分鐘或更久），259頁

範例三：收攝

動作焦點：立姿、前彎、扭轉。

結構效果：放鬆腿部後側及整個脊椎的緊繃，強壯身體前方。

能量效果：平穩、安定。

- 靜坐（5分鐘），107頁
- 滾動脊椎（三遍，前面、左右各一次），125頁
- 半犬式（1分鐘），127頁
- 三角式（每邊一遍，30秒至1分鐘），128頁
- 側角式（每邊一遍，30秒至1分鐘），130頁
- 立姿劈腿前彎（1分鐘），140頁
- 下犬式（三遍，30秒至1分鐘），144頁
- 加強側伸展式，用椅子或瑜伽磚輔助（每邊一遍，30秒至1分鐘），135頁
- 站立扭轉，用椅子（一遍，每邊1分鐘），143頁
- 立姿前彎式（1分鐘），142頁
- 頭觸膝式（每邊一遍，1分鐘），171頁
- 坐姿劈腿前彎式（1分鐘），173頁
- 巴拉瓦伽式 I、II（每邊一遍，1分鐘），191頁
- 聖瑪里其式 I（每邊一遍，1分鐘），192頁

- 合蹠式（1分鐘坐式，1分鐘前彎），175頁
- 西面伸展式（1分鐘），181頁
- 臥姿抬腿扭轉（每邊一遍，1分鐘），189頁
- 大修復式（5至10分鐘），265頁
- 攤屍式（3至5分鐘），254頁

範例四：回歸

動作焦點：修復姿式、呼吸練習。

結構效果：放鬆全身的緊繃。

能量效果：安定、平穩、恢復精力。

- 滾動脊椎（三遍，非常緩慢），125頁
- 輔助坐姿前彎（3至5分鐘），261頁

  從下列姿式當中選**兩種**來練習，頭部用椅子支撐：

  - 裁縫式，167頁
  - 頭觸膝式，171頁
  - 坐姿劈腿前彎 I、II，173頁
- 輔助臥姿合蹠式（5分鐘），263頁
- 大修復式（5至10分鐘），265頁
- 俯臥攤屍式（5至10分鐘），或選攤屍變化式，259-260頁
- 呼吸練習

  從下面選一種來練習：

  - 吸管呼吸法（3至5分鐘），267頁
  - 平靜呼吸法（3至5分鐘），269頁
  - 鼻孔交替呼吸法（3至5分鐘），268頁
- 靜坐（5至15分鐘），107頁

中級／進階練習順序範例

這些範例的練習時間大約一個半至兩小時長，要看你開始時靜坐時間的長短。一個星期之中輪流練習各範例。碰到困難的姿式可以做修改過的變化式，而不要通通跳過去不做。加了星號的姿式可以選擇做或不做。

範例一：生發

動作焦點：立姿、拜日式。

結構效果：增進一般的力量、彈性、耐力。

能量效果：激勵。

➠ 靜坐（5至30分鐘），107頁

➠ 滾動脊椎（三次，前面、左右各1次），125頁

➠ 拜日式／立姿（連續動作練習），155頁

插入以下姿立到拜日式裡：

- 三角式（每邊一遍，1分鐘），128頁
- 側角式（每邊一遍，1分鐘），130頁
- 戰士式 II（每邊一遍，1分鐘），132頁
- 戰士式 I（每邊一遍，1分鐘），133頁
- 半月式（每邊一遍，1分鐘），138頁

➠ 立姿劈腿前彎（2分鐘），140頁

➠ **頭立式**（3至7分鐘），241頁

➠ 肩立式（3至7分鐘），244頁

➠ 臥姿抬腿（所有變化式，1分鐘），166頁

➠ 臥姿抬腿扭轉（一遍，每邊1分鐘），189頁

➠ 攤屍式（5至10分鐘，如果有時間可以更久），254頁

範例二：開展

動作焦點：手臂平衡姿式、打開肩膀動作、後彎。

結構效果：增加整個肩膀、背部、腹部的彈性。強壯並拉長脊椎。

能量效果：放鬆、輕鬆。

- 以勇士坐靜坐（5分鐘），107頁
- 勇士臥，212頁
- 幻椅式（以此式為拜日式的開始），127頁
- 拜日式（五至十遍，起跑式和上犬式停留久一點），151頁
- **手立式**（一至三次，15至30秒），237頁
- **肘立式**（一至三次，15至30秒），240頁
- 利用墊枕、椅子或球後彎，206-210頁
- 蛇式（三次，15至30秒），221頁
- 弓式（三次，15至30秒），218頁
- 嬰兒式（1分鐘），216頁
- 駱駝式（三次，15至30秒），219頁
- 輪式（三次，15至30秒），222頁
- 下犬式（1分鐘），144頁
- 巴拉瓦伽式 I、II（一遍，每邊1分鐘），191頁
- 西面伸展式（1至3分鐘），181頁
- 臥姿抬腿扭轉（每邊1分鐘），189頁
- 攤屍式（5至10分鐘），254頁

範例三：收攝

動作焦點：立姿、前彎、扭轉。

結構效果：放鬆腿部背面以及整個脊椎的緊繃。強壯前方身體。

能量效果：安定、平穩。

- 靜坐（5至30分鐘），107頁
- 臥姿抬腿（每個動作1分鐘），166頁
- 穿針（每邊1至3分鐘），177頁
- 頭觸膝式（每邊兩遍，3分鐘），171頁
- 半蓮花坐姿前彎（每邊一遍，3分鐘），178頁

- 巴拉瓦伽式 II（每邊一遍，1分鐘），191頁
- 坐姿劈腿前彎（1分鐘），173頁
- 蓮花式預備動作系列（選擇兩種：每種姿式1分鐘），177頁
- **蓮花式**（1至5分鐘），180頁
- 聖瑪里其式 III（每邊1遍，1分鐘），193頁
- 半魚王式（每邊一遍，1分鐘），194頁
- 西面伸展式（3分鐘），181頁
- 肩立式（5至7分鐘），244頁
- 臥姿抬腿扭轉（每邊1分鐘），189頁
- 攤屍式（5至10分鐘），254頁

範例四：內在力量

動作焦點：手臂平衡姿式、顛倒姿式。

結構效果：強壯並放鬆手臂和肩膀。強健腹部肌肉及所有軀幹肌肉。

能量效果：調整、強壯器官和腺體功能。平衡神經系統。

- 以勇士坐靜坐（5分鐘），211頁
- 牛面式（每邊兩遍，每邊1分鐘），170頁
- 勇士臥（3至5分鐘），212頁
- 下犬式（1至3分鐘），144頁
- 側身單臂平衡式（每邊30秒至1分鐘），236頁
- 東面伸展式（1分鐘）
- 肘靠椅伸展肩膀（1至3分鐘），205頁
- 肘立式（三次，30秒至1分鐘），240頁
- 立姿前彎式（1至3分鐘），142頁
- 頭立式（3至7分鐘），241頁
- 鋤式（3至5分鐘），247頁
- 肩立式（3至7分鐘），244頁
- 膝碰耳式（3至5分鐘），249頁
- 臥姿抬腿扭轉（每邊1至3分鐘），189頁

➠ 攤屍式（5至10分鐘），254頁

範例五：回歸

焦點動作：輔助修復姿式、呼吸練習。

結構效果：放鬆整個身體的緊繃。

能量效果：安定、平靜、恢復精力。

➠ 靜坐（15至30分鐘，也可以換成練習之後靜坐），107頁

➠ 臥姿抬腿：所有變化式（每一種1分鐘），166頁

➠ 輔助坐姿前彎（3至5分鐘），261頁

選兩個姿式來練習，頭支撐在椅子上：

- 頭觸膝式，171頁
- 半蓮花坐姿前彎，178頁
- 坐姿劈腿前彎 I、II，173頁

➠ 輔助臥姿合蹠式（5分鐘），263頁

➠ 大修復式（5至10分鐘），265頁

➠ 呼吸練習（從下面選一種呼吸法來練習），如果開始時沒有靜坐，這時也可以靜坐：

- 吸管呼吸法（5至7分鐘），267頁
- 平靜呼吸法（5至7分鐘），269頁
- 鼻孔交替呼吸法（5至7分鐘），268頁

➠ 攤屍式（5至10分鐘），254頁

註解

原註

第一章

1. 《帕坦伽利的瑜伽經》（*The Yoga Sutras of Patanjali*, London: Unwin Paperbacks, 1982），Alistair Shearer翻譯 。
2. 我要感謝Richard Miller博士對《瑜伽經》有如此發人深省的見解。這是他於1998年11月在Kripalu靜修營的談話。
3. 《當生命陷落時》（*When Things Fall Apart*），作者佩瑪・丘卓，中譯本由心靈工坊出版。

第二章

1. 《Swara瑜伽：大腦呼吸的祕宗科學》（*Swara Yoga: Tantric Science of Brain Breathing*），作者Swami Satyananda Saraswati 與Swami Muktibodhananda Saraswati, 由Bihar School of Yoag的榮譽理事Sri G. K. Kejriwal協助出版，印刷與發行則為Satyananda Ashram（Australia, Mangrove Mountain, R.M.B. 4820, Gosford, N.S.W. 2250, Australia, 1983）。
2. 要進一步了解人類的動作發展模式，請參考Bonnie Bainbridge Cohen 所寫的《知覺、感受與行動》（*Sensing, Feeling, and Action*）。
3. 《下背部疼痛症候群》（*Low Back Pain Syndrone,* Philadephia: Davis, 1981）第三版，作者Rene Calilliet 。
4. Bonnie Bainbridge Cohen是美國麻州身心平衡技法的創始人。她的理論及方法對當今瑜伽行者的身心修持相當重要。她的研究、教學長達二十五年以上，有助於我們進入更深層的身心了解。她的基本前提是：藉著觀察身體的動作，我們能明白心的動作。有了這個了解，讓我們深信——意識布滿全身。身心平衡技法的研究包括對身體系統在認知上及經驗上的學習，例如骨骼、韌帶、肌肉、筋膜、脂肪、皮膚、器官、內分泌腺、神經、體液、呼吸、知覺作用的感受及機能、人類的動作發展模式、接觸的藝術，以及重塑模式等等。

5. 這是我在1996年和Lynne Uretsky的討論。Lynne Uretsky是合格的身心平衡技法指導老師，她當時是這樣說的：「細胞體層次的覺知，是所有其他意圖形成的源頭。」
6. 有關骨骼化學成分的妙論，請看Henry Gray寫的《格瑞的解剖學》（*Gray's Anatomy*, New York: Bounty Books）。
7. 《解剖學與生理學原理》（*Principles of Anatomy and Physiology*, New York: Harper & Row, 1984），作者Garard Tortora和Nicholas Anagnostakos。
8. 《醫學生理學》（*Texbook of Medical Physiology*, Philadephia:W. B. Saunders, 1996），作者Arthur Guyton和John Hall。
9. 〈脈輪的爭議〉（The Great Chakra Controversy）作者 Dio Urmilla Neff，刊登於1985年《瑜伽雜誌》11-12月號。
10. 大多數的解剖學教科書上都沒有標示尾骨體。《解剖學：人體區域圖》這本書裡有尾骨體的插圖（*Anotomy: A Regional Atlas of the Human Body*, Munich: Urban and Schwarzenberg, 1987）第三版。
11. 「編輯與歷史回顧」小型研討會，M. G. Nicholls所寫的〈利鈉太類激素〉一文，刊登於《內科雜誌》。Harriet MacMillan與Meir Steiner所寫的〈心房利鈉因子與精神病學有關嗎？〉刊登於1994年《生物精神醫學雜誌》。

第五章

1. 我是在美國加州柏克萊的教育治療研究所（現已解散）第一次接觸到舌骨理論，當時向Jim Spira學習。後來和身心平衡技法的老師又討論到這方面，對舌骨跟消化及呼吸作用的關係有了進一步的理解。

第六章

1. 瑜伽學者Georg Feuerstein認為，頭立式被歸類為體位法是相當後來的事。我在1993年研究頭立式時，Georg提供背景資料給我。
2. 中脈被視為身體裡三條重要生命能量通路中的一條。瑜伽行者的挑戰是，導引能量之流通過這條生物能通路，同時穩定並增強神經系統。這條軸線的左邊為左脈，右邊為右脈。左脈以「月」為象徵，屬陰，和神經系統的副交感神經有關。右脈以「日」為象徵，屬陽，和神經系統的交感神經有關。當「日」和「月」（hatha字面上即為日月之意）達到完全平衡，能量就運行到中脈。這股集中運行於中脈的能量，一般指「拙火」（kundalini），據說修持之人修成拙火，若正確使用之，可以達到超意識狀態。

3. 《放鬆與更新》（*Relax and Renew*, Berkeley, Calif.: Rodmell Press,1995），作者Judith Lasater 。

第七章

1. 〈偏頭痛解除妙方〉，《頭痛雜誌》1993年1月，作者N. Vijayan, M.D.。
2. 這個練習改編自Carola Speads的《改善呼吸》一書（*Ways to Better Breathing*, Rochester, Vt.: Healing Arts Press, 1992）。
3. 以下為目前支持鼻孔交替呼吸理論及其對神經系統有功效的著作及文章：Ernest Lawrence Rossi及David Nimmons所寫的《二十分鐘改變你的呼吸節奏》（*The Twenty-Minute Break: Using the New Science of Ultradian Rhythms*, Los Angeles: Jeremy Tarcher,1991）；David Shannahoff-Khalsa刊登於1991年《國際心理生理學雜誌》的文章〈中樞及自律神經系統的單邊節奏〉（Lateralized Rhythms of the Central and Autonomic Ncrvous System）。

第八章

* 阿育吠陀是與自然平衡生活的古代科學和藝術。Ayu是「生命」或「日常生活」之意，veda是「知道」，因此阿育吠陀是「知道如何以平衡的方式生活」的意思。很可惜本書不包括這個主題。

中譯註

第二章

一、2009年我在北京參加多娜工作坊時聽到yield這個字。多娜反覆講解，反覆要我們用下犬式來「體」悟這個概念。當時口譯員譯為「讓步」、「讓讓」，我一頭霧水，茫然按照自己熟悉的方式做著下犬式，一點也不知道身體該對這個yield做些什麼。空茫之際，北京瑜伽苑的Mimi老師走到我前面，對著我說「讓讓、多讓些」，我完全不知道要「讓」什麼？幸好她做了一個動作——她邊說邊用手推了推我的肘心，我的手肘在她的推壓之下不由得一屈，這一屈手臂的力氣剎時斷掉，身體重量不由得往手掌掉下去，這一瞬間，我對yield有了一點點感覺。

翻譯之初，我找到「鬆沉」二字來翻譯yield，但是一段時間之後，覺得直接用「鬆沉」二字來翻譯yield有些不妥。

為什麼呢？

固然我覺得「鬆沉」極貼合yield這個英文字所要表達的身體動作概念，但是它有個陷阱——身體明白的人，自然明白鬆沉之意；可是身體不明白的人，一見「鬆沉」二字，頭腦立即明白，很容易以為自己就明白了——若是掉進這個陷阱，就可惜了。

為了讓你不能那麼輕鬆瞥過這兩個字，我設計了一個小小的、奇怪的閱讀障礙——同時用兩個中文詞彙來呈現一個英文單字，並且加上「讓讓、讓步」的北京經驗。

二、align，alignment，目前中文有好些翻譯方式。台灣坊間瑜伽教室用「正位」；台東大學心動學系劉美珠教授用「排列」、「身體結構排列」；中國大陸常用「校準」；我自己在《瑜伽之樹》裡翻成「調整對位」，比較囉唆，但是在字面上比較不會把alignment想成「某種固定的、正確的、標準的、線性的姿勢矯正」。以上是我常聽到的幾個翻譯用語，讀者可以從不同的中文語詞去揣摩alignment這個重要的身體概念。

【翻譯後記】

欲望與身體的角力——將「拉長」修改為「延展」

收到新書，歡喜欣賞，封面在暈黃的桌燈下尤其出色，靜謐柔和中散發著瑜伽的力量、平衡之美，且有生命的能量汩汩流動著。美麗的封面頻頻看不厭，翻譯的文字卻總是能挑出一些瑕疵。

書在春末上市，盛暑到台東參加劉美珠教授的身心研習課，主題是「身體構圖」。講到脊椎時，課堂上做了一個活動來體驗脊椎的「主要控制」（primary control）運動。劉老師平躺在地板上，請一位學員將手掌輕輕貼著劉老師的頭皮。當劉老師吸氣時，學員感覺劉老師的頭皮微微離開了手掌；當劉老師吐氣時，學員感覺劉老師的頭皮微微頂向手掌——這就是脊椎的「主要控制」運動，也就是脊椎在放鬆時自然的伸展與聚回運動。

劉老師示範完畢，請學員兩兩一組也來體驗一下。兩人一組做完後，我沒有什麼感覺；躺著的時候，沒有什麼感覺，手掌輕貼在同學頭皮上的時候，也沒有什麼感覺。我後來在筆記本上分析，「為了在外表上能讓我們看出一些端倪，劉老師特意增強呼吸。劉老師心肺功能大，全身又極放鬆，雖特意增強呼吸，身體卻能保持放鬆不緊繃，所以貼在劉老師頭皮上的手掌，可以明顯感覺到劉老師在呼吸之中脊椎的自然延伸與聚回所造成的身體伸縮變化。」

多娜在書裡，時時提醒脊椎動作的重要，這裡摘取幾句做例子：

「脊椎透過重力、呼吸、意念導引這三種力量的結合而拉長。」（67頁）

「脊椎的鬆開和拉長是從放鬆而來，不是努力做出來的。雖然透過意念的導引提醒脊椎拉長是可能的，不過你沒有辦法指揮脊椎鬆開，就像衝浪的人指揮不了海浪一樣。」（71頁）

「扭轉時，脊椎必須在旋轉之前先拉長，這個拉長是這樣來的：身體往下扎根（通常是腿和坐骨），同時放鬆脊椎跟隨頭部的延伸而往上。」（185頁）

「伸展之前先拉長脊椎。」（200頁）

除了這幾句，全書當中還有許多類似的「拉長」，它們的原文多半是「elongate」（動詞）、「elongation」（名詞），有時是「lengthen」或「upward」；我有時翻成「延伸」或「延展」，但多數都翻成「拉長」。

每次去台東上課，都會買劉老師的著作，幾次下來，劉老師的著作我都拜讀了，並且在教學時與學員分享。這次暑假上課，買了劉美珠老師和林大豐老師合譯的《音樂家的肢體開發》，我原本以為這本書講的是音樂家的肢體，應該跟我沒什麼關係，所以一直沒買。沒想到薄薄一本，裡面卻有豐富的寶藏，其中講到「主要控制——脊椎的延伸與聚合」。上了劉老師的課，再細讀書裡的內容，我更進一步領會，脊椎的延伸與聚回是本能運動，這種天生的運動，不但無法用努力的方式達成，還得慢慢解除身體長期的緊繃、壓縮之後，才可能恢復。這時我很清楚自己用「脊椎拉長」、「拉長脊椎」來翻譯「the elongation of the spine」或「lengthening the spine」是不妥當的。

麥克米倫字典對「elongate」的英文解釋是「to become longer」（變得長一些），或是「to make something longer」（使

某個東西長一些）。字典上的中文解釋是「拉長」和「（使）伸長」。

「變得長一些」，只是單純敘述某個東西的長度增加了，並沒有說是怎麼增長的，可以是自己增長的，可以是因為外力而增長的。

「使某個東西長一些」，則表示有個人、有個意念主導，用了什麼方法，把某個東西增長了。

看到這兒，你或許會覺得囉唆，或是覺得無聊，講這些幹嘛。

我在瑜伽室「進階研習課程」的第三年，發現授課的老師很少用「stretch」（伸展）這個詞，老師們多半用「lengthen」或「reach」，當時我並不能分辨或體會這三個用詞對身體的不同意涵。另外，像「engage」這個詞也讓我一頭霧水，當老師的指導語言裡有「engage」時，我根本不知道身體要幹什麼。一直到讀了多娜這本書（79頁），頭腦才明白「engage」的意思（身體不見得做得到）。這些疑問，我得自己找答案，慢慢解題。

我們怎麼想，會影響我們怎麼說，當然也會影響我們怎麼做。這些年自己在瑜伽體位法的練習過程中，最困難的工程，其實是放掉「努力」。在我用上「拉長」這兩個字時，正不知不覺透露出自己還是死死抓著「努力」不放。而所謂的「努力」，它的真面目其實是欲望、是執著。

「拉長」，操作的意念太強烈；當我們聽到或看到「拉長……」這類身體指示時，我們不知不覺進入努力操作身體的模式。不論是前彎、後彎、扭轉，我當然忘不了「先拉長脊椎」這個原則，這時全身的肌肉筋骨從腳板到頭顱，瞬間全部用力緊繃豎起，我以為自己正在「拉長脊椎」，以為這樣做，脊椎就被我「拉長」了，殊不知是我的欲望在跟我的身體角力。

「延展」，是身體放鬆之下自然的開展；身體之所以能放鬆，能自然開展，是因為沒有特別的欲望，沒有什麼執著，不需要努力特別去達成什麼而自然成了什麼。就如多娜說的，「讓你的姿式是個『柔和的意念』——是開放的問句，而不是固定的答案。」（65頁）

即便我全然認同、折服、讚嘆多娜的身體經驗表達，卻仍然抓著堅固習性不放，頑固地重複做出指揮海浪的傻事，不停地在「脊椎的鬆開和拉長是從放鬆而來」這樣的矛盾裡打轉。

時間走著，「拉長」二字變成我的眼中釘，每想到讀者可能受我誤導，就羞愧冒汗，故懇請編輯，此書再刷時，務必讓我說說「拉長脊椎」與「延伸脊椎」背後意念的差異。

最後，用多娜書中的兩句話彼此共勉：

「每一個人唯有透過自己的探索和發現才能明白，
而人的一生，就是不斷修練改進的過程。」

余麗娜，2012年2月寫於台北

Illustrations by Sonya Rooney

Photographs by Mannering and Associates, Christchurch, New Zealand

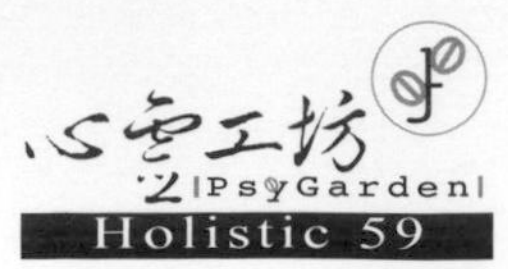

瑜伽：身心靈合一之旅

Yoga Mind, Body & Spirit: A Return to Wholeness

作者—多娜．法喜（Donna Farhi） 譯者—余麗娜

出版者—心靈工坊文化事業股份有限公司
發行人—王浩威　總編輯—徐嘉俊
執行編輯—裘佳慧 特約編輯—林婉華
內文排版—冠玫股份有限公司
通訊地址—106台北市信義路四段53巷8號2樓
郵政劃撥—19546215　戶名—心靈工坊文化事業股份有限公司
電話—02）2702-9186　傳真—02）2702-9286
Email—service@psygarden.com.tw　網址—www.psygarden.com.tw

製版．印刷—中茂分色製版印刷事業股份有限公司
總經銷—大和書報圖書股份有限公司
電話—02）8990-2588　傳真—02）2290-1658
通訊地址—248新北市新莊區五工五路2號（五股工業區）
初版一刷—2011年5月　初版十七刷—2023年11月
ISBN—978-986-6112-05-8 定價—420元

Illustrations by Sonya Rooney, Christchurch, New Zealand
Photographs by Mannering and Associates, Christchurch, New Zealand

國家圖書館出版品預行編目資料

瑜伽：身心靈合一之旅 / 多娜．法喜（Donna Farhi） 著；余麗娜 譯.
-- 初版. -- 臺北市：心靈工坊文化, 2011.05.
面； 公分. -- (Holistic；59)
譯自：Yoga Mind, Body & Spirit: A Return to Wholeness
ISBN 978-986-6112-05-8 (平裝)
1.瑜伽

411.15　　100005291

思想觀念的帶動者

文化現象的觀察者

本土經驗的整理者

生命故事的關懷者